Foot and Ankle

足部・足関節
理学療法マネジメント

機能障害の原因を探るための臨床思考を紐解く

監修
片寄 正樹 札幌医科大学 保健医療学部
理学療法学科 教授

編集
小林 匠 北海道千歳リハビリテーション大学
健康科学部 リハビリテーション学科 教授
三木 貴弘 札幌円山整形外科病院
リハビリテーション科 主任

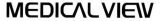

Management of Physical Therapy for the Foot and Ankle
(ISBN 978-4-7583-1912-6 C3347)

Chief Editor: Masaki Katayose
Editors: Takumi Kobayashi
       Takahiro Miki

2018. 3. 30 1st ed

©MEDICAL VIEW, 2018
Printed and Bound in Japan

Medical View Co., Ltd.
2-30 Ichigayahonmuracho, Shinjyukuku, Tokyo, 162-0845, Japan
E-mail ed@medicalview.co.jp

監修の序

　運動器障害理学療法の臨床において，足部・足関節の評価をする機会は少なくない。下肢アライメントや動作機能にも影響を与える足部・足関節は，運動器障害を対象とした様々な場面で評価の対象となる関節であり部位でもある。しかしながら，その重要性は認識されながらも評価や治療のポイントを明確にすることは難しいとする声も多い。この背景には，巧妙で秀逸な足部・足関節の構造と機能の関係が，網羅すべき知識の整理を難しくしているのかもしれない。

　本書では，足部・足関節の理学療法を進めるうえで有益な知見を系統的に整理し，評価と治療計画の考え方を示しながらそのプロセスマネジメントを的確に解説している。特に，構造と機能を意識した評価実施のポイントを整理するとともに，その解釈と治療プログラムを考えていく臨床判断のプロセスのコツを，経験のみならず多彩な研究成果を基盤にしながら解説することを心がけている。また，具体的な臨床イメージを高めるためのケーススタディも確保し，経験の浅い理学療法士にも具体的臨床マネジメントの理解を深めてもらう工夫をしている。

　これらの執筆を担当したのは，足部・足関節の臨床に魅せられ，自ら足部・足関節の研究を精力的に進めている先生方である。本書の構成にもその研究成果が盛り込まれている。研究成果としてのエビデンスを臨床に活用することの気概が随所に感じられ，本書の内容に深みを増すとともに特色の一つになったように思う。

　多くの理学療法士の方々，そして理学療法士を志す学生のみなさんに本書を活用いただき，足部・足関節の効果的な理学療法が展開されることを願ってやまない。あわせて，足部・足関節の理学療法評価と治療の特性を理解する有用な参考書として，医師をはじめとしたそのほかのメディカルスタッフにも活用いただくことができれば幸いである。

　最後に，編集の労を執られた小林　匠先生，三木貴弘先生，またご執筆にご尽力をいただいた先生方に，この場を借りて厚くお礼申し上げたい。

2018年2月

片寄正樹

編集の序

　我が国では，理学療法士は「医師の指示の下に，理学療法を行うことを業とする者」と定義される（理学療法士及び作業療法士法　第2条）。そのため，理学療法士は，医師の診断名に応じて患者を評価し，治療を行う。しかしながら，同じ診断名の患者でも訴える症状は異なり，有する機能障害も異なるのが実際である。臨床現場の理学療法士には，「医師の指示の下に，患者の機能障害を適切に評価し，効率的な理学療法を行う」ということを要求されているのが現状である。

　「足」には多くの骨・関節が存在し，その可動性や安定性に関与する組織も多数存在する。荷重動作において，常に「足」は土台であり，この土台を構成する一つひとつの骨が複雑かつ正確に動くことで，さまざまな動作を行うことが可能となる。我々理学療法士にとって，この構成要素の多さと動きの複雑さが，「足」を難解なものとしている。また，荷重の有無でも「足」の形状は変化し，動作によって求められる役割が異なる。このような背景から，「足」は非常に重要な組織であると認識されながらも，敬遠されがちな印象を受ける。

　本書は，診断名ではなく「足」で代表的な機能障害に焦点を当て，それぞれの機能障害が生じる原因や評価・治療法を，一つひとつの関節レベルまで落とし込んで詳細に解説した。また，執筆に際しては，可能な限り現時点で知り得るエビデンスを整理し，そのうえで各執筆者の臨床経験に基づく知見をプラスさせていただいた。一方で，疾患に応じた代表的な機能障害を「疾患別索引」（p244）として巻末に加えた。対峙する「足」が有する機能障害の判断に困る際には，この「疾患別索引」を参考にしていただけると幸いである。

　「足」の動きは三次元的である。本書における運動の表現は，すべて『足の外科学用語集 第3版（日本足の外科学会 編）』に準じた。すなわち，前額面上の運動は「内がえし／外がえし」と表現し，中足骨や趾骨の運動のみ「回内・回外」を使用した。また，水平面上の運動は，後足部では「内旋／外旋」，中・前足部では「内転／外転」を使用した。矢状面上の運動は，「底屈／背屈」もしくは「屈曲／伸展」で表現している。本書を読む際には，この点にご注意いただきたい（巻頭の「関節可動域表示ならびに測定法」（p x）を参照）。

　最後に，診断名ではなく機能障害に焦点を当てるという本書のコンセプトは，斬新である一方，執筆には多大な労力を要しました。難しいテーマであったにも拘わらず，本書のコンセプトにご理解いただき，ご執筆いただいた「足」のスペシャリストの先生方に感謝申し上げます。本当にありがとうございました。また，企画から出版までの全てのプロセスにおいて，サポートいただいた共同編集者の三木貴弘先生，そして多大なるご尽力をいただいたメジカルビュー社の小松朋寛氏，榊原優子氏にこの場を借りて厚く御礼申し上げます。

　本書が，読者の方々にとって少しでも「足」を好きになるきっかけとなることを願います。

2018年2月

編集を代表して

小林　匠

執筆者一覧

■監修

片寄正樹 　札幌医科大学 保健医療学部 理学療法学科 教授

■編集

小林　匠 　北海道千歳リハビリテーション大学 健康科学部 リハビリテーション学科 教授

三木貴弘 　札幌円山整形外科病院 リハビリテーション科 主任

■執筆者（掲載順）

小林　匠 　北海道千歳リハビリテーション大学 健康科学部 リハビリテーション学科 教授

野崎修平 　帯広協会病院 スポーツ医学センター

三木貴弘 　札幌円山整形外科病院 リハビリテーション科 主任

仲澤一也 　札幌円山整形外科病院 リハビリテーション科 技師長

江玉睦明 　新潟医療福祉大学 運動機能医科学研究所 准教授

越野裕太 　NTT東日本札幌病院 リハビリテーションセンター

阿久澤　弘 　早稲田大学大学院 スポーツ科学研究科

谷口達也 　札幌徳洲会病院 リハビリテーション科

鴇田拓也 　札幌円山整形外科病院 リハビリテーション科

斉藤淳基 　帯広整形外科 リハビリテーション科

須賀康平 　山形済生病院 リハビリテーション部

疋田佳希 　aruck lab 代表

■企画協力

石井慎一郎 　国際医療福祉大学大学院 保健医療学専攻 福祉支援工学分野 教授

村木孝行 　東北大学病院 リハビリテーション部 主任

目次

関節可動域表示ならびに測定法……………………………………………x

I章 足部・足関節理学療法の概要

1 足部・足関節障害に対する理学療法の考え方
………………………………………小林 匠 2

はじめに……………………………………………………2

足部・足関節疾患の機能障害………………………………2

病期に応じたマネジメント…………………………………4

おわりに……………………………………………………4

2 足部・足関節の機能解剖とバイオメカニクス
………………………………………野崎修平 5

足関節の機能解剖…………………………………………5

足関節のバイオメカニクス………………………………13

足部の機能解剖…………………………………………14

足部のバイオメカニクス…………………………………18

足趾の機能解剖…………………………………………20

II章 病期別マネジメント

1 足部・足関節における病期別マネジメントのポイント
………………………………三木貴弘, 仲澤一也 28

概要………………………………………………………28

急性期のマネジメントのポイント…………………………28

慢性期のマネジメントのポイント…………………………32

おわりに……………………………………………………32

III章 機能障害別マネジメント

1 足関節背屈可動性障害…………………………小林 匠 36

はじめに……………………………………………………36

基本的知識…………………………………………………36

足関節背屈可動性障害の評価……………………………42

運動連鎖による影響………………………………………48

足関節背屈可動性障害の治療‥‥‥‥‥‥‥‥‥‥‥‥‥‥‥‥49

2 足関節底屈可動性障害‥‥‥‥‥‥‥‥‥‥‥小林　匠　54
はじめに‥‥‥‥‥‥‥‥‥‥‥‥‥‥‥‥‥‥‥‥‥‥‥‥‥54
基本的知識‥‥‥‥‥‥‥‥‥‥‥‥‥‥‥‥‥‥‥‥‥‥‥54
足関節底屈可動性障害の評価‥‥‥‥‥‥‥‥‥‥‥‥‥‥58
運動連鎖による影響‥‥‥‥‥‥‥‥‥‥‥‥‥‥‥‥‥‥62
足関節底屈可動性障害の治療‥‥‥‥‥‥‥‥‥‥‥‥‥‥62

3 足関節底屈機構（heel cord）の障害‥‥‥‥‥‥江玉睦明　67
はじめに‥‥‥‥‥‥‥‥‥‥‥‥‥‥‥‥‥‥‥‥‥‥‥‥67
基本的知識‥‥‥‥‥‥‥‥‥‥‥‥‥‥‥‥‥‥‥‥‥‥‥67
heel cord障害の評価‥‥‥‥‥‥‥‥‥‥‥‥‥‥‥‥‥‥74
運動連鎖による影響‥‥‥‥‥‥‥‥‥‥‥‥‥‥‥‥‥‥78
heel cord障害に対するアプローチ‥‥‥‥‥‥‥‥‥‥‥79

4 足関節安定性障害‥‥‥‥‥‥‥‥‥‥‥‥‥‥越野裕太　83
はじめに‥‥‥‥‥‥‥‥‥‥‥‥‥‥‥‥‥‥‥‥‥‥‥‥83
基本的知識‥‥‥‥‥‥‥‥‥‥‥‥‥‥‥‥‥‥‥‥‥‥‥83
足関節安定性障害の評価‥‥‥‥‥‥‥‥‥‥‥‥‥‥‥‥90
運動連鎖‥‥‥‥‥‥‥‥‥‥‥‥‥‥‥‥‥‥‥‥‥‥‥‥99
足関節安定性障害に対するアプローチ‥‥‥‥‥‥‥‥‥100

5 足部アーチの過剰低下（扁平足）‥‥‥‥‥‥‥阿久澤　弘　110
はじめに‥‥‥‥‥‥‥‥‥‥‥‥‥‥‥‥‥‥‥‥‥‥‥‥110
基本的知識‥‥‥‥‥‥‥‥‥‥‥‥‥‥‥‥‥‥‥‥‥‥‥111
足部アーチの過剰低下の評価‥‥‥‥‥‥‥‥‥‥‥‥‥‥119
運動連鎖‥‥‥‥‥‥‥‥‥‥‥‥‥‥‥‥‥‥‥‥‥‥‥‥128
足部アーチの過剰低下の治療‥‥‥‥‥‥‥‥‥‥‥‥‥‥129

6 足部アーチの低下障害（ハイアーチ）
‥‥‥‥‥‥‥‥‥‥‥‥‥‥‥谷口達也，三木貴弘　134
はじめに‥‥‥‥‥‥‥‥‥‥‥‥‥‥‥‥‥‥‥‥‥‥‥‥134
基本的知識‥‥‥‥‥‥‥‥‥‥‥‥‥‥‥‥‥‥‥‥‥‥‥134
足部アーチの低下障害（ハイアーチ）の評価‥‥‥‥‥‥‥‥140

運動連鎖による影響‥‥‥‥‥‥‥‥‥‥‥‥‥‥‥‥‥‥148

足部アーチの低下障害（ハイアーチ）の治療‥‥‥‥‥‥‥‥‥148

7 足趾機能の障害（開張足・外反母趾）

‥‥‥‥‥‥‥‥‥‥‥‥‥‥‥‥‥‥三木貴弘，鴇田拓也　153

はじめに‥‥‥‥‥‥‥‥‥‥‥‥‥‥‥‥‥‥‥‥‥‥‥‥‥153

基本的知識‥‥‥‥‥‥‥‥‥‥‥‥‥‥‥‥‥‥‥‥‥‥‥‥153

足趾機能障害の評価‥‥‥‥‥‥‥‥‥‥‥‥‥‥‥‥‥‥‥‥158

足趾機能障害の治療‥‥‥‥‥‥‥‥‥‥‥‥‥‥‥‥‥‥‥‥162

Ⅳ章　機能障害別ケーススタディ

1 足関節底背屈可動性障害① ‥‥‥‥‥小林　匠，斉藤淳基　168

症例情報‥‥‥‥‥‥‥‥‥‥‥‥‥‥‥‥‥‥‥‥‥‥‥‥‥168

理学療法評価‥‥‥‥‥‥‥‥‥‥‥‥‥‥‥‥‥‥‥‥‥‥‥169

治療および治療効果‥‥‥‥‥‥‥‥‥‥‥‥‥‥‥‥‥‥‥‥177

まとめ‥‥‥‥‥‥‥‥‥‥‥‥‥‥‥‥‥‥‥‥‥‥‥‥‥‥179

2 足関節底背屈可動性障害② ‥‥‥‥‥‥‥‥‥‥‥‥須賀康平　180

症例情報‥‥‥‥‥‥‥‥‥‥‥‥‥‥‥‥‥‥‥‥‥‥‥‥‥180

理学療法評価‥‥‥‥‥‥‥‥‥‥‥‥‥‥‥‥‥‥‥‥‥‥‥182

治療および治療効果‥‥‥‥‥‥‥‥‥‥‥‥‥‥‥‥‥‥‥‥187

まとめ‥‥‥‥‥‥‥‥‥‥‥‥‥‥‥‥‥‥‥‥‥‥‥‥‥‥191

3 足関節底屈機構（heel cord）の障害 ‥‥‥‥‥‥江玉睦明　192

症例情報‥‥‥‥‥‥‥‥‥‥‥‥‥‥‥‥‥‥‥‥‥‥‥‥‥192

理学療法評価‥‥‥‥‥‥‥‥‥‥‥‥‥‥‥‥‥‥‥‥‥‥‥193

治療および治療効果‥‥‥‥‥‥‥‥‥‥‥‥‥‥‥‥‥‥‥‥198

まとめ‥‥‥‥‥‥‥‥‥‥‥‥‥‥‥‥‥‥‥‥‥‥‥‥‥‥202

4 足関節安定性障害 ‥‥‥‥‥‥‥‥‥‥‥‥‥‥‥‥‥越野裕太　203

症例情報‥‥‥‥‥‥‥‥‥‥‥‥‥‥‥‥‥‥‥‥‥‥‥‥‥203

理学療法評価‥‥‥‥‥‥‥‥‥‥‥‥‥‥‥‥‥‥‥‥‥‥‥204

治療および治療効果‥‥‥‥‥‥‥‥‥‥‥‥‥‥‥‥‥‥‥‥209

まとめ‥‥‥‥‥‥‥‥‥‥‥‥‥‥‥‥‥‥‥‥‥‥‥‥‥‥212

5 **足部アーチの過剰低下（扁平足）**⋯⋯⋯⋯⋯⋯疋田佳希　213

症例情報⋯⋯⋯⋯⋯⋯⋯⋯⋯⋯⋯⋯⋯⋯⋯⋯⋯⋯⋯⋯⋯⋯213

理学療法評価⋯⋯⋯⋯⋯⋯⋯⋯⋯⋯⋯⋯⋯⋯⋯⋯⋯⋯⋯⋯214

治療および治療効果⋯⋯⋯⋯⋯⋯⋯⋯⋯⋯⋯⋯⋯⋯⋯⋯⋯218

まとめ⋯⋯⋯⋯⋯⋯⋯⋯⋯⋯⋯⋯⋯⋯⋯⋯⋯⋯⋯⋯⋯⋯221

6 **足部アーチの低下障害（ハイアーチ）**

⋯⋯⋯⋯⋯⋯⋯⋯⋯⋯⋯⋯⋯⋯谷口達也，三木貴弘　222

症例情報⋯⋯⋯⋯⋯⋯⋯⋯⋯⋯⋯⋯⋯⋯⋯⋯⋯⋯⋯⋯⋯⋯222

理学療法評価（受傷後10週，全荷重開始）⋯⋯⋯⋯⋯⋯⋯224

治療および治療効果⋯⋯⋯⋯⋯⋯⋯⋯⋯⋯⋯⋯⋯⋯⋯⋯⋯228

まとめ⋯⋯⋯⋯⋯⋯⋯⋯⋯⋯⋯⋯⋯⋯⋯⋯⋯⋯⋯⋯⋯⋯230

7 **足趾機能の障害**⋯⋯⋯⋯⋯⋯⋯⋯⋯⋯⋯⋯仲澤一也　232

症例情報⋯⋯⋯⋯⋯⋯⋯⋯⋯⋯⋯⋯⋯⋯⋯⋯⋯⋯⋯⋯⋯⋯232

理学療法評価⋯⋯⋯⋯⋯⋯⋯⋯⋯⋯⋯⋯⋯⋯⋯⋯⋯⋯⋯⋯234

治療および治療効果⋯⋯⋯⋯⋯⋯⋯⋯⋯⋯⋯⋯⋯⋯⋯⋯⋯239

まとめ⋯⋯⋯⋯⋯⋯⋯⋯⋯⋯⋯⋯⋯⋯⋯⋯⋯⋯⋯⋯⋯⋯242

■ 疾患別索引⋯⋯⋯⋯⋯⋯⋯⋯⋯⋯⋯⋯⋯⋯⋯⋯⋯⋯⋯244
■ 総索引⋯⋯⋯⋯⋯⋯⋯⋯⋯⋯⋯⋯⋯⋯⋯⋯⋯⋯⋯⋯⋯246

関節可動域表示ならびに測定法

■ 足部・足関節（foot and ankle）

運動方向	正常可動範囲	基本面	基本軸	移動軸
背屈 dorsiflexion	0〜20°	矢状面	下腿骨軸外果先端への垂線	足底面
底屈 plantar flexion	0〜45°	〃	〃	〃
内がえし inversion （後足部）	0〜30°	前額（冠状）面	下腿骨軸	踵骨長軸
外がえし eversion （後足部）	0〜30°	〃	〃	〃
内がえし inversion （前足部）	0〜20°	前額（冠状）面	足底面	足底面
外がえし eversion （前足部）	0〜20°	〃	〃	〃
外旋 external rotation （後足部） 外転 abduction （中・前足部）	0〜10°	横断（水平）面	第2中足骨長軸	第2中足骨長軸
内旋 internal rotation （後足部） 内転 adduction （中・前足部）	0〜20°	〃	〃	〃

■ 第1趾，母趾（great toe, big toe）

運動方向	正常可動範囲	基本面	基本軸	移動軸
伸展（MP） extension	0〜60°	矢状面	第1中足骨長軸	第1基節骨長軸
屈曲（MP） flexion	0〜35°	〃	〃	〃
伸展（IP） extension	0°	〃	第1基節骨長軸	第1末節骨長軸
屈曲（IP） flexion	0〜60°	〃	〃	〃

■ 趾（toes, lesser toes）

運動方向	正常可動範囲	基本面	基本軸	移動軸
伸展（MP） extension	0〜60°	矢状面	第2〜5中足骨長軸	第2〜5基節骨長軸
屈曲（MP） flexion	0〜35°	〃	〃	〃
伸展（PIP） extension	0°	〃	第2〜5基節骨長軸	第2〜5中節骨長軸
屈曲（PIP） flexion	0〜60°	〃	〃	〃
伸展（DIP） extension	0°	〃	第2〜5中節骨長軸	第2〜5末節骨長軸
屈曲（DIP） flexion	0〜60°	〃	〃	〃

（日本足の外科学会 編：足の外科学用語集，第3版，2017．より引用）

I

足部・足関節理学療法の概要

I 足部・足関節理学療法の概要

1 足部・足関節障害に対する理学療法の考え方

Abstract
- 足部・足関節障害に対する理学療法では，患者の機能障害に焦点を当て，各機能障害を適切に評価し，効率的にアプローチすることが求められる。
- 各機能障害に対する要因をいくつかのパターンに分類し，系統的に整理することが，適切な評価・治療につながる。

はじめに

　わが国では，理学療法士は「医師の指示の下に，理学療法を行うことを業とする者」と定義される（理学療法士及び作業療法士法 第2条）。そのため，理学療法士は，医師の診断名に応じて患者を評価し，治療を行う。多くの理学療法士養成校では，診断名に応じた評価・治療法がカリキュラムに組み込まれており，国家試験でも同様の知識が問われる。しかしながら，いざ患者を目の前にすると，同じ診断名の患者でも訴える症状は異なり，有する機能障害も異なるのが実際である。臨床現場の理学療法士には，「医師の指示の下に，患者の機能障害を適切に評価し，効率的な理学療法を行う」ということが要求されているのが現状である。

　効率的な治療プログラムの立案・実施には，適切な理学療法評価が必要であり，そのための知識・経験が必須である。この一連の流れにおいて，ベースとなる知識・経験が絶対的に不足している学生や若手の理学療法士は判断に困る場面に多々遭遇すると思われる。診断名や主訴だけに基づいて，もしくは治療テクニックを頼りにワンパターンな理学療法を繰り返してしまうことが懸念される。拠り所にすべきは国内外の高いエビデンスに基づいた知識・経験であり，そのうえで機能障害の原因を追及し，根本的なアプローチをすべきである。

足部・足関節疾患の機能障害

　本書は，医師から診断名が下されたあと，どのように機能障害を評価し，治療プログラムを立案するかといった臨床判断の過程に重点を置いている。また，適切な評価のために必須となる機能解剖などの知識を整理し，可能な限り信頼性の高いエビデンスを基にした，臨床思考のプロセスを記載している。

　足部・足関節には多くの骨・関節が存在し，その可動性・安定性に関与する靱帯や筋も多数存在する。また，荷重の有無によってアライメントは変化し，可動性や安定性も変化する。そのため，一つ一つの骨・関節の可動性やアライメント，安定性を荷重の有無に応じて適切に評価すること，また各関節の関連性（運動連鎖）を把握することが求められる。例えば，「扁平足障害」という同じ診断名でも疼痛を訴える部位や場面，足部アーチ高は患者によって異なる。扁

扁平足障害で荷重時に足部痛を訴える患者において，荷重時の足部アーチ高に影響を及ぼす要因はいくつあるだろうか？ 足部内側縦アーチの評価指標の一つとしてnavicular drop test[1]が有名だが，この検査法の信頼性は十分とはいえず[2]，この指標のみで足部アーチを評価するのは不十分である。navicular drop testは舟状骨を足部内側縦アーチの高さを測る指標としており，舟状骨高は主にショパール関節の可動性や安定性に影響を受ける。では，ショパール関節の可動性や安定性は何に影響を受けるのか？ 非荷重位ではアーチ高に問題は認めないものの，荷重位でアーチの低下を認める例では何が影響するのか？ 立位ではアーチの低下を認めないものの，スクワット動作などの下腿前傾（足関節背屈）時に急激にアーチが低下する例では何が影響するのか？ すなわち"足部内側縦アーチの過剰低下"という一つの機能障害のなかにもいくつかのパターンが存在し，考慮すべき要因は多数存在する（図1）。それらを系統的に整理し，適切に評価することが効率的な治療につながる（当然，図1に示したパターンがすべてではない）。

立位では極端なアーチの低下を認めないものの，下腿を前傾させると足部アーチの過剰な低下を認める例では，どのような問題が考えられるだろうか？ 距腿関節の背屈可動性が制限されている例では，代償的に距骨下関節やショパール関節の外がえしが過剰に生じ，結果的に内側縦アーチが過剰に低下するかもしれない（図2a）。もしくは，バネ靱帯などの伸張によってショパール関節の安定性が低下し，下腿前傾時にショパール関節が過度に外転するかもしれない（図2b）。このように，目の前で生じている機能障害（現象）から，いくつかの原因を推測し，関節ごとに評価することが必要である。その詳細はⅢ章（p36～）で紹介している。

図1　各疾患の機能障害に対する思考のプロセス

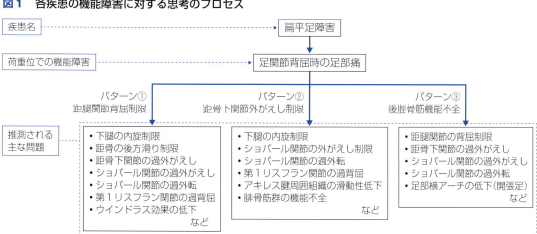

各疾患における機能障害（症状）に対して，考えうるパターンをいくつか挙げ，それらに関連すると推測される問題を整理したうえで，評価を実施する。

図2　下腿前傾時の足部アーチ低下の代表的パターン

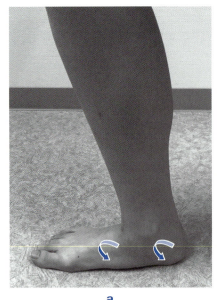
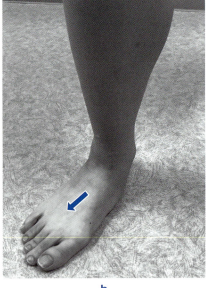

a：距腿関節における背屈制限を，距骨下関節およびショパール関節の外がえしで代償することで，足部内側縦アーチの過剰な低下を認める。
b：ショパール関節の過外転（toe-out）によって，足部内側縦アーチの低下を認める。

病期に応じたマネジメント

　本書では，主に足部・足関節の慢性疾患において代表的な機能障害を対象とした。足部・足関節に限らず，外傷による急性期症状のマネジメントは，予後に大きく影響を及ぼす。急性期症状に対する知識と適切なマネジメントに関する考え方は，Ⅱ章（p28～）で取り扱った。Ⅲ章で紹介した各機能障害に加えて，急性期症状を有する患者に対する理学療法に関しては，そちらを参照していただきたい。

おわりに

　本書では，前述したような臨床において頻繁に遭遇する代表的な機能障害を提示し，各機能障害に関連する基本的な知識を整理したうえで，必要と考えられる評価法，そしてその結果に基づいた治療法を整理した。また，Ⅳ章（p168～）では実際の患者における評価・治療のプロセスも示している。こちらも読んでいただくと，機能障害に応じた評価・治療の重要性がご理解いただけるだろう。

文献

1) Brody DM：Techniques in the evaluation and treatment of the injured runner. Orthop Clin North Am, 13(3)：541-558, 1982.
2) Shultz SJ, et al：Intratester and intertester reliability of clinical measures of lower extremity anatomic characteristics：implications for multicenter studies. Clin J Sport Med, 16(2)：155-161, 2006.

2 足部・足関節の機能解剖とバイオメカニクス

Abstract
- 本項では，適切な足部・足関節の理学療法マネジメントを遂行するうえで不可欠となる機能解剖・バイオメカニクスに関する知見を提示した．
- 機能解剖については，運動生成の基盤となる骨・靱帯の形態特性，関節を支持する靱帯の機械的特性，関節運動制御にかかわる筋のモーメントアームを中心に解説し，機能評価を遂行するうえで前提となる知見を提示した．
- バイオメカニクスについては，荷重動作における正常な足部・足関節の運動に関連する知見を提示した．軸荷重に伴う足部関節動態，歩行・走行中の足部関節運動を中心に解説し，運動機能評価において参照すべき知見を整理した．
- 本項で提示した知見を基盤に，全身運動のなかで足部・足関節が担う機能を適切に評価・治療することが望まれる．

足関節の機能解剖

▶関節形状と運動軸

●距腿関節

距腿関節は，脛骨の下関節面・内果関節面，腓骨の外果関節面，距骨の内果・外果関節面・上関節面から構成される（図1）。距腿関節運動軸の傾斜角度は距骨滑車の曲率半径の比（外側の曲率半径に対する内側の曲率半径の比率）の影響を受ける[1,2]（図2, 3）。距骨滑車前方領域では内側の曲率半径は外側と比較して小さいため[1,2]（図2），足関節底背屈運動時に距腿関節の運動軸は前額面上で外側下方へ傾斜する[3,4]（図3）。一方，距骨滑車後方領域では曲率半径の内外側比は個体差が大きいため[1,2]（図2），足関節底屈運動中に距腿関節運動軸は前額面上で内側下方へ傾斜する対象と外側下方へ傾斜する対象が存在する[3]。従って，足関節が背屈位から底屈位へ運動する過程において，距腿関節の運動軸の傾斜が外側下方から内側下方へ変化する対象と，外側下方への一定の傾斜を維持する対象が存在する[3]。

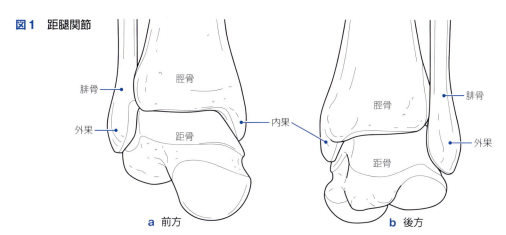

図1 距腿関節
a 前方　　b 後方

図2 距骨滑車の曲率半径比

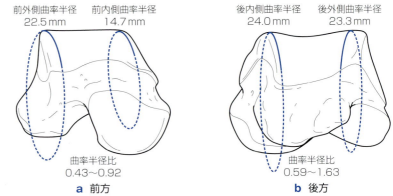

前外側曲率半径 22.5 mm　前内側曲率半径 14.7 mm　　後内側曲率半径 24.0 mm　後外側曲率半径 23.3 mm

曲率半径比 0.43〜0.92　　　曲率半径比 0.59〜1.63

a 前方　　　**b** 後方

距骨滑車前方（**a**）・後方（**b**）の曲率半径と外側曲率半径に対する内側曲率半径の比（曲率半径比）の範囲を示す。
前方の曲率半径比は 1.0 未満の範囲を示し，内側と比較し外側の曲率半径が大きいことを意味する。一方，後方の曲率半径比は 0.59〜1.63 の範囲を示し，内側と比較し外側の曲率半径が大きい対象と小さい対象が存在することを意味する。

（文献2より作図）

図3 距骨滑車の曲率半径と距腿関節運動軸の傾斜

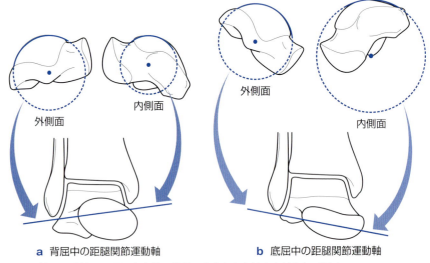

外側面　　内側面　　　　　外側面　　内側面

a 背屈中の距腿関節運動軸　　**b** 底屈中の距腿関節運動軸

距腿関節の運動軸は距骨滑車内側・外側の曲率中心を結ぶ直線として示す。
足関節背屈位における距腿関節運動軸は距骨滑車前方領域，足関節底屈位では距骨滑車後方領域の曲率半径に規定される。

（文献1より改変引用）

● 距骨下関節

距骨下関節の関節面の形状には個体差が存在する[5-19]（図4）。距骨下関節の運動軸は，距骨下関節の前中関節面に近似した球体と後関節面に近似した錐体に共通する回転軸と一致するとされる[20,21]。距骨の後関節面の傾斜角度には約20°のバリエーションが存在し，これにより距骨下関節運動軸の傾斜角度が規定されていると推察される[22]。

距骨下関節の運動軸は矢状面において前上方へ，水平面において前内側へ傾斜する[23]（図5）。研究により運動軸の傾斜角度を表現するための基準軸が異なるが，一貫して距骨下関節の傾斜角度にはバリエーションが存在する[23-28]。

● 脛腓関節

脛腓関節は，脛骨の腓骨切痕と腓骨遠位部から構成される．脛腓関節の形態は，腓骨切痕の深さや前方・後方関節面のなす角度に影響を受ける[29]（図6）．

▶関節の可動性

● 距腿関節

足部・足関節の他動運動に伴う距腿関節の運動方向と角度変化量を図7〜9

図4 距骨下関節面のバリエーション

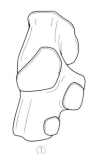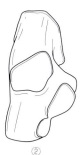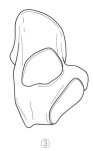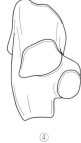
① ② ③ ④
a 右の距骨を下方から観察した図

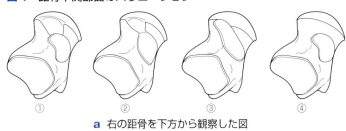

① three-facet configuration
（前・中関節面が分離）
② transitional two-facet configuration
（前・中関節面が一部接合）
③ simple two-facet configuration
（前・中関節面が一体）
④ special two-facet configuration
（前関節面が欠損）

b 右の踵骨を上方から観察した図

（文献15より引用）

図5 距骨下関節の運動軸の傾斜角度

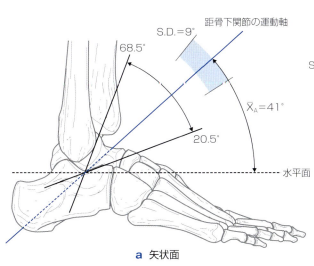

a 矢状面

$\bar{X}_A$：矢状面において距骨下関節運動軸と足底面がなす角度
$\bar{X}_B$：水平面において距骨下関節運動軸と足部長軸がなす角度

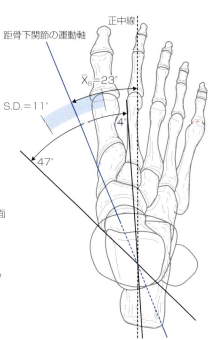

b 水平面

（文献23より引用）

に示す[30-33]。足関節背屈時,距腿関節は背屈・外がえし・外旋し,足関節底屈時には底屈・外がえし・内旋する[30,31](図7)。足部を他動的に最大外がえし位から最大内がえし位,また最大回内位(背屈・外がえし・外転)から最大回外位(底屈・内がえし・内転)へ変化させた場合,距腿関節は内がえし・内旋する(図8,9)。足関節の底背屈運動時,距腿関節は底背屈方向に大きな可動性を示す。一方で,足部を最大回内位(背屈・外がえし・外転)から最大回外位(底屈・内がえし・内転)へ変化させた場合,距腿関節は距骨下関節と同程度の内がえし/

図6 遠位脛腓関節の形態

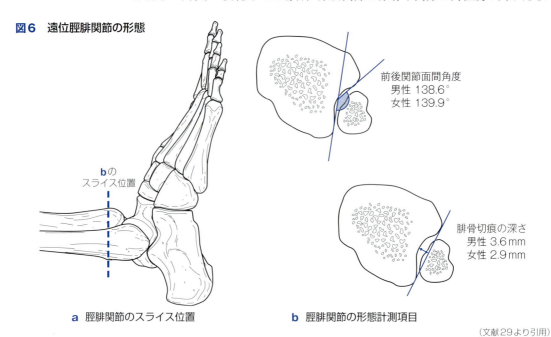

a 脛腓関節のスライス位置 b 脛腓関節の形態計測項目

前後関節面間角度
男性 138.6°
女性 139.9°

腓骨切痕の深さ
男性 3.6mm
女性 2.9mm

(文献29より引用)

図7 足関節背屈・底屈に伴う距腿関節の角度変化量

	足関節		距腿関節	
運動方向	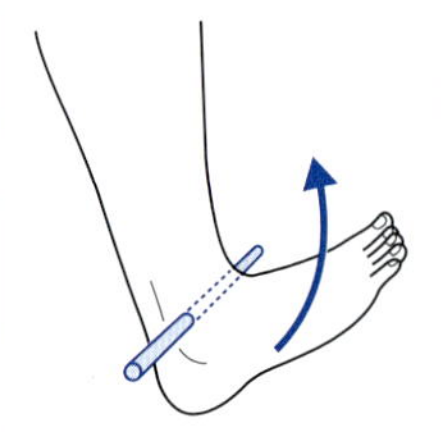 背屈	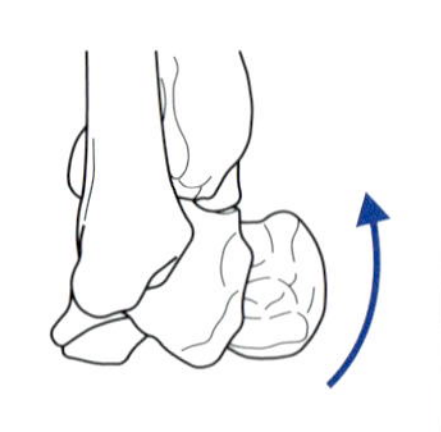 背屈	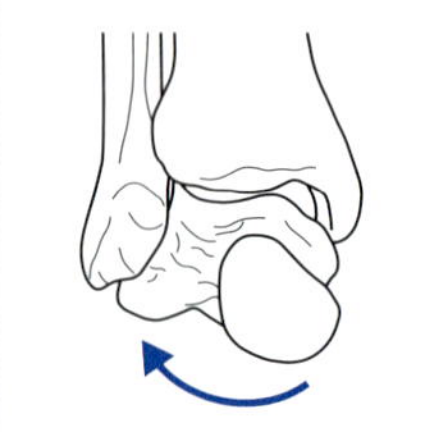 外がえし	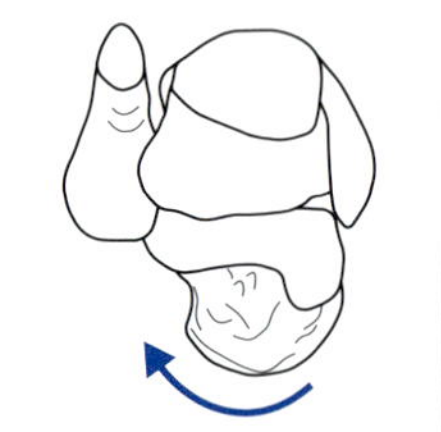 外旋
角度変化量		16.9°	7.2°	4.8°
運動方向	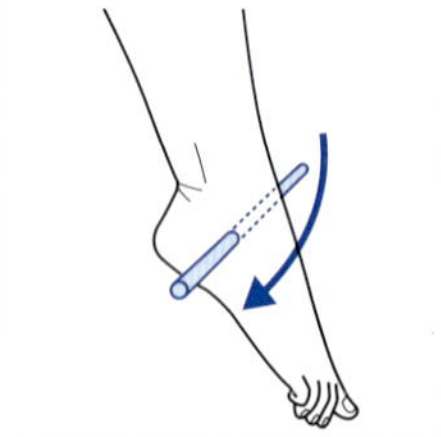 底屈	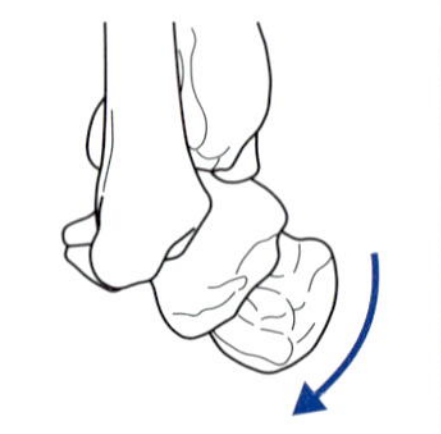 底屈	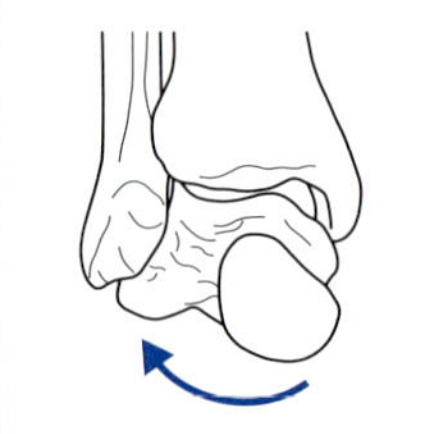 外がえし	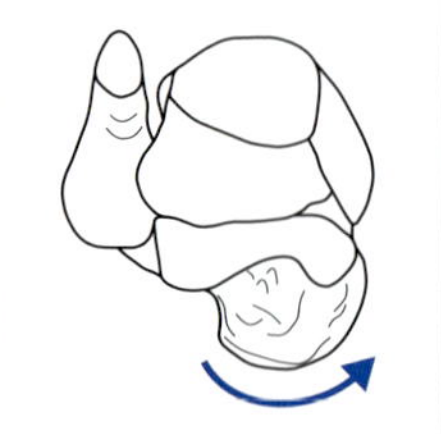 内旋
角度変化量		41.2°	2.4°	13.9°

(文献30より作図)

外がえし・内旋/外旋の可動性を示す(**図9**)。

● 距骨下関節

　足関節の他動運動に伴う距骨下関節の運動方向と角度変化量を**図8，9**[30-33)]に示す。距骨下関節は主に内がえし/外がえし・内旋/外旋方向に大きな可動性をもつ(**図8，9**)。

図8　足関節内がえしに伴う距腿関節・距骨下関節の角度変化量

足関節 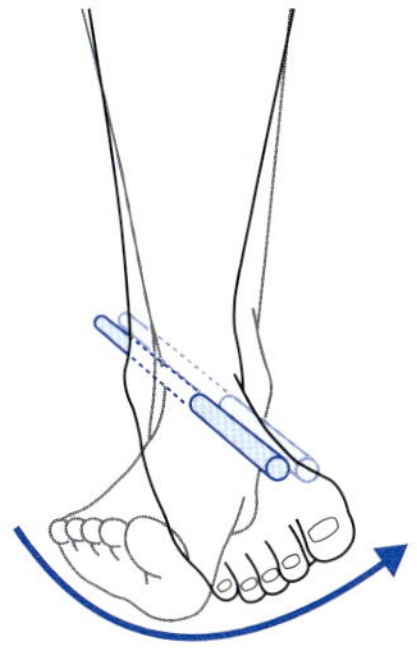		距腿関節 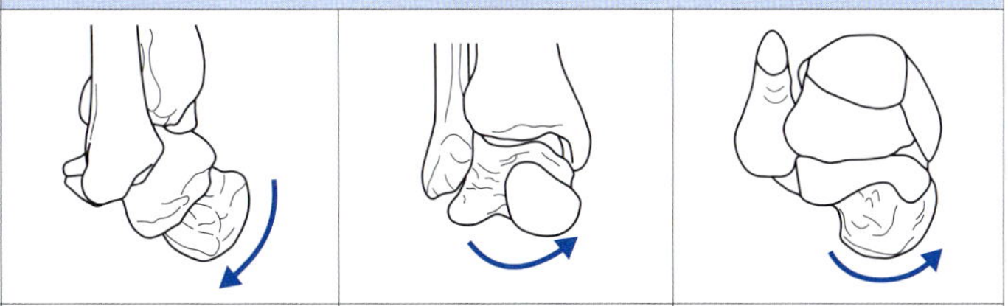		
	運動方向	底屈	内がえし	内旋
	角度変化量	17.7°	9.8°	13.5°
		距骨下関節 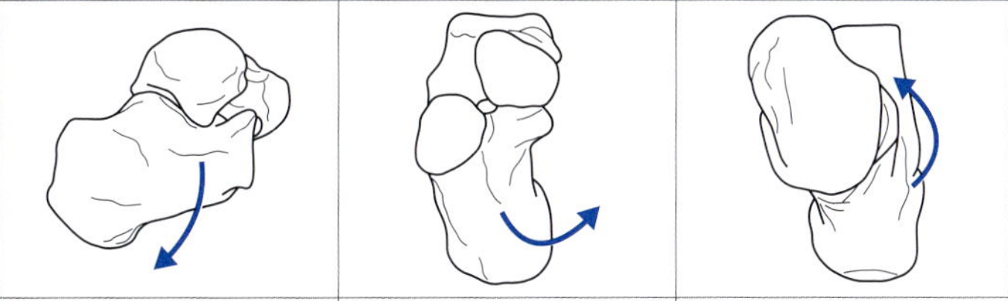		
	運動方向	底屈	内がえし	内旋
	角度変化量	2.1°	23.0°	29.3°

（文献30より作図）

図9　足関節回外に伴う距腿関節・距骨下関節の角度変化量

足関節 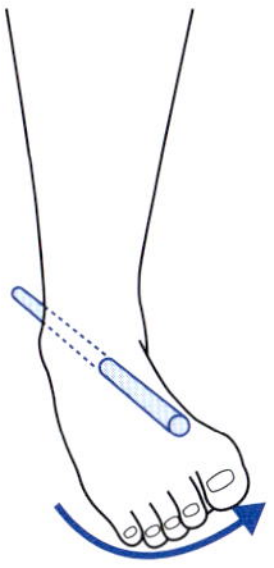		距腿関節 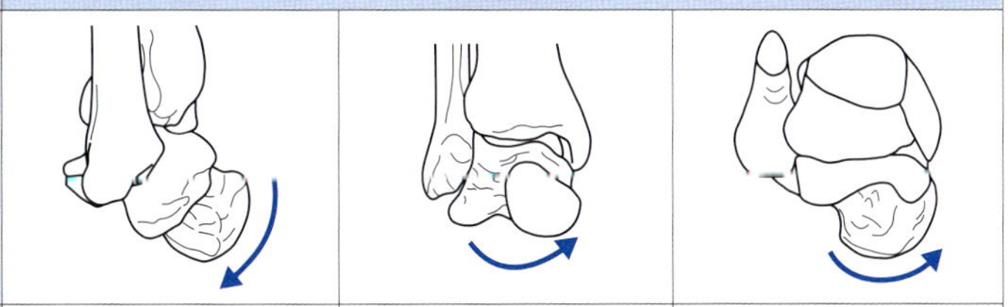		
	運動方向	底屈	内がえし	内旋
	角度変化量	43.5°	18.6°	14.2°
		距骨下関節 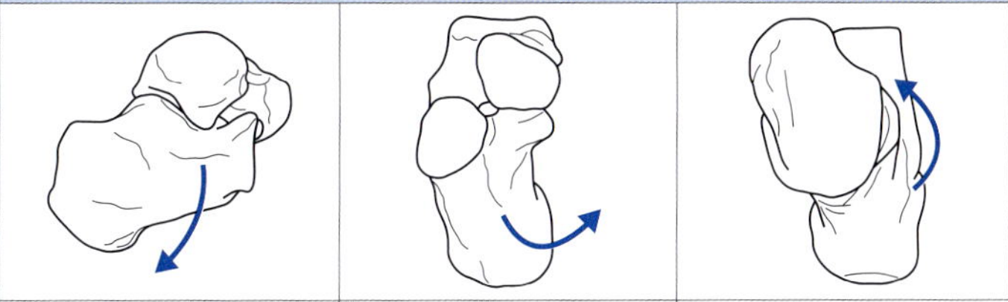		
	運動方向	底屈	内がえし	内旋
	角度変化量	3.8°	18.2°	23.1°

（文献32より作図）

● 脛腓関節

　脛腓関節の主な運動は，脛骨に対する腓骨の並進運動とされる。腓骨は足関節背屈に伴い後方に変位し[34]，足関節底屈に伴い内側に変位する[35]。足関節外旋に伴う腓骨の前後方向の運動に関しては，腓骨が後方に変位すると報告した研究[34,36,37]と前方へ変位すると報告した研究[38]が存在する。また，足関節外旋に伴い腓骨の外方変位を認めたとする研究[37,38]と認めなかったとする研究[34,36]が存在する。足関節を内旋させた場合には，腓骨は後方，外方，上方に変位するとされる[38]。

▶足関節の靱帯

● 外側側副靱帯

　足関節外側側副靱帯は，前距腓靱帯，踵腓靱帯，後距腓靱帯により構成される。前距腓靱帯は関節包に隣接する四辺形の靱帯である[39]（**図10**）。前距腓靱帯は1～3つの線維束により構成されるが，2つの線維束から構成される足が多い[40-42]。踵腓靱帯は，前距腓靱帯の下線維束の直下に位置し，後下方へ走行する（**図10**）。踵腓靱帯の表層には腓骨筋腱が走行するため，約1cmのみ靱帯が露出する[43]。後距腓靱帯は，強靱な台形の靱帯であり（**図11**），足関節底屈位で弛緩し，背屈位で緊張する[43]。

● 内側側副靱帯

　内側側副靱帯は，表層と深層の二層構造を示し，内側側副靱帯は6種類の線維により構成される[41,43-47]（**表1**）。このなかで，tibiospring ligament，脛舟靱帯，後脛距靱帯深層線維の3線維の存在率が高い（**表1**，**図12**）。

図10 前距腓靱帯と踵腓靱帯の形態と位置関係

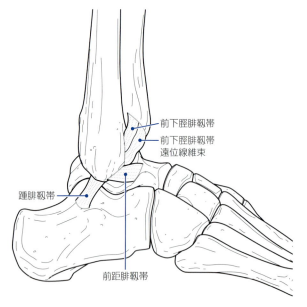

前下脛腓靱帯
前下脛腓靱帯遠位線維束
踵腓靱帯
前距腓靱帯

図11 足関節周囲靱帯（後面）

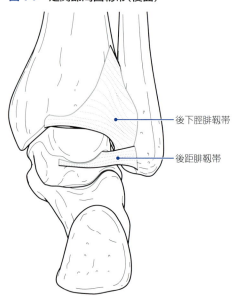

後下脛腓靱帯
後距腓靱帯

● 脛腓関節靱帯

遠位の脛骨と腓骨を結合する靱帯は，前下脛腓靱帯，後下脛腓靱帯，骨間靱帯から構成される。前下脛腓靱帯はいくつかの線維からなり（図10），遠位の線維は足関節前外側において，軟部組織性のインピンジメントとの関連が示唆される[48]。後下脛腓靱帯（図11）は，表層と深層の2つの独立した線維により構成される[43]。

● 靱帯の機械的性質

足関節外側・内側側副靱帯の静止長・断面積・破断強度を表2に示す[49]。足関節外側側副靱帯のなかで，前距腓靱帯は最も破断強度が低い[49,50]。また，応力-歪み曲線（図13）から，外側側副靱帯では前距腓靱帯，内側側副靱帯では前脛距靱帯が歪みの大きい（伸張性が大きい）靱帯といえる[51]。

● 筋のモーメントアーム

足関節運動に関与する筋のモーメントアームを図14に示す。足関節底屈はアキレス腱（下腿三頭筋），背屈は長母趾伸筋，内がえしは前脛骨筋，外がえしは長腓骨筋，内旋は長趾屈筋・後脛骨筋がそれぞれ最も大きなモーメントアームを有する[52]。

表1　内側側副靱帯線維の存在率

報告者（年）	脛舟靱帯[%]	tibiospring ligament[%]	脛踵靱帯[%]	後脛距靱帯表層[%]	前脛距靱帯[%]	後脛距靱帯深層[%]
Milner and Soames, 1998	100	100	15	37.5	10	100
Boss and Hinterman, 2002	0	100	100	75	50	100
Campbell et al, 2014	100	100	79	79	93	100
Clanton et al, 2015	100	100	75	75	91.7	100
Won et al, 2016	63.3	100	100	83.3	85	96.7

図12　内側側副靱帯を構成する靱帯線維

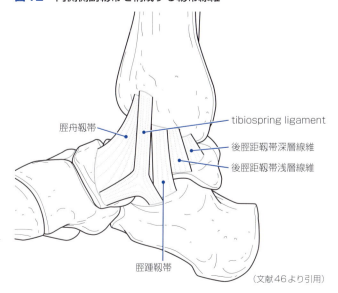

（文献46より引用）

表2　足関節側副靱帯の静止長・断面積・破断強度

	静止長[cm]	断面積[cm²]	破断強度[N]
前距腓靱帯	1.781	0.129	231
踵腓靱帯	2.769	0.097	307
後距腓靱帯	2.116	0.219	418
tibiospring ligament	1.859	0.135	432
脛舟靱帯	4.183	0.071	120
後脛腓靱帯	1.186	0.452	467

（文献49より引用）

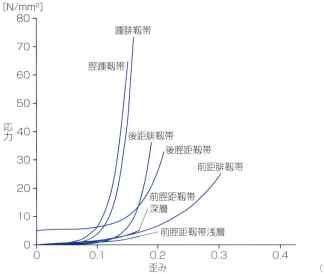

図13 足関節側副靱帯の応力−歪み曲線（Strain rate＝dε/dt＝0.01 s⁻¹）

（文献51より引用）

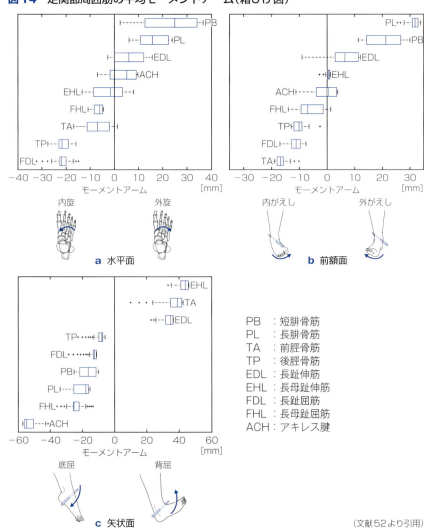

図14 足関節周囲筋の平均モーメントアーム（箱ひげ図）

a 水平面
b 前額面
c 矢状面

PB ：短腓骨筋
PL ：長腓骨筋
TA ：前脛骨筋
TP ：後脛骨筋
EDL ：長趾伸筋
EHL ：長母趾伸筋
FDL ：長趾屈筋
FHL ：長母趾屈筋
ACH：アキレス腱

（文献52より引用）

足関節のバイオメカニクス

▶関節面のコンタクトキネマティクス

●距腿関節

　足関節背屈時,距骨・脛骨の関節面間の接触部位は前方に移動し,底屈時に後方へ移動する[53-56]。また,足関節内がえしでは内側へ,外がえしで外側へ移動する[53]。

●距骨下関節

　距骨下関節後関節面の接触部位は,外がえしに伴い前方に移動し,内がえしに伴い後内側に移動する[57,58]。

▶足関節運動に伴う靱帯内応力の変化

　前距腓靱帯の歪みと靱帯内応力は,底背屈角度の変化に強く依存する[59,60]。前距腓靱帯の歪みは足関節底屈・内旋時に最大となる[60]。一方,踵腓靱帯の歪みは足関節背屈・内がえし時に最大となり,靱帯内応力は内がえし・外がえし,底背屈角度の変化に強く依存する[60]。後距腓靱帯の歪みと靱帯内応力は,足関節背屈角度の増大に伴い増加する[61,62]。脛踵靱帯の歪みは足関節外がえし位で最大となる[60]。脛踵靱帯の靱帯内応力は足関節の全運動方向に依存し,底屈・外がえし・外旋時に最大となる[60]。

▶荷重動作中の足関節運動

●歩行

　歩行立脚期における距腿関節・距骨下関節の角度変化と可動範囲を図15に示す。距腿関節では主に矢状面における底背屈運動が起こるが,前額面・水平面でも比較的大きな回転運動が生じる[63,64]。また,距骨下関節では主に前額面・

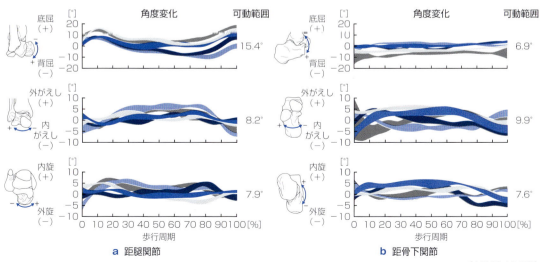

図15 歩行立脚期における距腿関節・距骨下関節の回転運動

a 距腿関節　　b 距骨下関節

（文献63より引用）

水平面における回転運動が生じる[63-65]。

● 走行

走行立脚期における距腿関節・距骨下関節の角度変化と可動範囲を図16に示す。走行時，距腿関節では主に底背屈運動が起こるが[66,67]，内がえし・外がえし方向の運動も比較的に大きい[66]。距骨下関節では，前額面における内がえし・外がえしの運動が最も大きい。

足部の機能解剖

▶足部関節の運動軸

● 横足根関節（ショパール関節）

ショパール関節は距舟関節と踵立方関節から構成され，長軸と斜軸の2種類の運動軸をもつ（図17）。この2種類の運動軸をもつことで，ショパール関節

図16 走行立脚期における距腿関節・距骨下関節の回転運動

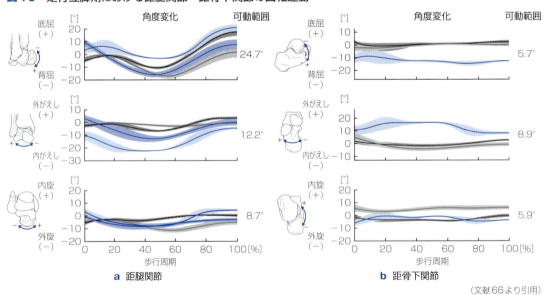

a 距腿関節　　b 距骨下関節

（文献66より引用）

図17 横足根関節運動軸の傾斜角度

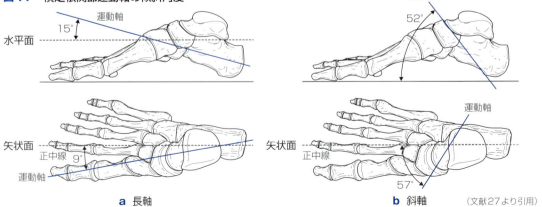

a 長軸　　b 斜軸

（文献27より引用）

は3平面すべての運動を行うことができる。長軸は矢状面において前上方へ15°，水平面において前内側へ9°傾斜し，横足根関節はこの長軸まわりに，外がえし・外転，内がえし・内転を生じる[27]。一方，斜軸は矢状面において前上方へ52°，水平面において前内側へ57°傾斜し，横足根関節は斜軸まわりに，背屈・外転，底屈・内転を生じる[27]。

● 足根中足関節（リスフラン関節）

リスフラン関節は，楔状骨と立方骨の遠位関節面と中足骨近位関節面により構成される。第1リスフラン関節の運動軸は，前額面上で内外側方向かつ水平面上で前外側方向へ走行し，第1リスフラン関節はこの運動軸まわりに底屈・外がえし，背屈・内がえし運動を生じる[68]。第3リスフラン関節の運動軸は前額面上で内外側方向に走行し，第3リスフラン関節はこの軸まわりに底屈/背屈運動を生じる[68]。第5リスフラン関節の運動軸は，前額面上で内外側方向かつ水平面上で前内側方向へ走行し，第5リスフラン関節はこの運動軸まわりに底屈・内がえし，背屈・外がえし運動を生じる[68]。

▶ 足部関節の可動性

● ショパール関節

足部を他動的に回内（背屈・外がえし・外転）・回外（底屈・内がえし・内転）した際の距舟関節と踵立方関節の運動方向を図18に示す。距舟関節と踵立方関節は，足部回内（背屈・外がえし・外転）に伴い外がえし・外転し，足部回外（底屈・内がえし・内転）に伴い内がえし・内転する（図18）[69]。

図18 足部回外・回内に伴う距舟関節・踵立方関節の運動方向

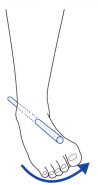
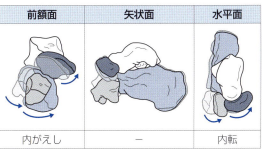
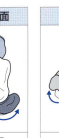
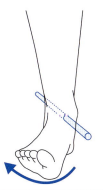

a 回外　　　　　　　　　　　b 回内

（文献69から作図）

● リスフラン関節

　前足部を背屈−底屈，また回内（背屈・外がえし・外転）−回外（底屈・内がえし・内転）させた場合のリスフラン関節の総回転量を**表3**へ示す。両者の運動において第1〜3リスフラン関節と比較し，第4・5リスフラン関節の可動性は大きいことが報告されている。また，第1中足骨を背屈・内転させた際の距舟関節・楔舟関節・第1リスフラン関節の可動性を**表4**に示す。第1趾列のなかで楔舟関節と第1リスフラン関節の底背屈可動域が大きく，第1リスフラン関節は内転可動域も大きい[70,71]。

▶足部の靱帯

● 距舟関節周囲の靱帯

　バネ靱帯（底側踵舟靱帯）は距舟関節の安定化と足部内側縦アーチの支持に貢献する。バネ靱帯は上内側線維と下方線維の2線維から構成され，下方線維はさらに中底側斜走線維，下底側縦走線維に分けられる[72,73]（**図19**）。上内側線維は三角形の形状で踵骨中関節面の前内側縁から前内側方向へスリング様に走行し，舟状骨結節を経て舟状骨上内側面に付着する。中底側斜走線維は台形状

表3　前足部の運動に伴うリスフラン関節の総回転量（単位：°）

運動方向	第1	第2	第3	第4	第5
背屈−底屈	3.5	0.6	1.6	9.6	10.2
回内−回外	1.5	1.2	2.6	11.1	9.0

表4　第1趾列の可動性と各関節の相対貢献度

報告者（年）	運動方向	第1趾列総可動域 [°]	距舟関節	楔舟関節	第1リスフラン関節
Roling, 2002	底屈・背屈	6.4	9	50	41
Faber, 1999	背屈	3.8	8	35	57
	内転	2.4	12	6	82

各関節の相対貢献度[%]

図19　バネ靱帯を構成する3つの線維

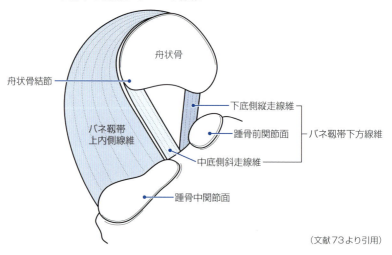

（文献73より引用）

で踵骨前・中関節面間の溝から舟状骨結節に付着する。下底側縦走線維は四辺形の形状で，踵骨前・中関節面間の溝から舟状骨のくちばし形の部位に付着する。なかでも，上内側線維は足部内側縦アーチの支持に最も大きく貢献すると考えられている。

● 踵立方関節周囲の靱帯

踵骨と立方骨は，二分靱帯（内側踵立方靱帯），背外側踵立方靱帯，底側踵立方靱帯（長足底靱帯，短足底靱帯）の4種類の靱帯により連結される[74]。内側踵立方靱帯は，踵骨から前内側へ走行し舟状骨背外側へ付着する。背外側踵立方靱帯は，広く平坦な靱帯であり，踵骨上外側面から立方骨背側へ付着する。長足底靱帯は，踵骨底面から立方骨・第2～4中足骨基部へ付着する。短足底靱帯は，踵骨底面前方から立方骨下面へ付着する（図20）。

● リスフラン関節周囲の靱帯

リスフラン関節を構成する靱帯は，背側靱帯，リスフラン靱帯，底側靱帯の3種類から構成される[75, 76]（図21）。底側靱帯は内側楔状骨外側面の前底側部から第2・3中足骨基部に付着する。リスフラン靱帯は線維束の数にバリエーションが存在し，単一線維の足が73%，二重線維の足が27%とされる[76]。リスフラン靱帯の単一線維は，内側楔状骨外側面中央から第2中足骨関節面へ付着する。一方，二重線維は前方線維と後方線維から構成され，前方線維は内側楔状骨の第2中足骨との関節面の前下部から第2中足骨へ付着し，後方線維は内側楔状骨の中間楔状骨との関節面の前上部から第2中足骨へ付着する。リスフラン靱帯は，これら3つの靱帯のなかで最も高いスティフネス（一定の靱帯の長さ変化を引き起こすために必要となる牽引ストレス：N/mm）を示す[75, 77]。

図20 踵立方関節を走行する靱帯

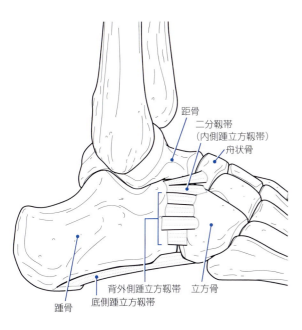

図21 背側靱帯，リスフラン靱帯，底側靱帯の解剖学的位置

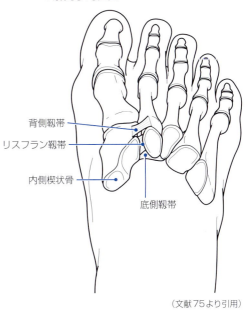

（文献75より引用）

➤足部アーチ構造と筋機能
● 後脛骨筋

　主に屍体研究にて後脛骨筋の張力を選択的に減少させた際の足部アライメントの変化が調査されてきた[78, 79]。歩行立脚中期の再現実験では，後脛骨筋腱の切断によって，第1中足骨は距骨に対して背屈・外がえし・外転したが，いずれも1.2°未満の変化量であった[80]。また，バネ靱帯の切除前後では，後脛骨筋の張力増加に伴う距骨，踵骨，舟状骨のアライメント変化量はいずれも0.5°未満であった[79]。加えて，後脛骨筋腱を切断しても内側縦アーチを構成する第1中足骨と踵骨，横アーチを構成する舟状骨と立方骨の傾斜角度に有意な変化は認めなかった[78]。

● 長腓骨筋

　屍体足にて立脚中期を再現し，長腓骨筋の張力とアライメントの関係を調査した研究では，長腓骨筋の張力増加に伴い，舟状骨は背屈・外がえし・外転，内側楔状骨は底屈・外がえし・外転，第1中足骨は底屈・外がえしした[81]。この長腓骨筋による第1趾列の外がえし作用はロッキング効果とよばれ，足部内側の安定化に不可欠な機能であると考えられている。

● 母趾外転筋

　屍体足にて母趾外転筋に約19.6Nの張力を与えた際の，踵骨・第1中足骨のアライメント変化を調査した研究では，母趾外転筋の張力発生に伴い，踵骨は1.4°背屈・1.2°内がえし・4.2°外転し，第1中足骨は1.3°底屈・1.4°内がえし・0.99°内転した[82]。この結果から，母趾外転筋は内側縦アーチの支持に貢献すると考察された[82]。

足部のバイオメカニクス

➤軸荷重による足部アライメント変化

　扁平足・外反母趾の病態解明を目的に軸荷重による足部アライメント変化が調査されてきた。足部が軸荷重を受けた際，距腿関節は底屈・外がえし・内旋，距骨下関節と距舟関節は背屈・外がえし・外旋する。このうち，距舟関節における総回転量（運動量）が最も大きい[83-85]。また，楔舟関節と第1リスフラン関節は，軸荷重に伴い背屈・内がえしする[84]。

➤荷重動作中の足部関節運動
● 足関節底背屈中の足部運動

　荷重位での足関節底背屈角度変化に伴う距腿関節・距骨下関節・距舟関節・楔舟関節・第1リスフラン関節の角度変化が調査された。底背屈中間位から背屈30°の範囲における距腿関節と足部アーチ構成関節（距舟関節・楔舟関節・第1リスフラン関節）で生じる背屈角度の変化量を100％とした際，足部アーチ構成関節の変化量は約10％であった。一方，底背屈中間位から底屈30°の範囲

では，足部アーチ構成関節の変化量が10〜40％の割合を占めていた[4]。

●足部内がえし−外がえし中の足部運動

荷重位での足部内がえし−外がえし位の変化に伴う距腿関節・距骨下関節・距舟関節・楔舟関節・第1リスフラン関節の角度変化を図22[86]に示す。足部内がえし−外がえし運動において，距舟関節は距骨下関節よりも大きな内がえし−外がえしの角度変化を示す[86]。

●歩行中の足部運動

歩行中の後足部・中足部・前足部の角度変化を図23に示す。後足部は荷重応答期から立脚中期において外がえし，立脚終期から前遊脚期において内がえしする。中足部は荷重応答期から立脚終期において外がえし，前遊脚期において内がえしする。前足部は荷重応答期において内がえし，立脚中期において外がえし，立脚終期において内がえしする[87-90]。

●走行中の足部運動

3種類の速度（低速・中速・高速）で走行した際の下腿・後足部・前足部の角度変化を図23に示す。下腿は立脚期前半に内旋し，立脚期後半に外旋する。後足部は立脚期前半に外がえし，立脚期後半に内がえしする。前足部は立脚期0〜20％で外がえし，立脚期60〜80％で内がえし，立脚期80〜100％で外がえしする[89,91]。また，すべての走行速度において，後足部の外がえし/内がえしは，下腿の内旋/外旋，前足部の底屈/背屈，前足部の外転/内転と強い相関を認める（下腿内外旋：$r > 0.95$，前足部底背屈：$r < -0.95$，前足部外内転：$r > 0.97$）[89]。

図22 足部内がえし−外がえし肢位の変化に伴う足部関節運動

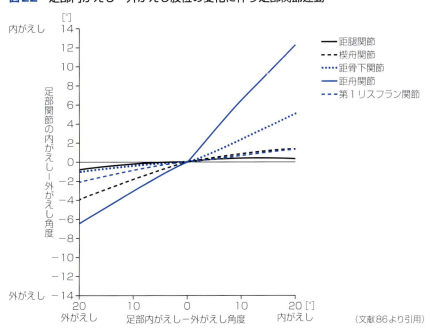

（文献86より引用）

図23 歩行・走行中の下腿，後足部，前足部の角度変化

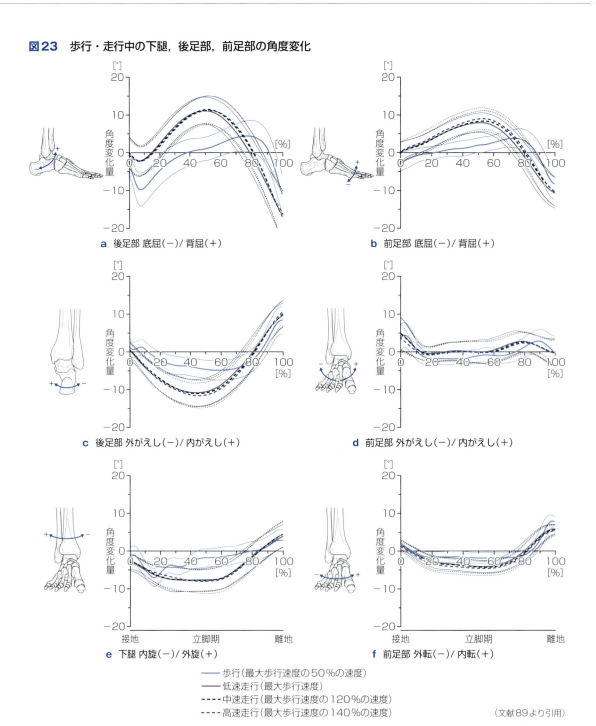

a 後足部 底屈(−)/背屈(+)
b 前足部 底屈(−)/背屈(+)
c 後足部 外がえし(−)/内がえし(+)
d 前足部 外がえし(−)/内がえし(+)
e 下腿 内旋(−)/外旋(+)
f 前足部 外転(−)/内転(+)

―― 歩行（最大歩行速度の50％の速度）
―― 低速走行（最大歩行速度）
---- 中速走行（最大歩行速度の120％の速度）
---- 高速走行（最大歩行速度の140％の速度）

（文献89より引用）

足趾の機能解剖

▶中足趾節関節の解剖

● 第1中足趾節関節（母趾MTP関節）

MTP関節：
metatarsophalan-geal joint

母趾MTP関節は第1中足骨頭の凸面と第1基節骨基部の凹面により構成される。第1中足骨頭の底面はガラス軟骨に覆われ，内側種子骨・外側種子骨と関節を形成する[92]。内側・外側種子骨はそれぞれ短母趾屈筋の内側頭・外側頭

の腱内に存在し，第1中足骨頭に対する衝撃緩衝と長母趾屈筋腱の保護に貢献する（図24）。母趾MTP関節の主な安定化組織は関節包と靱帯である。足底板は関節包底面の線維軟骨が肥厚した部位を指し，第1基節骨基部底面と強固に付着し，第1中足骨頭とは脆弱な付着を示す[92]。足底板の延長部であるSP靱帯は，種子骨と第1基節骨基部を連結し，intersesamoidal靱帯は内側・外側種子骨間を連結させる[93]（図25）。内側・外側側副靱帯は第1中足骨頭から第1基節骨近位へ走行し，accessory sesamoid靱帯は側副靱帯と共同の起始部から種子骨へ停止する[93]（図26）。これらの靱帯組織・関節包に加え，母趾MTP関節は，長母趾屈筋，短母趾屈筋（内側頭・外側頭），母趾外転筋，母趾内転筋（横頭・斜頭）により動的安定性を獲得する[93]（図26）。

SP靱帯：
sesamoidal-phalangeal ligament

● 第2〜5中足趾節関節（第2〜5MTP関節）

第2〜5MTP関節の底側には母趾と同様に足底板が存在する。この足底板は2種類の側副靱帯（proper collateral靱帯，accessory collateral靱帯），足底腱膜

図24　母趾−種子骨複合体の底側像

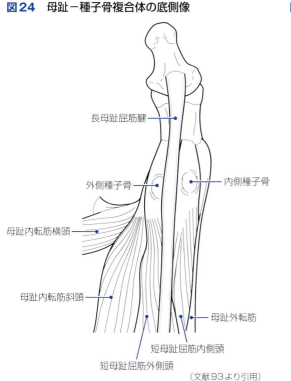

（文献93より引用）

図25　母趾−種子骨複合体の背側像

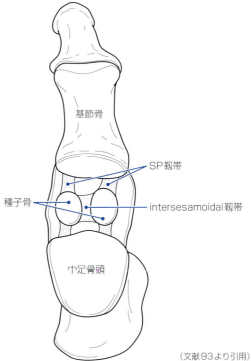

（文献93より引用）

図26　母趾MTP関節の内側像

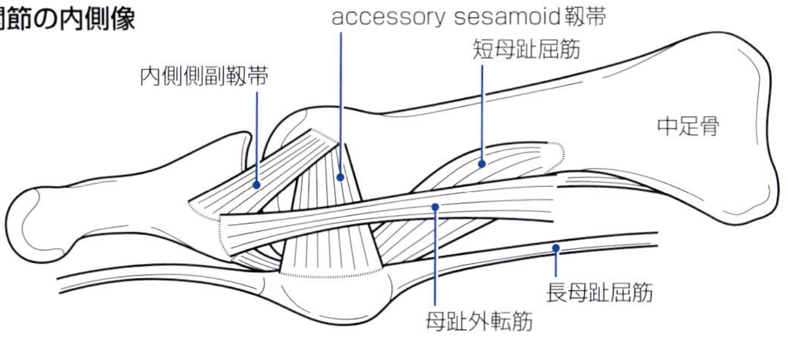

（文献93より引用）

と強固な線維性結合を示す(**図27**)。proper collateral靱帯は中足骨頭の小結節上方から基節骨底面基部へ停止する[94]。accessory collateral靱帯は，proper collateral靱帯と同様に中足骨頭の小結節から起始し足底板へ停止する[94]。足底腱膜は内側・外側の線維束に分岐し，それぞれ足底板近位の側面へ付着する[94]。

また，足底板の近位2/3には深横中足靱帯，遠位1/4には骨間筋腱が付着し，足底板底面の溝には屈筋腱鞘を介し足趾屈筋群が走行する[94,95]。第1～5MTP関節における足底板と足底板間を連結する深横中足靱帯は"transverse tie-bar"を形成し(**図28**)，前足部の横アーチ構造の支持に貢献する[96]。

図27　第2～5MTP関節の側面像

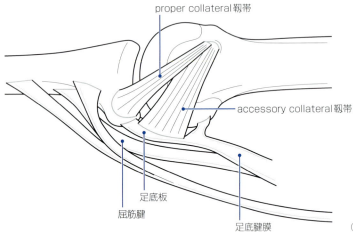

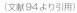

（文献94より引用）

図28　深横中足靱帯と足底板

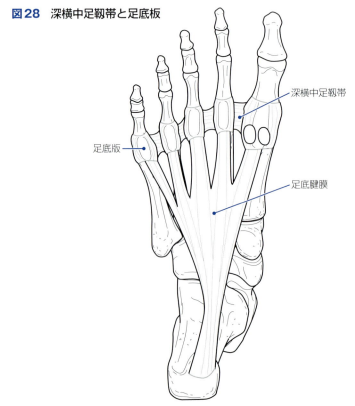

（文献96より引用）

▶趾節間関節の解剖

IP関節：
interphalangeal
joint

●第1趾節間関節（IP関節）

第1趾節間関節の底側関節包には約70％の存在率で小結節が存在する。小結節の下方には滑液包と長母趾屈筋腱が走行する[97]。

PIP関節：
proximal
interphalangeal
joint

DIP関節：
distal
interphalangeal
joint

●第2〜5趾節間関節（PIP/DIP関節）

第2〜5近位趾節間関節の底面には足底板が存在する。これらの足底板底面には屈筋腱鞘を介し長趾屈筋腱が走行する。また，近位趾節間関節の側副靱帯は基節骨遠位顆部から足底板および中節骨近位底面へ付着する[95]。

▶足趾関節の可動性

●第1趾列の可動性

健常者30名60足を対象に第1趾列の屈曲－伸展の可動性を調査した研究[98]では，母趾MTP関節の可動性は屈曲50°・伸展70°，第1趾節間関節の可動性は屈曲63°・伸展1°であった。

●第2〜5趾列の可動性

新鮮凍結屍体10足を対象に第2〜5趾列の屈曲－伸展の可動性を調査した研究の結果を**表5**に示す[99]。MTP関節の伸展可動性とPIP関節の屈曲可動性は，母趾に近いほど大きい。

表5 第2〜5趾列における屈曲－伸展可動性

	第2趾	第3趾	第4趾	第5趾
中足趾節関節	25－80	25－75	30－70	35－60
近位趾節間関節	70－0	60－0	50－0	45－0
遠位趾節間関節	25－0	25－0	25－0	25－0

単位［°］
可動角度は屈曲－伸展として記載

文献

1) Barnett CH, et al : The axis of rotation at the ankle joint in man ; its influence upon the form of the talus and the mobility of the fibula. J Anat, 86(1) : 1-9, 1952.

2) Nozaki S, et al : Three-dimensional analysis of talar trochlea morphology : implications for subject-specific kinematics of the talocrural joint. Clin Anat, 29(8) : 1066-1074, 2016.

3) Lundberg A, et al : The axis of rotation of the ankle joint. J Bone Joint Surg Br, 71(1) : 94-99, 1989.

4) Lundberg A, et al : Kinematics of the ankle/foot complex : plantarflexion and dorsiflexion. Foot Ankle, 9(4) : 194-200, 1989.

5) Jung MH, et al : Types of subtalar joint facets. Surg Radiol Anat, 37(6) : 629-638, 2015.

6) Garg R, et al : Study of patterns of talar articular facets of human calcanei and their clinical implications in population of Rajasthan. IJBAMR, 2 : 643-650, 2013.

7) Sharada R, et al : Non-metrical study of the pattern of talar articular facets in south Indian dry calcanei. Surg Radiol Anat, 34(6) : 487-491, 2012.

8) Shahabpour M, et al : Magnetic resonance imaging of anatomical variants of the subtalar joint. Surg Radiol Anat, 33(7) : 623-630, 2011.

9) Kaur M,et al : Morphological classification of tali on the basis of calcanean articular facets. PB J Orthop, 12(1) : 57-60, 2011.

10) Uygur M, et al : The types of talar articular facets and morphometric measurements of the human calcaneus bone on Turkish race. Arch Orthop Trauma Surg, 129(7) : 909-914, 2009.

11) Bilodi AK : Study of calcaneal articular facets in human tali. Kathmandu Univ Med J(KUMJ), 4(1) : 75-77, 2006.

12) Barbaix E, et al : Variations of anatomical elements contributing to subtalar joint stability : intrinsic risk factors for post-traumatic lateral instability of the ankle? Ergonomics, 43(10) : 1718-1725, 2000.

13) Drayer-Verhagen F : Arthritis of the subtalar joint associated with sustentaculum tali facet configuration. J Anat, 183(Pt 3) : 631-634, 1993.

14) Forriol Campos F, et al : Talar articular facets(facies articulares talares)in human calcanei. Acta Anat(Basel), 134(2) : 124-127, 1989.

15) Bruckner J : Variations in the human subtalar joint. J Orthop Sports Phys Ther, 8(10) : 489-494, 1987.

16) Nakashima T, et al : Variations in the talar articular facets of Japanese calcanei. Fukuoka Igaku Zasshi, 77(10) : 544-548, 1986.

17) Arora AK, et al : Variations in calcanean facets in Indian Tali. Anat Anz, 146(4) : 377-380, 1979.

18) Gupta SC, et al : Pattern of talar articular facets in Indian calcanei. J Anat, 124(Pt 3) : 651-655, 1977.

19) Bunning PS, et al : A Comparison of Adult and Foetal Talocalcaneal Articulations. J Anat, 99 : 71-76, 1965.

20) Goto A, et al : Three-dimensional in vivo kinematics of the subtalar joint during dorsi-plantarflexion and inversion-eversion. Foot Ankle Int, 30(5) : 432-438, 2009.

21) Lapidus PW : Kinesiology and mechanical anatomy of the tarsal joints. Clin Orthop Relat Res, 30 : 20-36, 1963.

22) Nozaki S, et al : Three-dimensional morphometric analysis of the talus : implication for variations in kinematics of the subtalar joint. Surg Radiol Anat, 39(10) : 1097-1106, 2017.

23) Isman RE, et al : Anthropometric studies of the human foot and ankle. Bull Prosth Res, 10(11) : 97-129, 1969.

24) Beimers L, et al : In-vivo range of motion of the subtalar joint using computed tomography. J Biomech, 41(7) : 1390-1397, 2008.

25) van den Bogert AJ, et al : In vivo determination of the anatomical axes of the ankle joint complex : an optimization approach. J Biomech, 27(12) : 1477-1488, 1994.

26) Lundberg A : Kinematics of the ankle and foot. In vivo roentgen stereophotogrammetry. Acta Orthop Scand Suppl, 233 : 1-24, 1989.

27) Manter JT : Movements of the subtalar and transverse tarsal joints. Anat Rec, 80 : 397-410, 1941.

28) Lewis GS, et al : Determination of subtalar joint axis location by restriction of talocrural joint motion. Gait Posture, 25(1) : 63-69, 2007.

29) Yildirim H, et al : Evaluation of the fibular incisura of the tibia with magnetic resonance imaging. Foot Ankle Int, 24(5) : 387-391, 2003.

30) Imai K, et al : Features of hindfoot 3D kinetics in flat foot in ankle-joint maximal dorsiflexion and plantarflexion. J Orthop Sci, 16(5) : 638-643, 2011.

31) Imai K, et al : In vivo three-dimensional analysis of hindfoot kinematics. Foot Ankle Int, 30(11) : 1094-1100, 2009.

32) Tuijthof GJ, et al : Determination of consistent patterns of range of motion in the ankle joint with a computed tomography stress-test. Clin Biomech(Bristol, Avon), 24(6) : 517-523, 2009.

33) Kitaoka HB, et al : Three-dimensional analysis of normal ankle and foot mobility. Am J Sports Med, 25(2) : 238-242, 1997.

34) Markolf KL, et al : Force and displacement measurements of the distal fibula during simulated ankle loading tests for high ankle sprains. Foot Ankle Int, 33(9) : 779-786, 2012.

35) Bragonzoni L, et al : The distal tibiofibular syndesmosis during passive foot flexion. RSA-based study on intact, ligament injured and screw fixed cadaver specimens. Arch Orthop Trauma Surg, 126(5) : 304-308, 2006.

36) Beumer A, et al : Kinematics of the distal tibiofibular syndesmosis : radiostereometry in 11 normal ankles. Acta Orthop Scand, 74(3) : 337-343, 2003.

37) Xenos JS, et al : The tibiofibular syndesmosis. Evaluation of the ligamentous structures, methods of fixation, and radiographic assessment. J Bone Joint Surg Am, 77(6) : 847-856, 1995.

38) Gough BE, et al : Novel flexible suture fixation for the distal tibiofibular syndesmotic joint injury : a cadaveric biomechanical model. J Foot Ankle Surg, 53(6) : 706-711, 2014.

39) van den Bekerom MP, et al : The anatomy in relation to injury of the lateral collateral ligaments of the ankle : a current concepts review. Clin Anat, 21(7) : 619-626, 2008.

40) Khawaji B, et al : The anterior talofibular ligament : A detailed morphological study. Foot (Edinb), 25(3) : 141-147, 2015.

41) Milner CE, et al : Anatomical variations of the anterior talofibular ligament of the human ankle joint. J Anat, 191(Pt 3) : 457-458, 1997.

42) Uğurlu M, et al : Anatomy of the lateral complex of the ankle joint in relation to peroneal tendons, distal fibula and talus : a cadaveric study. Eklem Hastalik Cerrahisi, 21(3) : 153-158, 2010.

43) Golanó P, et al : Anatomy of the ankle ligaments : a pictorial essay. Knee Surg Sports Traumatol Arthrosc, 24(4) : 944-956, 2016.

44) Won HJ, et al : Morphological variations of the deltoid ligament of the medial ankle. Clin Anat, 29(8) : 1059-1065, 2016.

45) Clanton TO, et al : Radiographic Identification of the Deltoid Ligament Complex of the Medial Ankle. Am J Sports Med, 43(11) : 2753-2762, 2015.

46) Campbell KJ, et al : The ligament anatomy of the deltoid complex of the ankle : a qualitative and quantitative anatomical study. J Bone Joint Surg Am, 96(8) : e62, 2014.

47) Boss AP, et al : Anatomical study of the medial ankle ligament complex. Foot Ankle Int, 23(6) : 547-553, 2002.

48) Bartonicek J : Anatomy of the tibiofibular syndesmosis and its clinical relevance. Surg Radiol Anat, 25(5-6) : 379-386, 2003.

49) Siegler S, et al : The mechanical characteristics of the collateral ligaments of the human ankle joint. Foot Ankle, 8(5) : 234-242, 1988.

50) Funk JR, et al : Linear and quasi-linear viscoelastic characterization of ankle ligaments. J Biomech Eng, 122(1) : 15-22, 2000.

51) Corazza F, et al : Mechanics of the anterior drawer test at the ankle : the effects of ligament viscoelasticity. J Biomech, 38(10) : 2118-2123, 2005.

52) McCullough MB, et al : Moment arms of the ankle throughout the range of motion in three planes. Foot Ankle Int, 32(3) : 300-306, 2011.

53) Calhoun JH, et al : A comprehensive study of pressure distribution in the ankle joint with inversion and eversion. Foot Ankle Int, 15(3) : 125-133, 1994.

54) Corazza F, et al : Articular contact at the tibiotalar joint in passive flexion. J Biomech, 38(6) : 1205-1212, 2005.

55) Millington S, et al : A stereophotographic study of ankle joint contact area. J Orthop Res, 25(11) : 1465-1473, 2007.

56) Windisch G, et al : Contact areas of the tibiotalar joint. J Orthop Res, 25(11) : 1481-1487, 2007.

57) Ward KA, et al : Contact patterns at the tarsal joints. Clin Biomech(Bristol, Avon), 12(7-8) : 496-507, 1997.

58) Wang CL, et al : Contact areas and pressure distributions in the subtalar joint. J Biomech, 28(3) : 269-279, 1995.

59) Leardini A, et al : Kinematics of the human ankle complex in passive flexion : a single degree of freedom system. J Biomech, 32(2) : 111-118, 1999.

60) Nigg BM, et al : Elongation and forces of ankle ligaments in a physiological range of motion. Foot Ankle, 11(1) : 30-40, 1990.

61) Ozeki S, et al : Simultaneous strain measurement with determination of a zero strain reference for the medial and lateral ligaments of the ankle. Foot Ankle Int, 23(9) : 825-832, 2002.

62) Ozeki S, et al : Ankle ligament tensile forces at the end points of passive circumferential rotating motion of the ankle and subtalar joint complex. Foot Ankle Int, 27(11) : 965-969, 2006.

63) Lundgren P, et al : Invasive in vivo measurement of rear-, mid- and forefoot motion during walking. Gait Posture, 28(1) : 93-100, 2008.

64) Arndt A, et al : Ankle and subtalar kinematics measured with intracortical pins during the stance phase of walking. Foot Ankle Int, 25(5) : 357-364, 2004.

65) de Asla RJ, et al : Six DOF in vivo kinematics of the ankle joint complex : Application of a combined dual-orthogonal fluoroscopic and magnetic resonance imaging technique. J Orthop Res, 24(5) : 1019-1027, 2006.

66) Arndt A, et al : Intrinsic foot kinematics measured in vivo during the stance phase of slow running. J Biomech, 40(12) : 2672-2678, 2007.

67) Pohz CD, et al : Effects of footwear on three-dimensional tibiotalar and subtalar joint motion during running. J Biomech, 47(11) : 2647-2653, 2014.

68) Hicks JH : The mechanics of the foot. I. The joints. J Anat, 87(4) : 345-357, 1953.

69) Wolf P, et al : A MR imaging procedure to measure tarsal bone rotations. J Biomech Eng, 129(6) : 931-936, 2007.

70) Faber FW, et al : Mobility of the first tarsometatarsal joint in relation to hallux valgus deformity : anatomical and biomechanical aspects. Foot Ankle Int, 20(10) : 651-656, 1999.

71) Roling BA, et al : Biomechanics of the first ray. Part IV : the effect of selected medial column arthrodeses. A three-dimensional kinematic analysis in a cadaver model. J Foot Ankle Surg, 41(5) : 278-285, 2002.

72) Cromeens BP, et al : An attachment-based description of the medial collateral and spring ligament complexes. Foot Ankle Int, 36(6) : 710-721, 2015.

73) Patil V, et al : Morphometric dimensions of the calcaneonavicular(spring) ligament. Foot Ankle Int, 28(8) : 927-932, 2007.

74) Melão L, et al : Ligaments of the transverse tarsal joint complex : MRI-anatomic correlation in cadavers. AJR Am J Roentgenol, 193(3) : 662-671, 2009.

75) Solan MC, et al : Ligamentous restraints of the second tarsometatarsal joint : a biomechanical evaluation. Foot Ankle Int, 22(8) : 637-641, 2001.

76) Panchbhavi VK, et al : Three-dimensional, digital, and gross anatomy of the Lisfranc ligament. Foot Ankle Int, 34(6) : 876-880, 2013.

77) Kura H, et al : Mechanical behavior of the Lisfranc and dorsal cuneometatarsal ligaments : in vitro biomechanical study. J Orthop Trauma, 15(2) : 107-110, 2001.

78) Imhauser CW, et al : The effect of posterior tibialis tendon dysfunction on the plantar pressure characteristics and the kinematics of the arch and the hindfoot. Clin Biomech(Bristol, Avon), 19(2) : 161-169, 2004.

79) Jennings MM, et al : The effects of sectioning the spring ligament on rearfoot stability and posterior tibial tendon efficiency. J Foot Ankle Surg, 47(3) : 219-224, 2008.

80) Kitaoka HB, et al : Effect of the posterior tibial tendon on the arch of the foot during simulated weightbearing : biomechanical analysis. Foot Ankle Int, 18(1) : 43-46, 1997.

81) Johnson CH, et al : Biomechanics of the first ray. Part I. The effects of peroneus longus function : a three-dimensional kinematic study on a cadaver model. J Foot Ankle Surg, 38(5) : 313-321, 1999.

82) Wong YS : Influence of the abductor hallucis muscle on the medial arch of the foot : a kinematic and anatomical cadaver study. Foot Ankle Int, 28(5) : 617-620, 2007.

83) Kitaoka HB, et al : Kinematics of the normal arch of the foot and ankle under physiologic loading. Foot Ankle Int, 16(8) : 492-499, 1995.

84) Kido M, et al : Load response of the medial longitudinal arch in patients with flatfoot deformity : in vivo 3D study. Clin Biomech(Bristol, Avon), 28(5) : 568-573, 2013.

85) Kido M, et al : Load response of the tarsal bones in patients with flatfoot deformity : in vivo 3D study. Foot Ankle Int, 32(11) : 1017-1022, 2011.

86) Lundberg A, et al : Kinematics of the ankle/foot complex--Part 2 : Pronation and supination. Foot Ankle, 9 (5) : 248-253, 1989.

87) Hunt AE, et al : Inter-segment foot motion and ground reaction forces over the stance phase of walking. Clin Biomech(Bristol, Avon), 16(7) : 592-600, 2001.

88) Leardini A, et al : Rear-foot, mid-foot and fore-foot motion during the stance phase of gait. Gait Posture, 25 (3) : 453-462, 2007.

89) Pohl MB, et al : Forefoot, rearfoot and shank coupling : effect of variations in speed and mode of gait. Gait Posture, 25(2) : 295-302, 2007.

90) Seo SG, et al : Repeatability of a multi-segment foot model with a 15-marker set in healthy adults. J Foot Ankle Res, 7 : 24, 2014.

91) Pohl MB, et al : Changes in foot and shank coupling due to alterations in foot strike pattern during running. Clin Biomech(Bristol, Avon), 23(3) : 334-341, 2008.

92) Resnick D, et al : The sesamoid bones of the hands and feet : participators in arthritis. Radiology, 123(1) : 57-62, 1977.

93) Srinivasan R : The Hallucal-Sesamoid Complex : Normal Anatomy, Imaging, and Pathology. Semin Musculoskelet Radiol, 20(2) : 224-232, 2016.

94) Deland JT, et al : Anatomy of the plantar plate and its attachments in the lesser metatarsal phalangeal joint. Foot Ankle Int, 16(8) : 480-486, 1995.

95) Johnston RB 3rd, et al : The plantar plate of the lesser toes : an anatomical study in human cadavers. Foot Ankle Int, 15(5) : 276-282, 1994.

96) Stainsby GD : Pathological anatomy and dynamic effect of the displaced plantar plate and the importance of the integrity of the plantar plate-deep transverse metatarsal ligament tie-bar. Ann R Coll Surg Engl, 79(1) : 58-68, 1997.

97) Davies MB, et al : Gross anatomy of the interphalangeal joint of the great toe : implications for excision of plantar capsular accessory ossicles. Clin Anat, 18(4) : 239-244, 2005.

98) Munuera PV, et al : Hallux interphalangeal joint range of motion in feet with and without limited first metatarsophalangeal joint dorsiflexion. J Am Podiatr Med Assoc, 102(1) : 47-53, 2012.

99) Myerson MS, et al : The pathological anatomy of claw and hammer toes. J Bone Joint Surg Am, 71(1) : 45-49, 1989.

病期別マネジメント

Ⅱ 病期別マネジメント

1 足部・足関節における病期別マネジメントのポイント

Abstract
■ 急性期の生理学的反応を理解し，急性期の処置を行うことで「疼痛を長引かせないこと」「受傷した部位のさらなる受傷を防ぐこと」「回復を早めること」が可能となる。

■ サポーターやテーピングなどを用いた固定は，疼痛管理やアライメント不良予防の観点から重要だが，過度な固定や安静は合併症を誘発するおそれがあるので留意する。

■ 慢性期における症状は多岐にわたるため，適切な評価を行い，治療戦略を立てることが求められる。

概要

　理学療法マネジメントは，病期により異なる。本項では，足部・足関節における病期別マネジメントのポイントを急性期と慢性期に分けて解説する。急性期のマネジメントでは，足部・足関節疾患で代表的な靱帯損傷を例に対応を解説する。慢性期のマネジメントについては概要を述べるに留め，各機能障害に対する詳細なマネジメントはⅢ章（p36～）以降で解説する。

急性期のマネジメントのポイント

　急性期の定義は「受傷後に炎症の症状が出現し，消失し始めるまで」とされる[1]。足関節障害に代表される靱帯損傷では，靱帯および軟部組織の炎症反応が生じ，その後，増殖期，成熟期を経て回復へと進む。その回復を適切に導くことがポイントとなる。また，アライメント変化や可動性制限によって組織への微細損傷が反復され，慢性的な機能障害を生じる場合もあるため，不良アライメントの形成や可動性制限の予防も重要なポイントである。足部・足関節外傷で比較的発生頻度の高い骨折では，靱帯損傷と異なる対応が求められる。足部・足関節周囲の骨折については，オタワ足関節ルールにてある程度の予測が可能である。このルールの適切な理解は臨床やスポーツ現場などで有益である[2]（**Clinical Hint**参照）。

▶急性期の生理学的反応
　靱帯損傷では，急性期における組織治癒過程は一般的に炎症期，増殖期，成熟期に分類される。ここでは最低限の概要の記載に留め，詳細は成書[1]を参照いただきたい。

　炎症期は，主に出血，凝固，炎症の反応が生じ，一般的に受傷直後から7日ほど要する。靱帯などの組織が損傷すると，血管も損傷し，血腫が作られる。リンパ管も同時に損傷されることが多いため，リンパ液も流出し，腫脹がより顕著となる。その後，血小板凝集やフィブリン形成，セロトニン放出などにより，血液凝固が進む。その後，サイトカインやマクロファージに代表される炎

Clinical Hint

オタワ足関節ルール[2,3]

骨折の有無を臨床的に予測する指標である（図1）。これらが当てはまる場合，骨折の可能性があるため，観血的治療を含めた靱帯損傷と異なる対応が選択される可能性が高く，医師の診察が必要となる。オタワ足関節ルールは高い信頼性や妥当性が報告されており[3]，このルールの使用によって不必要な画像診断を30〜40％程度減らすことが可能とされる[2]。

図1 オタワ足関節ルール

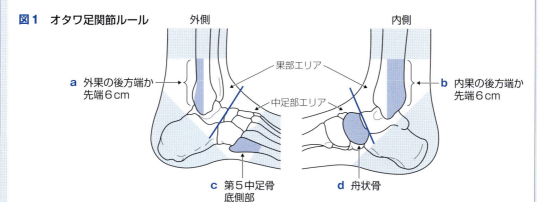

- a 外果の後方端か先端6cm
- b 内果の後方端か先端6cm
- c 第5中足骨底側部
- d 舟状骨

足部の単純X線画像は，果部エリアの痛みがあり，さらに下記の3つのうちのどれかの症状がある場合のみ必要である。
- aの部分の骨の痛み
- bの部分の骨の痛み
- 受傷直後にて，両側への荷重で不安定性が生じる場合

足部の単純X線画像は，中足部エリアの痛みがあり，さらに下記の3つのうちのどれかの症状がある場合のみ必要である。
- cの部分の骨の痛み
- dの部分の骨の痛み
- 受傷直後にて，両側への荷重で不安定性が生じる場合

症誘発物質が放出され，炎症反応が出現する。増殖期（3日〜2週間）はサイトカインやマクロファージによるコラーゲン線維産生が起こる。成熟期（7日〜）では，コラーゲン組織が発達して強度が増す（表1）。

▶急性期での実際の対応

●炎症反応への対応と疼痛管理

急性期での足部・足関節理学療法のポイントは，「疼痛を長引かせないこと」「受傷した部位のさらなる受傷を防ぐこと」「回復を早めること」である。これらのポイントを達成するために，正しく炎症反応の生理学的変化を理解し介入する。一般的に，受傷直後から数日は損傷部位の処置に努め，それ以降から徐々にリハビリテーションを開始していく。代表的な処置としてRest（休息），Ice（アイシング），Compression（圧迫）そしてElevation（挙上）から構成されるRICE処置が挙げられる。アイシングの目的は，冷却による疼痛軽減効果と腫脹の減少である。末梢組織を冷却することにより，血管が収縮して血管透過性が低下することで炎症症状を抑えることが可能となる。圧迫や挙上も同様に血

表1 組織損傷の治癒過程

	炎症期	増殖期	成熟期
組織変化	止血，炎症反応，凝固反応	コラーゲン組織生産，血管新生	コラーゲン組織の発達，リモデリング

流を減少させ，炎症反応を抑える。患部への血流を減少させ，血液中の発痛物質の患部への遊離を防ぐことで疼痛軽減の効果が期待される。また，RICE処置は腫脹の管理にも有効であるとされる[4]。

　急性期のRICE処置は，その生理学的効果から国際的なスタンダードとされるが，一方で臨床的エビデンスは乏しい。疼痛軽減効果は1970年代に有効性が報告されたが[5]，その方法に関しては，20～30分の適用が推奨されたり，間欠的な適用が推奨されたりと，一定の基準は得られていない[6]。アイシングの効果を示すエビデンスも乏しく，その効果を検証した研究論文は2000年以降ほとんど存在しない[7]。また，アイシングに対する否定的な研究結果も報告されており，過度なアイシングが靱帯への血液供給を阻害し，回復を遅らせる可能性があること[8]や，筋組織への負担を増大させ回復を遅らせること[8]などが示された。圧迫に関しては，Wilkersonら[9]が足関節機能の回復に効果的であるものの，その方法に有意な差を認めなかったと報告している。圧迫や挙上は一時的に腫脹を軽減させるものの，治療中断後5分以内に腫脹が元に戻るため，臨床的な効果は疑わしいとする研究も存在する[10]。

NSAIDs：
nonsteroidal anti-inflammatory drugs

　急性期の疼痛管理として，非ステロイド性抗炎症薬（NSAIDs）が選択される場合がある。NSAIDsは疼痛軽減や短期間での機能向上に効果を示すことが報告されている[11]。Slatyerら[12]は，364名の急性足関節内がえし捻挫患者に対して，NSAIDsを投薬した群とプラセボ群で比較し，NSAIDs群で疼痛軽減やトレーニング復帰期間，筋持久性に対して有意な効果を認めたことを報告している。NSAIDsの摂取方法に関しては，経口摂取よりジェルなどで受傷部に直接塗付する方法で疼痛軽減効果が高いとの報告もある[13]。一方，NSAIDs使用のデメリットとしては，腱や靱帯の強度低下による再発率上昇のリスクが代表的である[14]。投薬によって，組織の治癒過程完了前に競技復帰できてしまうことが，将来的な再発を生じさせる可能性もあることを理解しておく必要がある。

　RICE処置や適切な投薬によって炎症反応を改善させ，急性期における損傷を最小限に留めることは可能である。一方で，これらの対処法に関するエビデンスが乏しいことも事実であり，今後のさらなる研究によって科学的な根拠を確立させることが急務である。

●アライメント不良・可動性制限の予防

　急性期の足部・足関節理学療法では，アライメント不良や可動性制限などの機能障害を残さないことも重要なポイントとなる。実際に慢性的な足関節障害を有する症例では，距腿関節や距骨下関節，脛腓関節のアライメント不良が報告されている[15, 16]。また，足関節内がえし捻挫症例では，早期から立方骨のアライメント不良を認めるとする報告もある[17]。アライメント不良は，足部・足関節障害を慢性化させるため，早期からアライメントを正常に保つことが重要である。可動性の制限を残存させないために過度な固定を行わないこともポイントである。不適切な肢位での固定は，可動性制限だけでなくアライメント不良にもつながるため，特に注意が必要である。さらに，過度な固定や安静は疼痛を増悪させることも示唆されている[18]。

CRPS:
complex regional pain syndrome

●複合性局所疼痛症候群(CRPS)への対応

まれに，急性期に複合性局所疼痛症候群（CRPS）を発症する場合がある。CRPSとは，骨折などの外傷後に疼痛が本来の炎症反応の時期を超えて生じることを指す。CRPSの主な症状を**表2**に示す[19]。また，実際の足関節外側靱帯損傷後にCRPSを生じた症例の写真を**図2a，b**に示す。

CRPSを発症した患者の後方視的調査では，受傷後のスプリントやギプス固定による発症が約半数を占めており[20]，過度な固定や安静はCRPS発症の原因になりうると考えられる。CRPSは症状の遷延や治癒の遅延だけでなく，慢性的な機能障害の原因となるため，急性期のCRPS予防は必須である。具体的には，過度な安静を避ける[21]，段階的な機能的エクササイズ[22]，疼痛管理[23]などが含まれる。これらの処置は一般的な急性期の対応に含まれるため，適切な急性期対応がCRPS発症を防ぐことにつながる。万が一CRPSの徴候が出現した場合は，早急に医師の診断を仰ぐ。CRPSの診断指標は，国際疼痛学会が**表3**のとおり提唱している[24]。

表2　CRPSの症状

・皮膚色の変化	・爪の膨隆	・体毛の異常な増加または消失
・皮膚温度の過度な上昇または低下	・関節拘縮	・発汗異常
・浮腫の形成	・筋萎縮	・骨萎縮
・皮膚の萎縮	・痛覚過敏	・尿道括約筋の機能異常
・皮膚の色素沈着	・感覚低下	・不随意運動

(文献19より引用)

図2　CRPSの症状が出現している足部

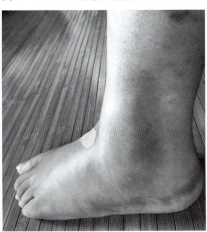 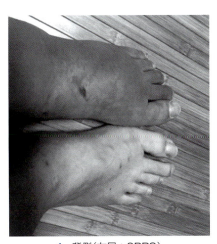

a　外側　　　　　　　　　b　背側(左足：CRPS)

(写真提供：月刊スポーツメディスン)

表3　CRPSの診断指標

- 侵害刺激を伴う出来事や不動化が認められる。
- 痛みが異常に持続している，または痛覚過敏が生じている。
- 受傷部周辺に異常な浮腫や皮膚異常，発汗異常が認められる。
- 説明できない疼痛や機能障害が認められる。

(文献24より引用)

慢性期のマネジメントのポイント

　急性期で適切な処置や介入が行われなかった場合，慢性期に移行する。足関節内がえし捻挫受傷後6カ月で症状が残存している割合が40％とする報告[25]や，足部に外傷を負ったスポーツ選手の74％は，数年後にもなんらかの症状を有しているという報告[26]もある。足部・足関節は慢性的に症状を有しやすい部位ともいえる。慢性期の症状は多岐にわたり，急性期のような画一的な介入は難しい。そのため，症状や病態，機能障害を正しく理解し，評価することが求められる。足部・足関節で代表的な慢性疾患に対するマネジメントの概要を整理する。

▶慢性足関節不安定症

　足部・足関節の靱帯損傷後，慢性的な足関節不安定性が残存する例があり，その病態は慢性足関節不安定症と称される。慢性足関節不安定症は，構造的不安定性と機能的不安定性に分類され[27]，構造的不安定性には病的弛緩性や可動性制限，関節変形，滑液変化などが含まれ[27]，機能的不安定性には，筋力低下や固有受容感覚の低下，神経筋コントロールの低下，バランス能力の低下が含まれる[28]。評価は，前方引き出し検査や距骨傾斜検査などの構造的不安定性評価，balance error scoring system などのバランス検査[29]がある。主観的な足関節不安定感を評価する質問紙としては，CAITが日本語で妥当性・信頼性を担保している。

CAIT：
Cumberland ankle
instability tool

▶変形性足関節症

　足部・足関節障害の慢性化は，変形性足関節症につながる可能性が指摘されている[30]。変形性足関節症では軟骨損傷を認めるが，足関節捻挫後の軟骨損傷の有病率は，急性期よりも慢性期で有意に高く，重度とされる[31]。変形性足関節症では，可動性の制限をはじめとするさまざまな機能障害が生じるため，それらに対する評価・介入が必要となる。

▶その他

　不良アライメントの残存や静的・動的支持機構の障害による足部アーチの破綻が，扁平足やハイアーチ，足趾機能の障害を生じさせる。それぞれ個々の症状・障害に合わせた評価・治療が求められるが，詳細はⅢ章（p36～）にて解説する。

おわりに

　急性期では，早期から適切な処置を行うことで，症状の慢性化を防ぐことが可能である。一方，慢性化した足部・足関節障害には，さまざまな構造的・機能的障害が組み合わさっているため，それぞれに対して詳細な評価と適切な介入が必要となる。

文献

1) 沖田 実：末梢組織に対するリハビリテーション. ペインリハビリテーション（松原貴子, ほか編著）, p304-326, 三輪書店, 2011.

2) Bachmann LM, et al：Accuracy of Ottawa ankle rules to exclude fractures of the ankle and mid-foot：systematic review. BMJ, 326(7386)：417, 2003.

3) Beckenkamp PR, et al：Diagnostic accuracy of the Ottawa Ankle and Midfoot Rules: A systematic review with meta-analysis. Br J Sports Med, 51(6)：504-510, 2017.

4) Kaminski TW, et al：National athletic trainers' association position statement：Conservative management and prevention of ankle sprains in athletes. J Athl Train, 48(4)：528-545, 2013.

5) Basur RL, et al：A cooling method in the treatment of ankle sprains. Practitioner, 216(1296)：708-711, 1976.

6) Bleakley C, et al：The use of ice in the treatment of acute soft-tissue injury：a systematic review of randomized controlled trials. Am J Sports Med, 32(1)：251-261, 2002.

7) Van Den Bekerom MPJ, et al：What is the evidence for rest, ice, compression, and elevation therapy in the treatment of ankle sprains in adults?. J Athl Train, 47(4)：435-443, 2012.

8) Khoshnevis S, et al：Cold-induced vasoconstriction may persist long after cooling ends：an evaluation of multiple cryotherapy units. Knee Surg Sports Traumatol Arthrosc, 23(9)：2475-2483, 2015.

9) Wilkerson GB, et al：Treatment of the inversion ankle sprain：comparison of different modes of compression and cryotherapy. J Orthop Sports Phys Ther, 17(5)：240-246, 1993.

10) Tsang KK, et al：Volume Decreases after Elevation and Intermittent Compression of Postacute Ankle Sprains Are Negated by Gravity-Dependent Positioning. J Athl Train, 38(4)：320-324, 2003.

11) Van Den Bekerom MPJ, et al：Non-steroidal anti-inflammatory drugs (NSAIDs) for treating acute ankle sprains in adults：benefits outweigh adverse events. Knee Surg Sport Traumatol Arthrosc, 23(8)：2390-2399, 2015.

12) Slatyer MA, et al：A randomized controlled trial of piroxicam in the management of acute ankle sprain in Australian Regular Army recruits. The Kapooka Ankle Sprain Study. Am J Sports Med, 25(4)：544-553. 1997.

13) Mazières B, et al：Topical ketoprofen patch (100mg) for the treatment of ankle sprain：a randomized, double-blind, placebo-controlled study. Am J Sports Med, 33(4)：515-523, 2005.

14) Mishra DK, et al：Anti-inflammatory medication after muscle injury. A treatment resulting in short-term improvement but subsequent loss of muscle function. J Bone Joint Surg Am, 77(10)：1510-1519, 1995.

15) Kobayashi T, et al：In vivo kinematics of the talocrural and subtalar joints during weightbearing ankle rotation in chronic ankle instability. Foot Ankle Spec, 7(1)：13-19, 2014.

16) Kobayashi T, et al：Fibular malalignment in individuals with chronic ankle instability. J Orthop Sports Phys Ther, 44(11)：872-878, 2014.

17) Jennings J, et al：Treatment of cuboid syndrome secondary to lateral ankle sprains：a case series. J Orthop Sports Phys Ther, 35 (7):409-415, 2005.

18) Terkelsen AJ, et al：Experimental forearm immobilization in humans induces cold and mechanical hyperalgesia. Anesthesiology, 109(2)：297-307, 2008.

19) Birklein F, et al：Complex regional pain syndrome. Clinical and autonomic disorders during acute and chronic illness stages]. Nervenarzt, 70(4)：335-341, 1999.

20) Allen G, et al：Epidemiology of complex regional pain syndrome：a retrospective chart review of 134 patients. Pain, 80(3)：539-544, 1999.

21) Kerkhoffs GM, et al：Immobilisation for acute ankle sprain. A systematic review. Arch Orthop Trauma Surg, 121(8)：462-471, 2001.

22) de Jong JR, et al：Reduction of pain-related fear in complex regional pain syndrome type I：the application of graded exposure in vivo. Pain, 116(3)：264-275, 2005.

23) Oerlemans HM, et al：Pain and reduced mobility in complex regional pain syndrome I：outcome of a prospective randomised controlled clinical trial of adjuvant physical therapy versus occupational therapy. Pain, 83(1)：77-83, 1999.

24) Bogduk HM, et al：Description of Pain Terms. Classification of Chronic Pain, 2nd ed, IASP Press, p209–214, 1994.

25) McKay GD, et al：Ankle injuries in basketball：injury rate and risk factors. Br J Sports Med, 35(2)：103-108, 2001.

26) Braun BL：Effects of ankle sprain in a general clinic population 6 to 18 months after medical evaluation. Arch Fam Med, 8(2)：143-148, 1999.

27) Delahunt E, et al：Altered neuromuscular control and ankle joint kinematics during walking in subjects with functional instability of the ankle joint. Am J Sports Med, 34(12)：1970-1976, 2006.

28) Hertel J：Functional instability following lateral ankle sprain. Sports Med, 29(5)：361-371, 2000.

29) Arnold BL, et al：Ankle instability is associated with balance impairments：A meta-analysis. Med Sci Sports Exerc, 41(5)：1048-1062, 2009.

30) Valderrabano V, et al：Ligamentous Posttraumatic Ankle Osteoarthritis. Am J Sports Med, 34(4)：612-620, 2006.

31) Taga I, et al：Articular cartilage lesions in ankles with lateral ligament injury. An arthroscopic study. Am J Sports Med, 21(1)：120-127, 1993.

機能障害別マネジメント

III 機能障害別マネジメント

1 足関節背屈可動性障害

Abstract

■ 正常な足関節背屈可動性は，主に衝撃吸収の場面において非常に重要な要素であり，足関節背屈可動性制限は，足部・足関節周囲のみならず，さまざまな部位の障害の原因となりうる。

■ 荷重位での足関節背屈可動性には，水平面における距腿関節のアライメントや後足部・中足部の外がえし可動性，足趾の伸展など，多くの関節運動が関与する。

■ 足部・足関節に対するいくつかの徒手療法によって，荷重位での背屈可動性の改善効果が認められている。

はじめに

　足部・足関節は身体を支える土台となり，足関節背屈可動性は身体活動において非常に重要な役割を果たす。荷重動作において，足部には衝撃吸収（柔軟性）と身体の推進（剛性）という相反する機能が求められる。正常な足関節背屈可動性は，主に衝撃吸収の場面において非常に重要な要素となる。代表的な荷重動作の一つである歩行では約10°の足関節背屈が必要とされ，ランニングでは30°程度の背屈が要求される[1]。さらに階段昇降やスクワット，しゃがみ込みなどでは，より大きな足関節背屈可動性が求められる。このように日常生活やスポーツ動作において，足関節背屈は非常に重要な役割を果たす。足関節背屈可動性制限を有した状態での動作の繰り返しは，足部や近位関節の代償を生み出し，足部・足関節周囲のみならず，さまざまな部位の障害の原因となる（**図1**）。荷重動作における足関節背屈可動性制限の原因となりうる要素は多数存在するため，それぞれの要素を的確に評価し，アプローチすることが必要となる。本項では，足関節背屈可動性の障害に関連する各関節のアライメント・キネマティクス異常を整理し，実際の評価・治療の流れを解説する。

基本的知識

➤概要

　一般的に足関節背屈は距腿関節における背屈可動性としてとらえられるが，荷重位での足関節背屈運動に関与する骨・関節は非常に多い。荷重位での足関節背屈動作では，まず踵骨（距骨下関節）の外がえしと軽度の外旋が生じる。この踵骨の外がえしと外旋に対応して，より近位に存在する距骨の内旋と軽度の底屈，そしてより近位に存在する下腿の内旋が生じることで，距骨滑車と脛骨関節面の向きが一致し，正常な距腿関節の背屈運動を行うことが可能となる（**図2**）[2]。一方，踵骨より遠位の中・前足部では，踵骨の外がえしと距骨の底屈・内旋に対応して，ショパール関節の外がえしが生じる。ショパール関節外がえしによる舟状骨・内側楔状骨の降下が第1趾列におけるリスフラン関節の背屈

を生じさせ，正常な足部内側縦アーチの降下が起こる（**図3**）[3,4]。正常な荷重位での足関節背屈動作には，適度な足部内側縦アーチの降下が必須であり，アーチの降下が制限されると足部による衝撃吸収作用が機能せず，足部・足関節周囲へのストレスを増加させる原因となる。また，背屈時に足趾（MTP関節）の十分な伸展可動性を有することも，内側縦アーチの降下には重要な要素となる。荷重位での足関節背屈運動に関与するこれらの運動に関して整理する。

MTP関節：
metatarsophalangeal joint

▶下腿

下腿回旋のアライメントおよび可動性は，距腿関節運動に影響を及ぼす。水平面における下腿回旋アライメントは，下腿の捻転，膝関節における回旋，近

図1　荷重位での足関節背屈運動

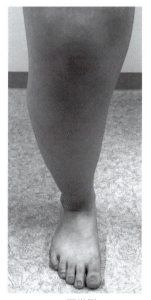
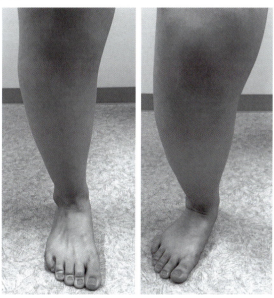

a 正常例
スムーズな下腿前傾と足部内側縦アーチの降下がみられる。

b 障害例
足関節背屈可動性の障害により，スムーズな母趾球への荷重が阻害され，足趾の屈曲がみられる。一方，足尖を外側に向けると，足部内側縦アーチが降下して背屈可動性が増加する。

図2　足関節背屈動作に関与する各関節運動

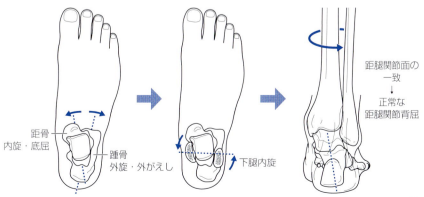

荷重位での足関節背屈動作では，距骨下関節と距腿関節の連動した運動によって，距腿関節面が一致し，正常な距腿関節の背屈が可能となる。

位および遠位脛腓関節における腓骨アライメントが関与する。

膝関節(脛骨大腿関節)の回旋アライメントに関連する主な膝関節内旋筋には半腱様筋や半膜様筋，膝窩筋などがあり，外旋筋には大腿二頭筋や腸脛靱帯が挙げられる(**図4**)。膝関節の内外旋可動性は，伸展位よりも屈曲位で大きく，屈曲位での他動回旋可動域は60〜70°程度であり，内旋よりも外旋のほうが大きいとされる[5]。また，膝関節伸展時に下腿は外旋するが，その外旋角度はお

図3　足関節背屈時のショパール・リスフラン関節運動

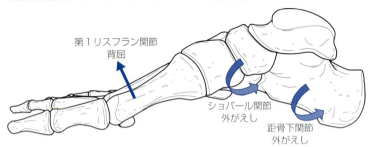

荷重位での足関節背屈時，踵骨の外がえしと距骨の底屈内旋に対応して，ショパール関節の外がえしと第1趾列におけるリスフラン関節の背屈が生じる。

図4　膝関節内外旋に作用する筋

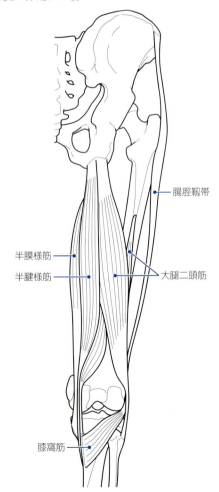

およそ10°以内とされる[6]。

　近位および遠位脛腓関節の可動性は小さいものの，足関節運動に影響を及ぼす。距腿関節背屈時，近位脛腓関節では脛骨に対して腓骨は前上方へ滑り，遠位脛腓関節では腓骨は後上方へ滑るとともに外側に変位（脛腓関節の開大）する（**図5**）[7, 8]。運動は小さいものの，骨折後など可動制限が予測される場合は考慮が必要である。

▶距腿・距骨下関節

　後足部（距腿・距骨下関節）の運動は，荷重位での足関節背屈運動の重要な要素となる。成人では，水平面において距骨頭は矢状面に対して30°程度内側を向くとされる[2]。距骨に付着する筋は存在しないが，距骨に付着する靱帯の損傷によって，水平面における距骨のアライメントや運動に変化が生じる可能性がある。

図5　足関節背屈時の脛腓関節運動

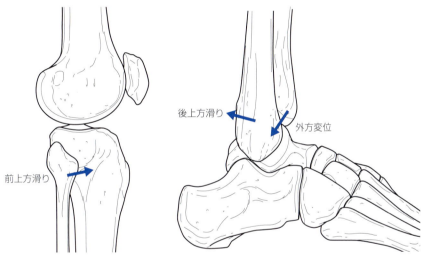

足関節背屈時，近位脛腓関節では脛骨に対して腓骨は前上方へ滑り，遠位脛腓関節では腓骨は後上方へ滑るとともに外側に変位（脛腓関節の開大）する。

 Clinical Hint

前距腓靱帯損傷と距骨アライメント

　いくつかの研究によって，足関節内反捻挫に伴う前距腓靱帯の損傷は，距骨の内旋を増加させることが示されており，この距骨アライメントの異常は距腿関節面の不一致による足関節背屈制限の原因となると推測される（**図6**）[9]。

図6　水平面における距骨アライメント（右足）

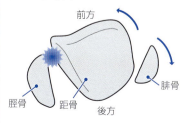

前距腓靱帯損傷に伴う距骨の内旋増加は，距腿関節面の不一致による足関節背屈制限の原因となりうる。

距骨下関節は，主に前額面における内がえし・外がえし運動を担う。足関節背屈時には，踵骨が外がえしすることで，正常な足部内側縦アーチの降下が観察される。非荷重時，距骨下関節は軽度内がえし位にあり，荷重によって外がえしする。距骨下関節の外がえしは下腿の内旋と関連し，反対に内がえしは下腿の外旋と関連する。体表からの自動運動での可動域測定では，内がえしが約23°，外がえしが約13°と報告され，内がえしと外がえしの可動性はおおよそ2：1といえる[10]。一方，他動運動での計測では内がえしと外がえしの比は約3：1と報告された[11]。距骨下関節は，外がえしと比較して内がえしの動きが大きく，外がえし可動性の制限は荷重位での足関節背屈の制限因子となる。

　足関節背屈時，距腿関節内において，下腿に対して距骨は後方に滑る。この際，距骨の下方に位置する踵骨は背屈するが，踵骨に付着するアキレス腱や後方関節包などが伸張され，踵骨の背屈運動をコントロールする[2]。アキレス腱や後方関節包などの短縮がある場合，踵骨の背屈が制限され，距骨の後方滑りを妨げる可能性がある。また，腱が距骨後突起部を走行する長母趾屈筋の柔軟性低下も距骨後方滑りの制限因子の一つと考えられる(図7)。距骨後方滑りの低下は，足関節背屈制限の重要な要素の一つであるが，水平面上での距骨アライメントの異常による距腿関節面の不一致にも起因する可能性があるため，関節面を一致させた状態で評価すべきである。

図7　荷重位足関節背屈動作時の距骨後方滑り

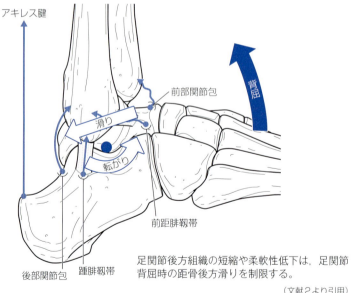

足関節後方組織の短縮や柔軟性低下は，足関節背屈時の距骨後方滑りを制限する。

(文献2より引用)

RCSP：
resting calcaneal stance position

> **Memo　距骨下関節のアライメント**
> 　健常者121名(20〜50歳)を対象に距骨下関節アライメントの評価を行った研究では，距骨頭の触診とゴニオメーターによる測定にて距骨下関節中間位が調査された。その結果，距骨下関節中間位の基準値は，非荷重位では内がえし1°〜外がえし2°であり，荷重位(RCSP)では外がえし7°とされた[12]。

▶ショパール関節

　ショパール関節の外がえしは中足部の柔軟性を増加させ，足部内側縦アーチの降下に重要な役割を果たす。ショパール関節の運動は，距骨下関節の内がえし・外がえしと連動する。距骨下関節内がえし位ではショパール関節も内がえし位となり，ショパール関節を構成する距舟関節軸と踵立方関節軸が交差するため，中足部の剛性が高まる。一方で，距骨下関節外がえし位ではショパール関節も外がえし位となり，距舟関節軸と踵立方関節軸は平行になるため，中足部の柔軟性が増加する（図8）[3]。荷重位での背屈運動時，距骨下関節の外がえしが制限された状態では，足部の外がえしは主にショパール関節の代償的な外がえし運動によって生じ，踵骨の外がえしが制限されていなければ，中・後足部の連動した外がえし運動による足部内側縦アーチの降下が観察される（図1）。

　距舟関節は水平面での内外旋にも比較的大きな可動性を有している。距舟関節の足底面に存在するバネ靭帯（底側踵舟靭帯）の存在が，距舟関節における内外転運動を可能にしていると考えられる。しかし，距舟関節の底内側を覆うバネ靭帯は，荷重に伴う距骨の底屈・内旋によって伸張ストレスにさらされる。そのため，バネ靭帯の過度な伸張は，距骨の過度な底屈・内旋に伴う足部内側縦アーチの扁平化を助長し，距舟関節の外転を増加させる一因となる（図9）。

図8　距骨下関節とショパール関節の運動軸

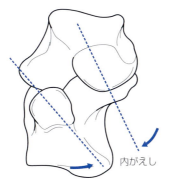
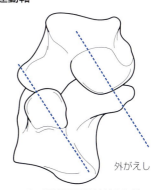

a　距骨下関節内がえし位
距舟関節軸と踵立方関節軸が交差するため，中足部の剛性が高まる。

b　距骨下関節外がえし位
距舟関節軸と踵立方関節軸は平行になるため，中足部の柔軟性が増加する。

図9　バネ靭帯と足部内側縦アーチ

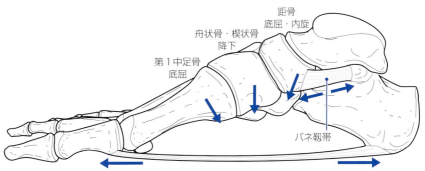

バネ靭帯の過度な伸張は，足部内側縦アーチの過度な降下を招く。

▶リスフラン関節・足趾

　第1リスフラン関節は，第2〜5リスフラン関節と比較して可動性が大きく，そのほとんどが矢状面上での底背屈運動である。歩行における第1リスフラン関節の矢状面上での可動性は10°程度とされ，足関節背屈が要求される立脚中期までに約5°の背屈が生じる[4]。第1リスフラン関節の可動性の制限は，前足部の運動の制限と足部内側縦アーチの降下を妨げる要因となる。

　足趾の伸展制限は，長趾屈筋や長母趾屈筋，足底腱膜の伸張性低下によって生じることが多い。日常生活において，足関節背屈時に足趾の伸展が要求される場面はほとんど存在しないが，過度な足趾伸展制限は，足部内側縦アーチの降下を妨げる要因となる（図10）。足趾の他動伸展可動域は約65°とされ，母趾では85°程度までの伸展が可能とされる[13]。

足関節背屈可動性障害の評価

▶概要

　臨床評価では，非荷重位および荷重位での正常な足関節背屈運動を基準とする。非荷重位での足関節背屈運動は膝関節の屈曲角度の影響を受けるため，膝関節伸展位および屈曲位で評価を行う。膝関節伸展位での足関節背屈は腓腹筋の伸張によって制限されるが，背屈10°以下は足部の代償による二次的なアライメント異常の原因とされる[14]。膝関節伸展位での測定は，股関節回旋の影響を除くため，背臥位で膝蓋骨が天井を向いた状態で評価する。自動背屈時に足

図10　足趾伸展制限と足部内側縦アーチの関係性

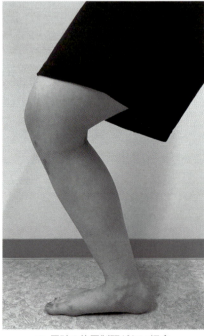
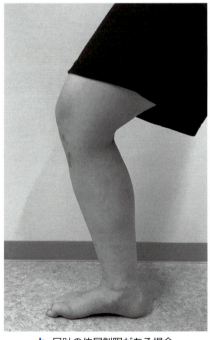

　a　足趾の伸展制限がない場合　　　　　　b　足趾の伸展制限がある場合
足趾の屈曲を認めず，足部内側縦アーチの降下を認める。　　　　　　足趾の屈曲により，足部内側縦アーチの降下が制限されている。

尖が外方に向く場合，正常な足関節背屈が阻害されている可能性が高い。このような足では，足尖を天井に向けた状態で背屈すると足部の内がえしが生じるため，下腿外旋や距骨下関節・ショパール関節の内がえしが生じていると推測される（図11）。足部の代償を伴った状態での可動域測定は，測定の再現性低下の原因となるため，測定時には足部中間位での測定を心掛ける。

膝屈曲位での足関節背屈角度の参考可動域は20°とされるが，屈曲位での測定時にも足部の肢位を統一して評価すべきである[15]。距腿関節の構造上，足関節背屈時に距骨後方滑りが正常であれば距腿関節は骨性に安定する。しかし，さまざまな機能障害により距骨後方滑りが制限されると，足関節背屈位における距腿関節の安定性は低下し，正常では生じえない距腿関節の内外旋方向の遊びが確認される。足趾と膝の向きを一致させた状態（距腿関節内外旋中間位）にて足関節を背屈させた際の足部外転方向の遊びを確認する。正常足関節では背屈位における外転方向への遊びは確認されず足底面は水平となるが，なんらかの原因により安定性が低下した足関節では，足部は内がえしし，外転方向への遊びを認める（図12）。距腿関節内外旋中間位での距骨後方滑り制限は，水平面における距腿関節面の不一致（過度な下腿外旋や距骨内旋）やアキレス腱や後方関節包，長母趾屈筋などの距腿関節後方組織の短縮が原因と推測される。

荷重位での足関節背屈可動性は多くの関節運動が関与し（図2），そのどれかが正常に機能しなければ，足関節背屈運動は制限されてしまう。荷重位での足関節背屈は，足趾と膝の向きを一致させた状態での可動性や安定性を評価する。このとき，正常であればスムーズな下腿前傾が生じて距腿関節は骨性に安定し，

図11　膝伸展位での足関節背屈可動性の評価

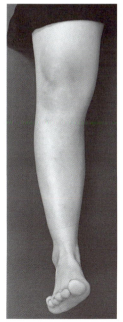
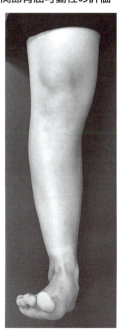

a　足部を内外転中間位で背屈すると足部の内がえしが生じる。

b　足部を外転位にすると背屈可動域が増加し，足部の内がえしも生じない。

図12　足関節背屈位における安定性の評価

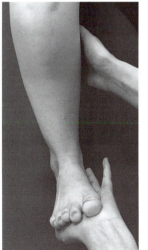
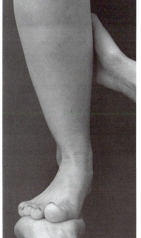

a　　　　　　　　　b

足部を内外転中間位で背屈すると足部の内がえしが生じ，距腿関節は不安定な状態となるが（a），足部を外転させると背屈可動域が増加し，距腿関節における骨性の安定性が得られる（b）。理想的な足関節背屈は，足部が内外転中間位で距腿関節における骨性の安定性が得られる状態である。

足部アーチの降下に伴い母趾球への荷重が起こるため，足部・足関節全体も安定する．一方，なんらかの原因によって背屈可動性が制限されている場合，下腿前傾角は減少し，スムーズな母趾球への荷重が阻害され，足部・足関節の安定性も低下する．安定性の評価を目的に膝を左右に揺らすと，背屈可動性制限のある足では，足部・足関節の安定性低下を認め，足趾屈曲による代償がみられる場合も多い（図1）．このような足では，足尖を外側に向けることで背屈可動性と安定性の増加を認めることも多い（図1）．これは，下腿内旋や中・後足部の外がえし制限が足関節背屈の制限因子となっていることを示唆する．前述した足関節背屈可動性に関与すると考えられる各関節のアライメント・キネマティクスに対する臨床評価を近位関節から順に解説する．

▶各関節機能評価
●下腿

　下腿回旋のアライメントや可動性は，膝関節の屈曲角度によって変化するため，膝伸展位と屈曲位の両方で評価すべきである．しかし，現時点で下腿回旋のアライメントや可動性の確立された評価法は存在しない．下腿外旋角の評価では，脛骨粗面を指標にしやすい．過外旋位にある膝では，脛骨粗面はより外方に位置する（図13）．下腿回旋可動性の評価は，大腿骨内外側顆を結んだ線に対する内外果を結んだ線のなす角度や脛骨粗面の移動距離によって評価する（図14）[16]．一般的に他動内外旋時は軟部組織の伸張により制限されるが，その際のエンドフィールや抵抗感を主観的に評価することも重要である．下腿は大腿に対して過外旋もしくは内旋制限を生じることがほとんどであり，下腿内旋制限は荷重位での足関節背屈の制限因子となりうる．

　現時点で脛腓関節の可動性や腓骨アライメントの確立された評価法は存在しないため，アライメントは主に左右差にて評価し，可動性の評価は主観的なも

図13　膝外旋アライメントの評価

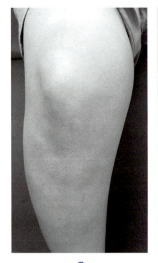
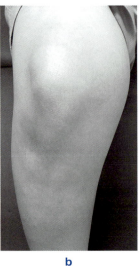

　　　a　　　　　　　b
膝関節において下腿が過度に外旋している例（b）では，脛骨粗面がより外方に位置する．

図14　下腿回旋可動性の評価

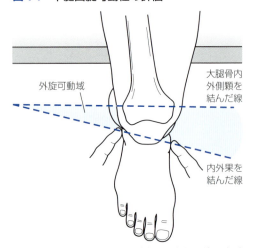

下腿内外旋時，大腿骨内外側顆を結んだ線と内外果を結んだ線のなす角度で回旋可動性を評価する．

のとなる。腓骨は、主に脛骨に対して前後・上下方向への可動性を有しており、可動性の低下がアライメントの異常を招く。近位脛腓関節は腓骨頭、遠位脛腓関節は外果をランドマークとする。これらの指標の脛骨に対する上下、前後方向のアライメント異常を確認するとともに、可動性を評価する（図15）。

● 距腿・距骨下関節

距骨頭アライメントの定量的な評価指標は存在せず、主に背臥位および立位での距骨頭の触診によって行われる。足関節軽度背屈位で距骨頭を把持し、足部を他動的に内がえし・外がえしさせ、距骨頭が内外側ともに突出しない位置が距骨頭の中間位と定義される[16]。荷重位・非荷重位ともにリラックスした肢位（RCSP）での距骨頭の触診によって、距骨の内外旋アライメントを評価する。距骨が内旋している足では、距骨頭の外側がより突出して触れることができる。一方、他動的に距骨頭を中間位とした際（NCSP）に、後足部・前足部がどのようなアライメントとなるかも確認するとよい（図16）[17]。距骨頭を他動的に中間位に矯正した際、足部が過度に内がえしする場合は、リラックスした肢位で距骨頭が内旋しており、内側縦アーチの過度な低下が推測される。

距骨下関節のアライメント評価には、一般的にleg-heel alignmentが用いられる。これは荷重位および非荷重位において下腿長軸と踵骨長軸が前額面上でなす角度と定義される。健常者を対象とした報告では、非荷重位では軽度内がえし位（1〜8°）、荷重位（RCSP）では軽度外がえし位（約3〜7°）が平均とされた（図17）[12, 16, 18]。臨床では、主に非荷重時の過度な内がえしや荷重時の過度な外がえしの有無を確認するが、踵骨二等分線の計測誤差は6°程度生じると

NCSP：
neutral calcaneal stance position

図15　遠位脛腓関節の可動性評価

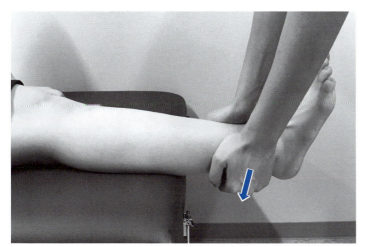

内外果の直上にて、一方の手で脛骨を固定し、もう一方の手で腓骨の後方への可動性を評価する。

図16　RCSPにおける距骨のアライメント評価

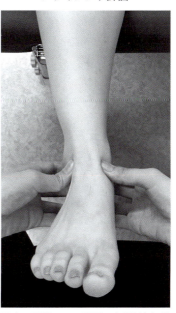

両方の母指にて距骨頭の内外側を把持し、水平面における距骨のアライメントを評価する。

も報告されており，計測時には注意が必要である[19]。内がえし・外がえしの可動性は，固定した下腿に対する踵骨の可動性によって評価する（**図18**）。距骨下関節の外がえし可動性低下は，荷重時の足関節背屈運動を制限する。

● ショパール関節

　一般的に前足部のアライメントは，距骨下関節中間位とし，踵骨底面（後足部）に対する第1～5中足骨頭の底面（前足部）のなす角度で評価される。この前足部アライメントの基準値は6～8°程度の内がえしとされる（**図19**）[12]。この前足部の内がえしは，主にショパール関節によって生じていると推測されるが，リスフラン関節における過度な底背屈も影響する。ショパール関節の外がえし可動性は，距骨下関節を中間位に固定し，舟状骨および立方骨を把持した状態で可動性を評価する（**図20**）。ショパール関節の外がえし可動性の低下は，荷重時の足関節背屈運動を制限する。

　ショパール関節では水平面上での運動（内転／外転）も生じるが，内外転アライメントおよび可動性の定量的評価法は存在しない。ショパール関節の内外転アライメントは，距骨下関節を中間位に固定して評価する。距骨下関節を中間位に固定した際の第1趾列の並び（舟状骨結節の突出の程度）から，中間位・外転位・内転位に分類することができる。また，中足部を把持して外転可動性を確認する（**図21**）。この際，外転アライメントや過度な外転可動性を有する足では，荷重時に足部内側縦アーチが過剰に降下する（扁平足）原因となりうる。一方で，内転アライメントや外転可動性の低下は，荷重時の足関節背屈運動を制限する。

図17 leg-heel alignment

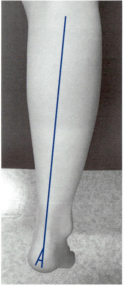
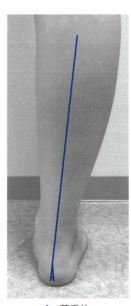

a 非荷重位（腹臥位）　　**b** 荷重位
前額面上で下腿長軸と踵骨長軸のなす角度を測定する。

図18 距骨下関節外がえし可動性の評価

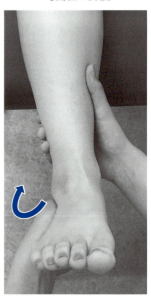

足関節底背屈中間位にて踵骨を把持し，固定した下腿に対して踵骨を外がえしさせ，距骨下関節の外がえし可動性を評価する。

●リスフラン関節・足趾

　荷重時の足関節背屈運動時に生じる足部内側縦アーチの低下には，リスフラン関節の背屈が関連する．最も大きな可動性を有する第1リスフラン関節の背屈運動は，内側楔状骨を固定した状態で評価する（図22）．第1リスフラン関節の背屈には軽度の回外を伴う[20]．

　足部内側縦アーチ降下を制限する足底腱膜の緊張は，足趾MTP関節の伸展を制限する．また，足関節底屈作用を有する長趾屈筋や長母趾屈筋の短縮も足趾MTP関節の伸展を妨げ，荷重時の足関節背屈運動を制限する．足趾伸展可動性は中足骨を固定した状態で評価を実施する．

図19 前足部アライメントの評価

図20 ショパール関節の外がえし可動性評価

図21 ショパール関節の外転可動性評価

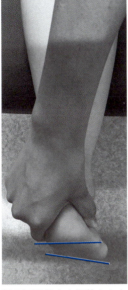
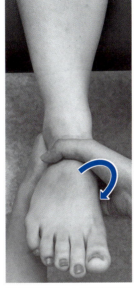
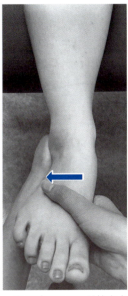

距骨下関節を中間位とした際の，踵骨底面（後足部）に対する第1〜5中足骨頭の底面（前足部）のなす角度を測定する．

距骨下関節を中間位に固定し，中足部を把持する．舟状骨の下方への可動性，立方骨の上方への可動性をみることで，ショパール関節の外がえし可動性を評価する．

一方の手で距骨下関節を中間位に固定し，もう一方の手で中足部を把持する．水平面上で足部を外方へ動かし，ショパール関節の外転可動性を評価する．

図22 第1リスフラン関節の背屈可動性評価

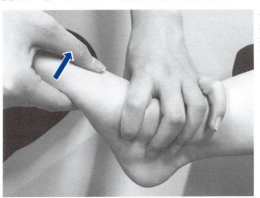

一方の手で舟状骨・内側楔状骨を把持し，もう一方の手で第1中足骨を把持する．第1中足骨を背屈方向に動かし，可動性を評価する．

運動連鎖による影響

　足関節背屈可動性障害に対する基本的な評価の流れは提示したが，膝・股関節などの近位関節のアライメント・可動性異常が足関節背屈制限の原因となる場合もある。例えば，過度な股関節内旋（骨盤に対する大腿骨の内旋）は，下腿内旋と足部の外がえしを生じさせ，過度な足部内側縦アーチ低下（扁平足）の原因となる。一方で，過度な股関節外旋（骨盤に対する大腿骨の外旋）は，下腿外旋と足部の内がえしを生じさせ，ハイアーチの原因となる[21]。この場合，距腿関節における関節面の不一致や距骨下関節の外がえし制限が生じ，足関節背屈可動性が制限される。また，このような足では，立位時に荷重面を増やすために足尖を内側（toe-in）もしくは外側（toe-out）に向けることが多い（図23）。これらは足関節背屈を確保するための代償的な戦略の一つと考えられるが，このような異常アライメントの習慣化は特定組織へのストレスの集中につながる可能性があるため，修正が必要である（図24）[21]。股関節の内外旋は骨盤の前後傾に誘発されている場合も多いため，評価の際には下肢の近位関節や体幹の影

図23　股関節アライメントと足関節背屈可動性

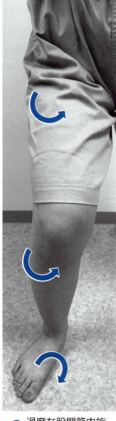

a　過度な股関節内旋

過度な股関節内旋は，下腿内旋と足部外がえしを助長させ，扁平足の原因となる。

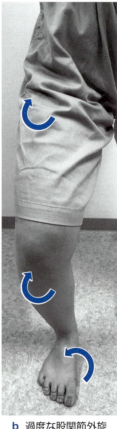

b　過度な股関節外旋

過度な股関節外旋は，下腿外旋と足部内がえしを助長させ，ハイアーチの原因となる。

図24　異常な運動連鎖によるストレス集中

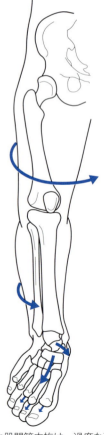

過度な股関節内旋は，過度な下腿・距骨の内旋を誘発し，ショパール関節外転に伴う扁平足の原因となりうる。

響も考慮したうえで治療を進めることが重要である。

足関節背屈可動性障害の治療

▶概要

足関節背屈可動性の障害に対する治療の目標は，非荷重位および荷重位での正常な足関節背屈可動性の獲得である。基本的には各関節機能評価において異常を認めた部位に対してアプローチしていくが，患者の受傷機転や現病歴，既往歴などから優先順位を決め，治療を進める。また，急性期における炎症症状の有無や荷重制限など，病期に応じて治療方針やスケジュールは変化するが，この点はⅡ章（p28～）をご参照いただきたい。各関節機能に対するアプローチ法を近位関節から順に提示する。

▶各関節機能障害に対するアプローチ

● 下腿

下腿内旋可動性の獲得によって，水平面における距腿関節面を適合させるため，下腿内旋の制限因子となりうる軟部組織の柔軟性改善は必須である。膝関節外旋筋である腸脛靭帯や大腿二頭筋，下腿内旋に伴う腓骨の前方移動を妨げる可能性がある長・短腓骨筋や長母趾屈筋，腓腹筋外側頭などの柔軟性獲得が必要となる。また，膝関節内旋筋である内側ハムストリングスの機能を低下させる可能性がある鵞足包の癒着やそれに伴う腓腹筋内側頭の柔軟性低下にも留意する（図25）。下腿回旋運動も可動性改善には効果的である。自動介助運動から徐々に自動運動へと移行し，慣れてきたら膝関節屈曲角度を変えながら実施する（図26）。

近位および遠位脛腓関節の可動性改善を目的とした徒手療法は，いくつか存在する（図27）。これらの徒手療法は，主に骨折を有さない軽度・中等度の足関節捻挫を受傷した患者を対象に用いられ，他の徒手療法や運動療法との組み合わせによる介入によって，75％（64/85名）の患者で治療効果を認めている[22]。また，足関節背屈運動に合わせて徒手的に外果を上方へ動かす方法も有用である（図28）。

● 距腿・距骨下関節

いくつかの研究によって，距骨後方滑り改善を目的とした非荷重位・荷重位での徒手療法の足関節背屈可動性改善効果が証明されている[23, 24]。背臥位もしくは立位で足部を背屈位に固定した状態で距骨に対して後方へ滑らせる力を加える（図29）。これらの距骨後方滑りを目的とした手法は，距腿関節の関節面が一致した状態で行うべきであり，距骨アライメントに影響を及ぼす下腿や距骨下関節，ショパール関節の可動性を改善した後に実施するほうが効果的と考える。

距骨下関節の外がえし可動性改善には作用を有する筋や内果周囲組織の柔軟性改善と踵骨運動の改善が必要となるが，現時点で距骨下関節の外がえし可動

図25 膝関節周囲筋のマッサージ

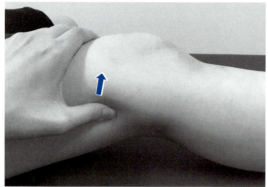

a 腸脛靱帯   b 鵞足部

図26 下腿内旋可動性改善を目的とした
エクササイズ

図27 近位脛腓関節の可動性改善を目的とした
徒手療法

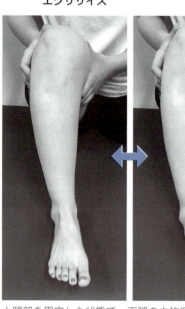 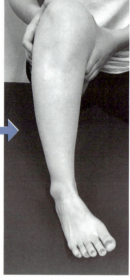 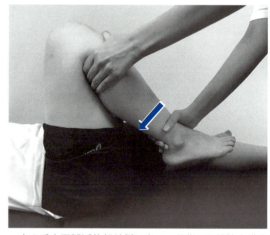

一方の手を下腿近位部外側に当て，示指MP関節を腓骨頭の後方に位置させる。もう一方の手で下腿遠位部を把持し，腓骨後面の抵抗感を感じるところまで膝関節を屈曲させる。

大腿部を固定した状態で，下腿の内旋運動を繰り返し，可動性の改善を図る。

図28 外果の可動性改善を目的とした徒手療法

図29 距骨後方滑り改善を目的とした徒手療法

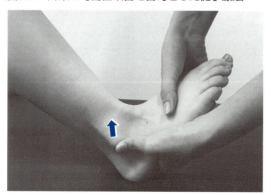 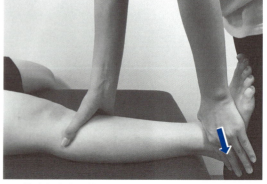

外果の後下方に母指を当て，足関節背屈に合わせて前上方へ力を加えて可動性の改善を図る。

足関節を軽度背屈位で一方の手で下腿を固定し，もう一方の手で距骨を後方へ滑らせて可動性の改善を図る。

性改善を目的とした運動療法や徒手療法の効果を証明した研究は存在しない。一方，距骨下関節の可動性改善を目的とした徒手療法はいくつか存在する。患者を側臥位として，一方の手で遠位脛腓関節および距骨を固定し，もう一方の手で踵骨を外方へと滑らせる（図30）[22]。また，距骨下関節の外がえし可動性を改善させる目的で，脛骨内側縁付近の皮下組織や屈筋支帯周囲組織の滑走性改善を目的とした徒手療法が有効である（図31）。

● ショパール関節

ショパール関節の外がえし可動性改善を目的とした徒手療法はいくつか存在する。図32に示す手法は，背臥位で中足部を手で包み，抵抗を感じるまで足関節を背屈・外がえし位とした状態で足部を尾側方向に引く[22]。また，中足部の外がえしを制限する可能性のある楔舟関節や第1リスフラン関節の可動性改善を目的とした徒手療法も効果的である（図33）。

ショパール関節の外転可動性の低下には後脛骨筋や母趾外転筋の柔軟性低下などが関与していることが多い。これらの筋は距骨下関節の外がえし可動性を

図30　距骨下関節の可動性改善を目的とした徒手療法

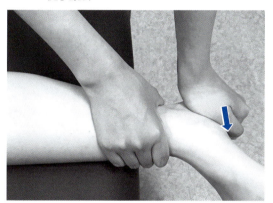

足関節軽度背屈位で内外果直上を把持し，距腿関節を固定した状態で踵骨を外方へ滑らせ可動性の改善を図る。

図31　屈筋支帯周囲組織のマッサージ

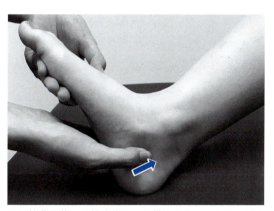

足関節背屈位で屈筋支帯周囲組織を母指でマッサージすることで可動性の改善を図る。

図32　ショパール関節の可動性改善を目的とした徒手療法

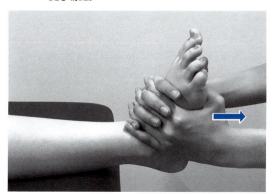

両手で足部を包むように把持し，足部・足関節を背屈・外がえしさせた状態から足部を尾側方向へ引く。

図33　楔舟関節・第1リスフラン関節の可動性改善を目的とした徒手療法

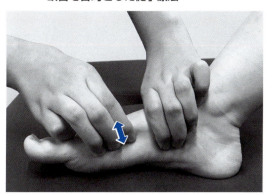

一方の手で内側楔状骨，もう一方の手で第1中足骨を把持し，上下方向へ動かすことで可動性の改善を図る。

改善させることで柔軟性の改善を認めることも多いが，変化を認めない場合には治療対象となる。このような場合，筋腹へのマッサージなどで柔軟性の改善を図る（図34）。また，自動での足部外転運動（短腓骨筋エクササイズ）の実施も可動性改善に有効である（図35）。

● リスフラン関節・足趾

　第1リスフラン関節の背屈可動性の改善には，徒手療法が用いられることが多い。内側楔状骨を把持した状態で中足骨を底背屈方向に動かすことで可動性の改善を図る。

　足趾の伸展は，他動運動や自動運動によって可動性の改善を図る（図36）。特に外反母趾の場合には，中足骨に対して基節骨が外反・回内しているため，母趾を内反・回外させることで関節面を一致させるように気を付けながら可動性の改善を図る。

図34 母趾外転筋のマッサージ

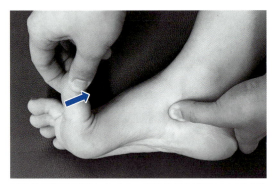

母趾外転筋を圧迫しながら，母趾を伸展することで柔軟性の改善を図る。

図36 足趾伸展運動

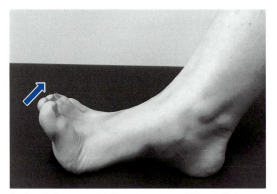

自動・他動にて足趾を伸展させて，可動性の改善を図る。

図35 ショパール関節外転可動性改善を目的とした短腓骨筋エクササイズ

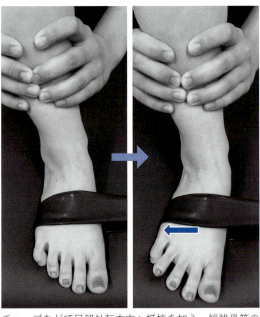

チューブなどで足部外転方向へ抵抗を加え，短腓骨筋の収縮によるショパール関節の外転運動を行う（踵部が動かないように注意する）。

文献

1) Novacheck TF : The biomechanics of running. Gait Posture, 7(1) : 77-95, 1998.

2) Neumann DA : 足関節と足部. 筋骨格系のキネシオロジー, 原著第2版(嶋田智明, ほか監訳), p629-687, 医歯薬出版, 2012.

3) Blackwood CB, et al : The midtarsal joint locking mechanism. Foot Ankle Int, 26(12) : 1074-1080, 2005.

4) Cornwall MW, et al : Motion of the calcaneus, navicular, and first metatarsal during the stance phase of walking. J Am Podiatr Med Assoc, 92(2) : 67-76, 2002.

5) Almquist PO, et al : Knee rotation in healthy individuals related to age and gender. J Orthop Res, 31(1) : 23-28, 2013.

6) Koga Y : Three-dimensional knee motion analysis for the pathogenesis knee osteoarthrosis. Biomed Mater Eng, 8(3-4) : 197-205, 1998.

7) Soavi R, et al : The mobility of the proximal tibio-fibular joint. A Roentgen Stereophotogrammetric Analysis on six cadaver specimens. Foot Ankle Int, 21(4) : 336-342, 2000.

8) Beumer A, et al : Effects of ligament sectioning on the kinematics of the distal tibiofibular syndesmosis : a radiostereometric study of 10 cadaveric specimens based on presumed trauma mechanisms with suggestions for treatment. Acta Orthop, 77(3) : 531-540, 2006.

9) Kobayashi T, et al : In vivo kinematics of the talocrural and subtalar joints during weightbearing ankle rotation in chronic ankle instability. Foot Ankle Spec, 7(1) : 13-19, 2014.

10) Grimston SK, et al : Differences in ankle joint complex range of motion as a function of age. Foot Ankle, 14 (4) : 215-222, 1993.

11) Youberg LD, et al : The amount of rearfoot motion used during the stance phase of walking. J Am Podiatr Med Assoc, 95(4) : 376-382, 2005.

12) Aström M, et al : Alignment and joint motion in the normal foot. J Orthop Sports Phys Ther, 22(5) : 216-222, 1995.

13) Van Gheluwe B, et al : Effects of hallux limitus on plantar foot pressure and foot kinematics during walking. J Am Podiatr Med Assoc, 96(5) : 428-436, 2006.

14) Sahmann SA, et al : 足部と足関節の運動系症候群. 続 運動機能障害症候群のマネジメント –頸椎・胸椎・肘・手・膝・足–(竹井 仁, ほか監訳), p511-590, 医歯薬出版, 2013.

15) 日本整形外科学会 : 関節可動域表示ならびに測定法. 日整会誌, 69 : 240-250, 1995.

16) Magee DJ : 下腿, 足関節, 足部. 運動器リハビリテーションの機能評価II, 原著第4版(陶山哲夫, ほか訳), p277-353, エルゼビア・ジャパン, 2006.

17) Menz HB : Clinical hindfoot measurement : a critical review of the literature. The Foot, 5(2) : 57-64, 1995.

18) McPoil T, et al : Relationship between neutral subtalar joint position and pattern of rearfoot motion during walking. Foot Ankle Int, 15(3) : 141-145, 1994.

19) LaPointe SJ, et al : The reliability of clinical and caliper-based calcaneal bisection measurements. J Am Podiatr Med Assoc, 91(3) : 121-126, 2001.

20) Glasoe WM, et al : Anatomy and biomechanics of the first ray. Phys Ther, 79(9) : 854-859, 1999.

21) Michaud TC : 歩行周期における異常運動. 臨床足装具学 –生体工学的アプローチ–(加倉井周一 訳), p51-83, 医歯薬出版, 2005.

22) Whitman JM, et al : Predicting short-term response to thrust and nonthrust manipulation and exercise in patients post inversion ankle sprain. J Orthop Sports Phys Ther, 39(3) : 188-200, 2009.

23) Reid A, et al : Efficacy of mobilization with movement for patients with limited dorsiflexion after ankle sprain : a crossover trial. Physiother Can, 59(3) : 166-172, 2007.

24) Vicenzino B, et al : Initial changes in posterior talar glide and dorsiflexion of the ankle after mobilization with movement in individuals with recurrent ankle sprain. J Orthop Sports Phys Ther, 36(7) : 464-471, 2006.

III　機能障害別マネジメント

2　足関節底屈可動性障害

Abstract

■ 正常な足関節底屈可動性は，主に推進力を生み出す場面において非常に重要な要素であり，足関節底屈可動性制限は，足部・足関節周囲のみならず，さまざまな部位の障害の原因となりうる。

■ 非荷重位での足関節底屈可動性には，下腿内旋や後足部・中足部の外がえし可動性，足趾の屈曲など，多くの関節運動が関与する。

■ 荷重動作における足関節底屈可動性の制限は，足部の剛性を低下させ，動作時の不安定性の要因となる。

はじめに

　荷重動作時に足部に求められる身体の推進という役割において，正常な足関節底屈可動性の獲得は非常に重要な要素である。正常歩行において足関節に求められる底屈可動域は約20°とされるが[1]，より前方や上方への推進力を必要とするランニングやジャンプ動作では，さらに大きな足関節底屈運動が要求される。また，推進力を生み出すためには十分な足関節底屈筋力が必要となるが，筋力発揮の観点からも正常な可動性の獲得は重要である。足関節底屈可動性制限を有する状態での動作の繰り返しは，足趾屈筋群の過剰収縮に伴う足趾伸展制限や近位関節の代償の原因となり，足部・足関節周囲のみならず，さまざまな部位の障害の原因となりうる。足関節底屈可動性制限の原因となりうる要素は複数存在するため，各要素を的確に評価し，アプローチすることが重要である。本項では，足関節底屈可動性の障害に関連する各関節のアライメント・キネマティクス異常を整理し，実際の評価・治療の流れを解説する。

基本的知識

▶概要

　一般的に足関節底屈は距腿関節における底屈可動性としてとらえられるが，足関節の最大底屈にはいくつかの関節運動が関与する。また，非荷重位と荷重位では足関節底屈に関与する関節運動が若干異なる。非荷重位での足関節底屈時には，踵骨の底屈と距骨の前方滑りが生じるが，最大底屈には下腿の内旋と中・後足部（ショパール関節・距骨下関節）の外がえしが要求される。さらには，足趾屈曲の制限も足関節最大底屈の制限因子となりうる。本項で定義する足関節最大底屈とは，**図1**で示すとおり，第1趾列の底屈が制限なく行えている状態である。「Ⅲ章-1 足関節背屈可動性障害」の項（p36）で述べたとおり，下腿内旋や距骨下関節外がえしの可動性低下はショパール関節の外がえしを制限し，足関節底屈制限の原因となる。

　一方，代表的な荷重動作である歩行における足関節底屈運動は主に立脚後期

に生じ，立脚前期から立脚中期にかけて外がえしした距骨下関節・ショパール関節を内がえしさせることで足部の剛性を高め，推進力を生み出す[1]。そのため，非荷重位とは異なる運動方向への可動性も要求される。加えて，足関節最大底屈が要求されるようなジャンプやダッシュ動作では，母趾球にて地面へ力を伝えるため，非荷重位での足関節最大底屈の獲得（下腿内旋とショパール関節の外がえし）と十分な足趾伸展によるウインドラス効果によって足部剛性を高める必要がある（図2）。以下に足関節底屈運動に関与するこれらの運動に関して整理する。

▶下腿

下腿内旋のアライメントおよび可動性に関する機能解剖については，「Ⅲ章-1 足関節背屈可動性障害」の項（p36）を参照いただきたい。足関節背屈と同じく，底屈運動時にもわずかながら近位および遠位脛腓関節の運動が生じる。距腿関節底屈時，近位脛腓関節では脛骨に対して腓骨は後下方へ滑り，遠位脛腓関節では腓骨は内側に変位する（図3）[2,3]。運動は小さいものの，骨折後など可動性制限が予測される場合は考慮が必要である。

図1 非荷重位での足関節底屈運動

図2 荷重位での足関節最大底屈動作

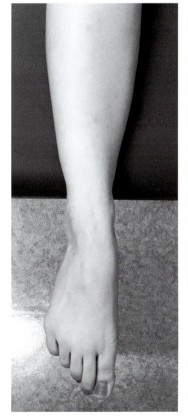
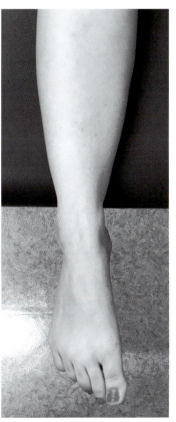
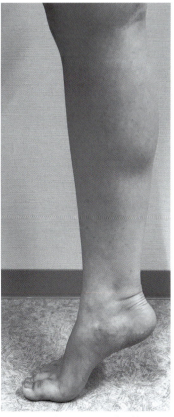

a 正常例
足部の内がえしや内転を伴わない足関節底屈運動を行えている。

b 足関節底屈可動性障害例
足部の内反・内転を伴っており，第1趾列の底屈が生じていない。

足関節最大底屈には，非荷重位における下腿内旋とショパール関節外がえしの可動性に加えて，十分な足趾伸展が必要となる。

図3 足関節底屈時の脛腓関節運動

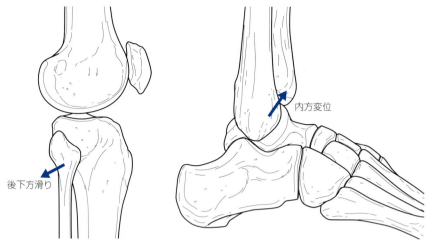

足関節底屈時，近位脛腓関節では脛骨に対して腓骨は後下方へ滑り，遠位脛腓関節では腓骨は内側に変位する．

▶距腿・距骨下関節

　後足部（距腿・距骨下関節）の運動は，足関節底屈運動の重要な要素の一つである．距骨下関節は，主に前額面における内がえし・外がえし運動を担い，足関節底屈時には内がえしが生じる．荷重動作における足関節底屈運動は重力に抗する動きとなるため，足関節底屈筋群の筋力が重要となる（詳細に関しては「Ⅲ章-3 足関節底屈機構（heel cord）の障害」の項（p67）を参照）．足関節底屈作用を有する筋は多数存在し，それらが足関節底屈時の距骨下関節のアライメントをコントロールする．内果後方を走行する後脛骨筋や長母趾屈筋などは距骨下関節の内がえし作用を有し，長腓骨筋や短腓骨筋は外がえし作用を有する（図4）[4]．よって，これらの筋のバランスが崩れると，足関節底屈時に距骨下関節のアライメント異常が生じてしまう．

　足関節底屈運動時，距腿関節内では下腿に対して距骨が前方に滑る．この際，距骨の下方に位置する踵骨は底屈するが，踵骨に付着するアキレス腱やその前方に存在する脂肪性結合組織（Kager's fat pad）の動態が底屈運動に影響を及ぼす．炎症や癒着などにより，これらの組織の滑動性が低下すると，正常な踵骨の底屈が制限される[5]．一方，足関節内反捻挫などに起因する前距腓靱帯や踵腓靱帯の損傷は，距骨の前方変位を助長させることが示唆されており，距骨前方滑りは過可動性にも注意が必要である[6,7]．靱帯損傷などによる不安定性に伴う機能障害は，「Ⅲ章-4 足関節安定性障害」の項（p83）を参照いただきたい．

> **Clinical Hint**
>
> **Kager's fat padの構造**
>
> 　Kager's fat padの構造を詳細に検討した研究によると，Kager's fat padはアキレス腱関連領域，長母趾屈筋関連領域，踵骨滑液包ウェッジの3つの部位に分類される．矢状面から観察すると，足関節背屈位でJ字型の形状を呈する長母趾屈筋関連領域が，足関節底屈に伴いL字型に変形することで踵骨滑液包ウェッジがアキレス腱と踵骨の間に進入し，スムーズな踵骨の底屈に貢献している[5]（「Ⅲ章-3」の図6（p72）参照）．

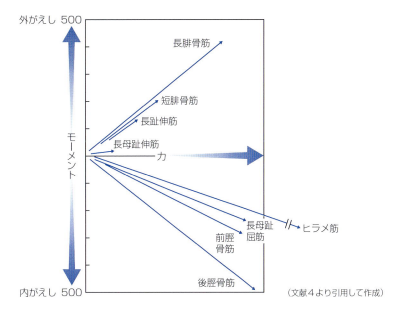

図4 距骨下関節の内がえし・外がえしモーメント

▶ショパール関節

ショパール関節の外がえし可動性に関する機能解剖については，「Ⅲ章-1 足関節背屈可動性障害」の項（p36）を参照いただきたい．ショパール関節の内がえしおよび内転は中足部の剛性増加の役割を担う．ショパール関節の運動は，距骨下関節の内がえし・外がえしと連動する．距骨下関節内がえし位ではショパール関節も内がえし位となり，ショパール関節を構成する距舟関節軸と踵立方関節軸が交差するため，中足部の剛性が高まる[8]（「Ⅲ章-1」の図8（p41）参照）．ショパール関節の内がえし可動性の低下は，足部内側縦アーチの低下と関連し，扁平足の原因にもなりうる．また，水平面においてショパール関節が過度に外転している足では，内転可動性が低下する．ショパール関節の内転可動性も足部の剛性増加に重要な要素の一つである．

> **Memo** 歩行立脚終期の足部運動
> 歩行立脚終期にかけて足関節が底屈するとともに前足部への荷重量は増加する．この際，足部の安定性を得るために距骨下関節は外がえし位からわずかに内がえしし，ショパール関節の安定性を増加させる．この距骨下関節の内がえしによるショパール関節の固定は，主にヒラメ筋の作用によって生じると考えられる[4]．

▶リスフラン関節・足趾

足関節最大底屈に必要な要素の一つである足趾屈曲には，リスフラン関節の底屈が関与する．また，リスフラン関節の底屈は，足部内側縦アーチを高め，足部の剛性増加にも貢献する．リスフラン関節の可動性は，第1リスフラン関節で最も大きい．歩行における第1リスフラン関節の矢状面上での可動性は10°程度とされ，立脚後期において約5°の底屈が要求される[9]．足趾の屈曲制限は，長趾伸筋や長母趾伸筋，足背面の皮膚などの軟部組織の伸張性低下によって生じることが多い．なお，足趾の他動屈曲可動域は約30〜40°とされる[10]．

足関節底屈可動性障害の評価

▶概要

臨床評価の基準は，非荷重位および荷重位での正常な足関節底屈運動である。非荷重位での評価は膝関節伸展位で行う。この際，股関節回旋による影響を除くため，背臥位で膝蓋骨が天井を向いた状態で評価する。足関節の自動底屈時に足部の内がえしが生じる場合，正常な足関節底屈が阻害されている可能性が高い。このような足では，他動にて足部の内がえしが生じないように第1趾列を把持して足関節を底屈すると，膝関節の屈曲や股関節の内旋が生じることが多い。これは，ショパール関節の外がえしや下腿内旋の可動性低下による代償運動ととらえられる（図5）。足関節底屈の参考可動域は45°とされるが[11]，非荷重位での足関節底屈運動は膝関節屈曲位よりも伸展位で可動性の低下を認める例が多い（図6）。これは，膝関節伸展位で回旋可動性が低下することに起因

図5 足関節底屈可動性障害で認める代償運動

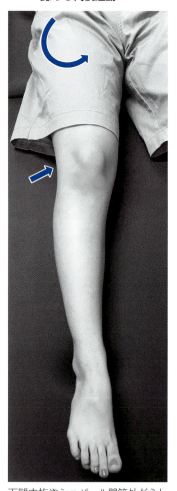

下腿内旋やショパール関節外がえしの可動性が低下している例では，足関節最大底屈時に，膝関節屈曲や股関節内旋の代償を認める。

図6 膝関節肢位と足関節底屈可動性

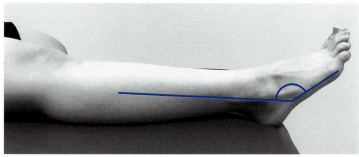

a 膝関節伸展位

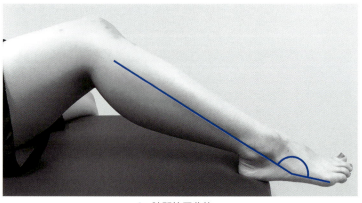

b 膝関節屈曲位

膝関節伸展位（a）よりも屈曲位（b）のほうが足関節底屈可動域が増加する例が多い。

すると推測される．膝関節伸展位で下腿内旋可動性に制限を有する例では，ショパール関節の外がえしが制限され，足関節底屈制限が生じる[12]．このような代償を伴った状態での可動域測定は，測定の再現性低下の原因となるため，測定時には足部中間位での可動域測定を心掛ける．

　荷重位での足関節底屈は，足趾と膝の向きを一致させた状態での可動性や安定性を評価する．また，非荷重位と同じく膝関節は伸展位で評価すべきである．正常な可動性と十分な筋力による安定性を有する場合，足部の外がえしに伴う母趾球荷重による足関節の最大底屈を行うことが可能である．一方，なんらかの原因によって底屈が制限されている場合，踵骨の挙上高は減少し，スムーズな母趾球への荷重が阻害され，足部・足関節の安定性も低下する（図7）．安定性の評価を目的に踵骨を下方へ引くと，底屈可動性制限や足関節底屈筋群の筋力低下を認める足では，踵骨を保持することができない．同様に足部内がえし方向への抵抗を加えると，ショパール関節の外がえし可動性の制限を認める足では，外側へ荷重が変位し，容易に足部が内がえしする（図7）．このような足では，足趾屈曲により代償的に可動性・安定性を確保しようとする例も多いため，注意が必要である（図8）．前述した足関節底屈可動性に関与すると考えられる各関節アライメント・キネマティクスに対する臨床評価を近位関節から順に解説する．

図7 荷重位での足関節最大底屈動作の安定性評価

図8 荷重位での足関節底屈動作時に認める代償運動の代表例（足趾屈曲）

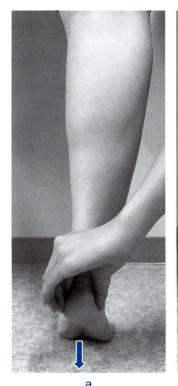
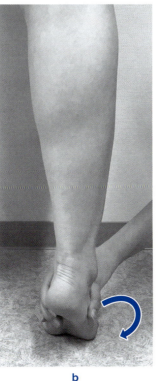
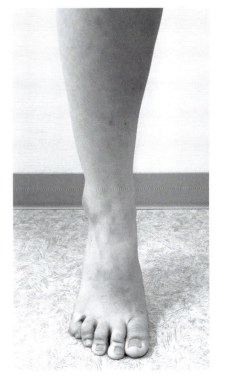

a
b

a：踵骨を把持し，下方へのストレスを加えた際の安定性を確認する．
b：足部を把持し，外がえし方向へのストレスを加えた際の安定性を確認する．

▶各関節機能評価

●下腿

下腿回旋のアライメントや可動性は，膝関節の屈曲角度によって変化するため，膝伸展位と屈曲位の両方で評価すべきである．現時点で脛腓関節の可動性や腓骨アライメントの確立された評価法は存在しないため，主に左右差による主観的な評価となる．脛腓関節のアライメント，可動性評価の詳細は「Ⅲ章-1 足関節背屈可動性障害」の項(p36)を参照いただきたい．

●距腿・距骨下関節

距骨下関節のアライメント評価には，下腿長軸と踵骨長軸が前額面上でなす角度として定義される leg-heel alignment が一般的に用いられる[13]（「Ⅲ章-1」の図17(p46)参照）．内がえし・外がえしの可動性は，固定した下腿に対する踵骨の内がえし・外がえし可動性によって評価する．距骨下関節の外がえし可動性の低下は，ショパール関節の外がえしを制限し，距骨下関節の内がえし可動性の低下は，荷重動作時の足部剛性の低下を招く．距骨下関節のアライメント・可動性評価の詳細は，「Ⅲ章-1 足関節背屈可動性障害」の項(p36)を参照いただきたい．

現時点で踵骨底屈と距骨前方滑りに関する定量的な評価法は確立されていない．踵骨底屈の可動性は，固定した下腿に対して踵骨を底屈させた際の可動性およびエンドフィールで主観的に評価を行う（図9）．正常では踵骨底屈時に抵抗を感じないが，Kager's fat pad を含むアキレス腱周囲組織の癒着などが生じている場合，底屈時に抵抗感や詰まり感を訴える例が多い．また，踵骨底屈と合わせて距骨の前方滑りの可動性も距骨頭を把持して評価する（図9）．

●ショパール関節

一般的に前足部のアライメントは，距骨下関節中間位とし，踵骨底面（後足

図9　踵骨底屈可動性の評価

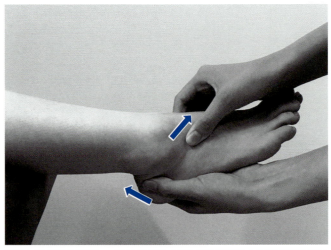

踵骨と距骨頭を把持し，踵骨を底屈させた際の可動性と距骨の前方滑りを確認する．

部)に対する第1～5中足骨頭の底面(前足部)のなす角度で評価される(「Ⅲ章-1」の図19(p47)参照)。この前足部アライメントの基準値は6～8°程度の内がえしとされる[13]。この前足部の内がえしは，主にショパール関節によって生じていると推測される。ショパール関節の内がえし可動性は，外がえしの可動性評価と同じく，距骨下関節を中間位に固定して舟状骨および立方骨を把持した状態で可動性を評価する(図10)。ショパール関節の内がえし可動性の低下は，荷重動作における足部内側縦アーチの低下に関連する。

● リスフラン関節・足趾

リスフラン関節の底屈可動性の低下は，足部内側縦アーチの低下を招き，足部剛性の低下や扁平足の要因となりうる。最も大きな可動性を有する第1リスフラン関節の底屈可動性は，内側楔状骨を固定した状態で評価する(図11)。なお，第1リスフラン関節の底屈には軽度の回内を伴う[14]。足趾屈曲の制限は主に非荷重位における足関節最大底屈の制限因子となりうる。足趾MTP関節の屈曲は，主に足趾伸展作用を有する長趾伸筋や長母趾伸筋の短縮により生じるが，外傷や術後に足部に腫張が生じた例では，足背部の皮膚などの軟部組織の伸張性の低下が制限因子となる場合もある。足趾伸展可動性は中足骨を固定した状態で評価を行う。

図10 ショパール関節内がえし可動性の評価

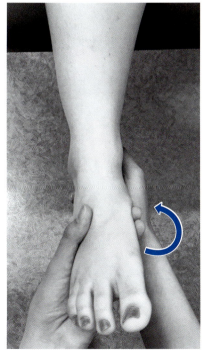

距骨下関節を中間位に固定し，中足部を把持する。舟状骨の上方への可動性，立方骨の下方への可動性をみることで，ショパール関節の内がえし可動性を評価する。

図11 リスフラン関節底屈可動性の評価

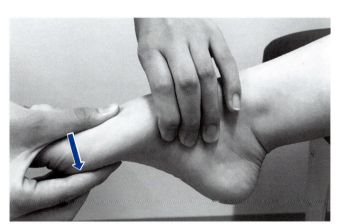

一方の手で舟状骨・内側楔状骨を把持し，もう一方の手で第1中足骨を把持する。第1中足骨を底屈方向に動かし，可動性を評価する。

運動連鎖による影響

　ここまで足関節底屈可動性の障害に対する基本的な評価の流れを提示したが，膝・股関節などの近位関節のアライメント・可動性異常が足関節底屈制限の原因となっている場合もある。例えば，過度な股関節外旋（骨盤に対する大腿骨の外旋）は，下腿外旋と足部の内がえしを生じさせ，足関節最大底屈を妨げる[12]（「Ⅲ章-1」の**図23b**(p48)参照）。また，膝関節伸展制限を有する膝では，膝関節伸展域における下腿内旋可動性が低下している例が多く，同じく足関節底屈可動性を制限する要因となりうる。このような例では，股関節内外旋や膝関節屈曲角度で足関節底屈可動域の変化を認める（**図12**）。股関節の内外旋は骨盤の前後傾に誘発されている場合も多いため，評価の際には下肢の近位関節や体幹の影響も考慮したうえで治療を進めることが重要である。

足関節底屈可動性障害の治療

▶概要

　足関節底屈可動性の障害を有する足の治療における目標は，非荷重位および荷重位での正常な足関節底屈可動性の獲得である。足関節背屈可動性の障害に対する治療と同様，各関節機能評価において異常を認めた部位に対してアプ

図12　異常な運動連鎖による足関節底屈可動性制限

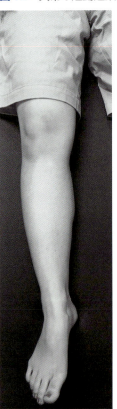 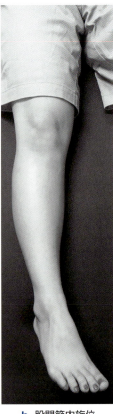

股関節外旋位（**a**）と比べて，股関節内旋位（**b**）では足関節底屈可動性の制限を認める例。

　　a　股関節外旋位　　　b　股関節内旋位

ローチするが，患者の受傷機転や現病歴，既往歴などから優先順位を決め，治療を進める．また，足関節底屈可動性に障害を有する例では，足関節背屈可動性の障害も有していることが多い．臨床では，患者の主訴や求められる動作に応じて優先順位を決めることになるが，著者は足関節背屈可動性を改善した後に足関節底屈可動性の改善を図るほうがスムーズに治療が進行すると考える．ここでは，足関節底屈可動性の障害において特異的な機能障害に対するアプローチ法を近位関節から順に提示する．しかし，現時点で足関節底屈可動性の改善に対して有効性が証明された徒手療法や運動療法は存在しない点をご理解いただいたうえで，参考にしていただきたい．

▶各関節機能障害に対するアプローチ
●下腿

下腿内旋可動性獲得を目的としたアプローチに関しては，「Ⅲ章-1 足関節背屈可動性障害」の項（p36）を参照いただきたい．足関節背屈可動性障害と同じく，足関節底屈時にも遠位脛腓関節における外果の動きが制限されている例を多く経験する．このような場合，足関節底屈運動に合わせて徒手的に外果を上方や前方へ動かす方法が有用である（図13）．

●距腿・距骨下関節

距骨下関節の可動性改善を目的とした徒手療法に関しては，「Ⅲ章-1 足関節背屈可動性障害」の項（p36）を参照いただきたい[15]．距骨下関節の内がえしは，足部内側縦アーチを保ち，足部の剛性を高めるためにも重要な要素である．荷重時に距骨下関節が過度に外がえしする足では，内がえし作用を有する後脛骨筋や長趾屈筋，長母趾屈筋のエクササイズが有効である（図14）．

踵骨の底屈可動性改善には，アキレス腱周囲組織の滑動性の改善が必要である．足関節底屈に伴うKager's fat padのアキレス腱と踵骨の間への進入を促す方法が有効と考える．一方の手で踵骨を把持して底屈させながら，Kager's fat pad（長母趾屈筋関連区域）を踵骨方向へ誘導することで踵骨底屈時の詰ま

図13 外果の可動性改善を目的とした徒手療法

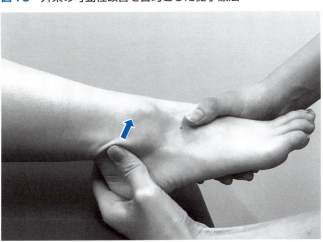

外果の後方に母指を当て，足関節底屈に合わせて前方へ力を加えて可動性の改善を図る．

り感の消失と可動性改善を図る(図15)[5]。

● ショパール関節

　ショパール関節の外がえし可動性の改善に対するアプローチは,「Ⅲ章-1 足関節背屈可動性障害」の項(p36)を参照いただきたい。一方,荷重時の足部内側縦アーチの維持や,足関節底屈運動時の足部剛性の向上にはショパール関節の内がえしおよび内転の可動性が必要となる。ショパール関節の内がえし可動性の低下は,主な内がえし筋である前脛骨筋の筋力低下が関連していることが多いため,前脛骨筋エクササイズによって可動性の改善と足部内側縦アーチの保持を図る(図16)。

図14 距骨下関節内がえし可動性改善を目的とした後脛骨筋,足趾屈筋群のエクササイズ

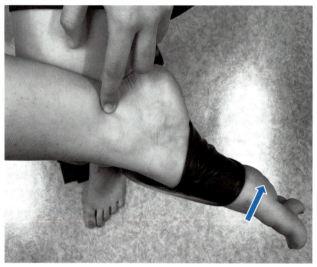 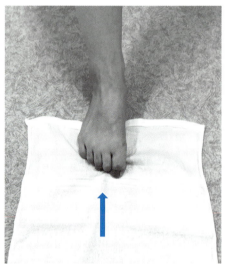

a 後脛骨筋エクササイズ
足部にチューブなどを巻き,足関節底屈位で足部を内転することで後脛骨筋の収縮を促す。

b タオルギャザー
足関節底屈位で足趾を屈曲させてタオルを手繰り寄せることで足趾屈筋群の収縮を促す。

図15 Kager's fat padの滑動性改善を目的とした徒手療法

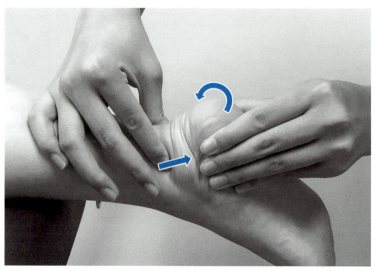

一方の手で踵骨を底屈させながら,Kager's fat padを踵骨とアキレス腱の間隙に誘導する。

ショパール関節の外転可動性の低下には，短腓骨筋の柔軟性低下や踵立方関節周囲組織の癒着などが関与していることが多い。このような場合には，短腓骨筋や立方骨周囲組織のマッサージを行うことで柔軟性改善を図る（図17）。また，自動での足部内転運動（後脛骨筋エクササイズ）の実施も可動性改善に有効である（図14a，18）。

図16 ショパール関節内がえし可動性改善を目的とした前脛骨筋エクササイズ

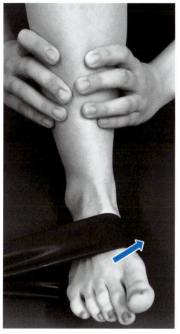

下腿を固定し，足関節背屈位で足部を内がえしさせることで前脛骨筋の収縮を促す。

図17 ショパール関節内転可動性改善を目的とした徒手療法

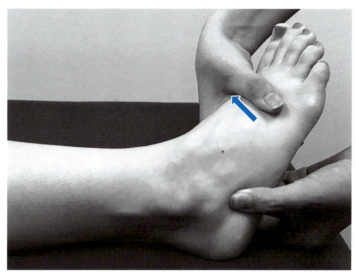

足部を内転しながら，短腓骨筋腱を含めた立方骨周囲組織を圧迫することで柔軟性の改善を図る。

図18 ショパール関節内転可動性改善を目的とした後脛骨筋エクササイズ

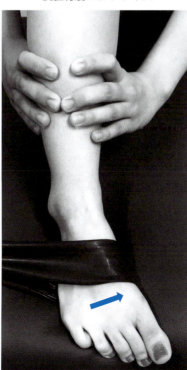

下腿を固定し，足関節底屈位で足部を内転させることで後脛骨筋の収縮とショパール関節内転可動性改善を図る。

●リスフラン関節・足趾

第1リスフラン関節の底屈可動性の改善には，徒手療法が用いられることが多い。内側楔状骨を把持した状態で中足骨を底背屈方向に動かすことで可動性の改善を図る。また，足趾の屈曲はタオルギャザーなどの自動運動によって可動性の改善を図る（**図14b**）。足趾伸展運動と同じく，外反母趾を有する場合には関節面の向きに気を付けながら実施する。

文献

1) Neumann DA：足関節と足部. 筋骨格系のキネシオロジー, 原著第2版（嶋田智明, ほか監訳), p629-687, 医歯薬出版, 2012.

2) Soavi R, et al：The mobility of the proximal tibio-fibular joint. A Roentgen Stereophotogrammetric Analysis on six cadaver specimens. Foot Ankle Int, 21(4)：336-342, 2000.

3) Beumer A, et al：Effects of ligament sectioning on the kinematics of the distal tibiofibular syndesmosis：a radiostereometric study of 10 cadaveric specimens based on presumed trauma mechanisms with suggestions for treatment. Acta Orthop, 77(3)：531-540, 2006.

4) Perry, J：足関節-足部複合体. ペリー 歩行分析 正常歩行と異常歩行, 原著第2版（武田 功, ほか監訳), p30-50, 医歯薬出版, 2007.

5) Theobald P, et al：The functional anatomy of Kager's fat pad in relation to retrocalcaneal problems and other hindfoot disorders. J Anat, 208(1)：91-97, 2006.

6) Caputo AM, et al：In vivo kinematics of the tibiotalar joint after lateral ankle instability. Am J Sports Med, 37 (11)：2241-2248, 2009.

7) Kobayashi T, et al：In vivo kinematics of the talocrural and subtalar joints during weightbearing ankle rotation in chronic ankle instability. Foot Ankle Spec, 7(1)：13-19, 2014.

8) Blackwood CB, et al：The midtarsal joint locking mechanism. Foot Ankle Int, 26(12)：1074-1080, 2005.

9) Cornwall MW, et al：Motion of the calcaneus, navicular, and first metatarsal during the stance phase of walking. J Am Podiatr Med Assoc, 92(2)：67-76, 2002.

10) Van Gheluwe B, et al：Effects of hallux limitus on plantar foot pressure and foot kinematics during walking. J Am Podiatr Med Assoc, 96(5)：428-436, 2006.

11) 日本整形外科学会：関節可動域表示ならびに測定法. 日整会誌, 69：240-250, 1995.

12) Michaud, TC：歩行周期における異常運動. 臨床足装具学 －生体工学的アプローチ－（加倉井周一 訳), p51-83, 医歯薬出版, 2005.

13) Aström M, et al：Alignment and joint motion in the normal foot. J Orthop Sports Phys Ther, 22(5)：216-222, 1995.

14) Grimston SK, et al：Differences in ankle joint complex range of motion as a function of age. Foot Ankle, 14 (4)：215-222, 1993.

15) Whitman JM, et al：Predicting short-term response to thrust and nonthrust manipulation and exercise in patients post inversion ankle sprain. J Orthop Sports Phys Ther, 39(3)：188-200, 2009.

Ⅲ　機能障害別マネジメント

3 足関節底屈機構(heel cord)の障害

Abstract

■ 足関節底屈機構(heel cord)は下腿三頭筋，アキレス腱，踵骨，足底腱膜で構成される。各構成組織は非常に特徴的な形態学的特徴を呈しており，足関節底屈機能障害と密接に関係している。そのため，各構成組織の形態学的特徴を十分に理解することが重要である。

■ heel cordの障害では，特に筋腱複合体(下腿三頭筋-アキレス腱)の力学的特性や伸張性・滑走性の改善，下腿三頭筋(ヒラメ筋)の機能不全の改善が重要となる。

Ⅲ

機能障害別マネジメント

はじめに

　heel cordは下腿三頭筋，アキレス腱，踵骨，足底腱膜で構成され，各構成組織は形態学的に非常に特徴的な構造をしている。下腿三頭筋とアキレス腱は三次元的に複雑な構造をしており，互いが密接に関係していることから筋腱複合体としてとらえられる。筋腱複合体は踵骨を介して足底腱膜と連結を有しており，相互関係をもっている。歩行や走行時には，このアキレス腱や足底腱膜は体重の何倍もの負荷を受けるため，力学的特性(スティフネス)や伸張性・滑走性が非常に重要となる。また，後足部(踵骨)を動的に安定させることから，足関節底屈筋群の機能も重要となる。特に，下腿三頭筋(ヒラメ筋)は強い足関節底屈機能を有している。一方，その他の足関節底屈筋群である踵骨の内側を走行する後脛骨筋や足趾屈筋群，踵骨の外側を走行する長・短腓骨筋は，協調的な収縮により足関節底屈時の後足部の内がえし・外がえしを制動する役割を果たす。そして，ウインドラス効果を発揮させるためには，足趾の十分な伸展と，足底腱膜の伸張性が求められる。本項では，heel cordの障害に関連する各組織の機能障害を中心に整理し，評価と治療の流れを解説する。

基本的知識

▶概要

　heel cordでは，各構成組織の形態学的特徴や機能不全に加えて，各組織間の関係性がアキレス腱障害や足底腱膜炎などの障害に大きく関与する。各構成組織の機能障害に関連する解剖学・運動学・バイオメカニクスの情報を整理する。

▶下腿三頭筋

　下腿三頭筋の構造は，筋線維と腱膜とが三次元的に重なり合う複雑な構造を呈している(**図1**)。腓腹筋の起始腱膜は筋腹の表面(皮膚側面)を，停止腱は筋腹の裏面(骨側面)を覆っている。腓腹筋内側頭のほうが腓腹筋外側頭に比べて筋腹は大きく，内側頭は半羽状構造，外側頭は羽状構造を呈している。そして，

内側頭・外側頭，ヒラメ筋の停止腱が互いに捻れながら融合してアキレス腱を形成している[1]（**図2**）。そのため，下腿三頭筋とアキレス腱は筋腱複合体としてとらえられている。

図1 下腿三頭筋の構造（右足）

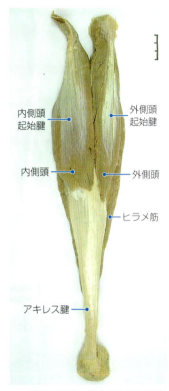

a 下腿三頭筋を後方から見た写真

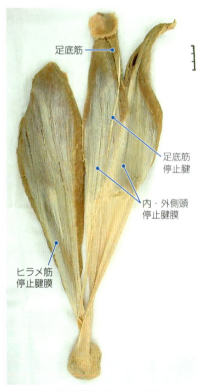

b 腓腹筋を反転させた写真

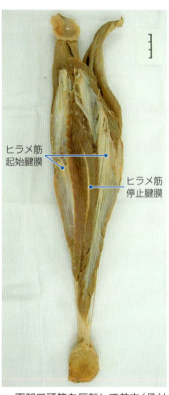

c 下腿三頭筋を反転して前方（骨付着部）から見た写真

図2 アキレス腱の捻れ構造（右足）

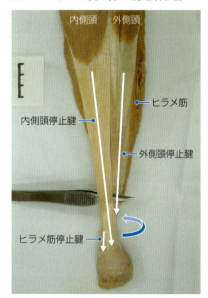

a 下腿三頭筋を後方から見た写真

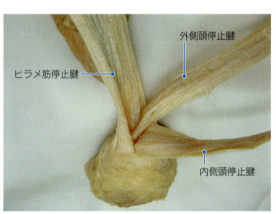

b 各停止腱を2～3mmの停止腱束に細かく分離した写真

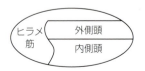

c 踵骨隆起付着部付近のアキレス腱横断面の模式図

腓腹筋はtype Ⅱb線維が多く，ダッシュやジャンプなどの推進力を生み出す役割が強い。一方，ヒラメ筋はtype Ⅰ線維が多く，姿勢保持筋としての役割が大きい[2]。足関節底屈筋群は7つの筋で構成されるが，足関節底屈モーメントの約93％を下腿三頭筋が担い，他の5筋（後脛骨筋，長腓骨筋，短腓骨筋，長母趾屈筋，長趾屈筋）はわずか7％の底屈モーメントを生じるのみである[3]。さらに，下腿三頭筋のなかでもヒラメ筋が最も筋重量や断面積が大きい[4]。踵を最大挙上した運動では，腓腹筋よりもヒラメ筋に高い筋活動が観察されることから，下腿三頭筋のなかでも特にヒラメ筋の筋活動が重要である[3]。

ヒラメ筋は，形態学的に3つの部位（marginal, posterior, anterior）に区分される[5]（図3）。それぞれの機能的な違いについては明らかにされていないが，筋束長や羽状角など筋の作用に影響する形態学的特徴が大きく異なることから，同一筋内において機能的な部位差が生じる可能性がある。一般的に筋電図学的，体表解剖学的にヒラメ筋の収縮をとらえやすい部位はmarginal部であることから，ヒラメ筋の一部分の活動しか明らかにされていないと推測される。

腓腹筋は二関節筋であり，膝関節伸展位での足関節底屈が主な作用である。腓腹筋内側頭の停止腱は，踵骨隆起の外側に付着することから後足部の外がえし作用を有する。一方，ヒラメ筋は単関節筋であり，膝関節屈曲位での足関節

図3 ヒラメ筋の構造

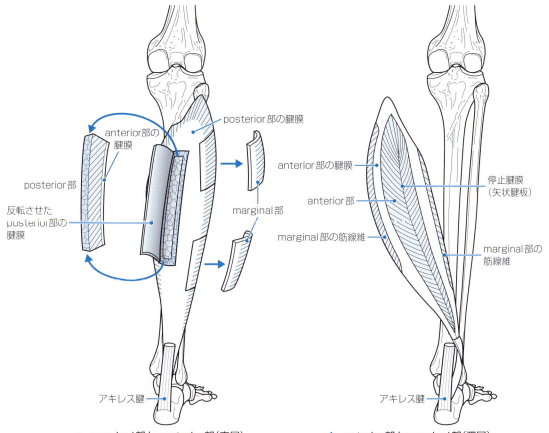

a marginal部とposterior部（表層）　　b anterior部とmarginal部（深層）

（文献5より引用）

底屈が主な作用であるが，ヒラメ筋の停止腱が踵骨隆起の内側に付着することから後足部の内がえし作用を有する[3,6]。

Memo ヒラメ筋の三次元構造

5遺体を対象にヒラメ筋を三次元的に再構築し，筋束長と羽状角を計測した研究では，ヒラメ筋は，形態学的に3つの部位（marginal, posterior, anterior）に区分され，それぞれで機能的な役割が異なる可能性があるとされた。この論文では，marginal部はヒラメ筋の停止腱膜を緊張させ，posterior部分は速い関節運動に対応し，anterior部の外側部が足関節底屈作用，内側部が足関節の安定性に関与しているのではないかと考察された[5]。

▶アキレス腱

アキレス腱は人体における最大の腱組織で，歩行時には体重の約4倍[7]，走動作時には体重の約12.5倍[8]の負荷が加わっている。また，アキレス腱が付着する踵骨は歩行動作時には三次元的に非常に大きな可動性を有する[9]。このように日常生活やスポーツ活動において，アキレス腱には大きな衝撃吸収能と可動性に耐えうる機能が求められる。

衝撃吸収と可動性を担保するものとして，腱の形態学的特徴と力学的特徴がある。アキレス腱に特有の形態学的特徴としては，捻れ構造がある。捻れ構造は，異なる筋群が関節運動時に同範囲で働き効率よく力を発揮するのに適した構造である。また，腱内の異なるストレイン（歪み）を軽減し，筋が効率よく力を発揮するために重要である[10]。さらに，捻れが生じていることで後足部の三次元的な可動性に適応することができる[6]。

アキレス腱は例外なく捻れており，また捻れの方向に関しては共通している（アキレス腱を近位から見たとき右側のアキレス腱では反時計回りの方向へ，左側のアキレス腱では時計回りの方向へ捻れる）。近年の大規模な解剖学的研究により，軽度の捻れのタイプ（24％），中等度の捻れのタイプ（67％），重度の捻れのタイプ（9％）の3つのタイプが報告された[11]（**図4**）。足関節の他動運動時や下腿三頭筋の収縮時に，アキレス腱を構成する各停止腱には異なるストレイン（歪み）が生じることが明らかにされている[12-15]。従って，アキレス腱を考える際は，1つの腱としてではなく，腓腹筋内側頭・外側頭，ヒラメ筋の3筋の停止腱の複合体として考える必要がある。この捻れ機能を活用するためには，アキレス腱の伸張性（頭尾方向，内外側方向，水平方向）と滑走性が重要となる。

腱の力学的特性の指標としては，スティフネス（N/mm）がある。スティフネスは引っ張った力（N）を伸張された長さ（mm）で除した値であり，腱の硬さを表す指標である。適切なスティフネスは，筋−腱の効果的な相互作用や運動のエネルギーコストを最小限に抑えるために重要である[16]。また，アキレス腱のスティフネスが低下すると他のheel cordへも悪影響を及ぼす。

アキレス腱周囲組織でアキレス腱に影響を与える組織として，パラテノン（**図5**）とKager's fat pad（**図6**）がある。パラテノンは血行と神経が豊富に存在している結合組織性の被膜である。アキレス腱には腱鞘が存在しないが，パラテ

足関節底屈機構(heel cord)の障害

図4 アキレス腱の捻れ構造の分類

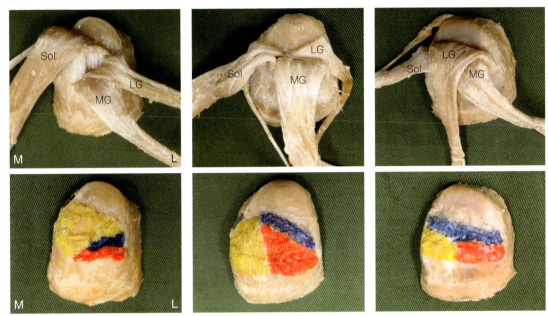

タイプⅠ(軽度の捻れ)
ヒラメ筋の停止腱のみが踵骨隆起の深層に付着

タイプⅡ(中等度の捻れ)
腓腹筋外側頭とヒラメ筋の停止腱が踵骨隆起の深層に付着

タイプⅢ(重度の捻れ)
腓腹筋外側頭の停止腱のみが踵骨隆起の深層に付着

M：内側, L：外側, MG：腓腹筋内側頭の停止腱, LG：腓腹筋外側頭の停止腱, Sol：ヒラメ筋の停止腱
(文献11より許諾を得て掲載)

図5 下腿後面の表層から深層の組織

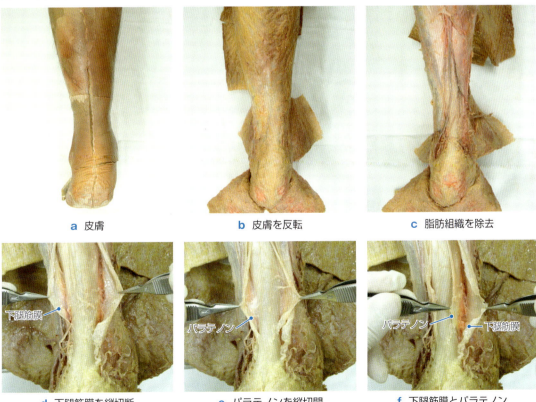

a 皮膚
b 皮膚を反転
c 脂肪組織を除去
d 下腿筋膜を縦切断
e パラテノンを縦切開
f 下腿筋膜とパラテノン

Ⅲ 機能障害別マネジメント

図6 Kager's fat padの構造

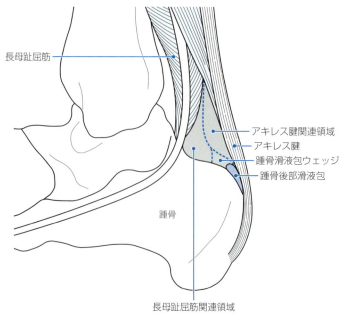

アキレス腱関連領域，長母趾屈筋関連領域，踵骨滑液包ウェッジの3つに分けられる。

ノンに走行する血管から栄養を受けている[17]。また，このパラテノンが2〜3cm伸張することでアキレス腱はスムーズに滑走することができる[18]。従って，パラテノンの伸張性がアキレス腱の滑走性や栄養に影響を与える。

Kager's fat padは，アキレス腱と長母趾屈筋腱と踵骨に挟まれた三角形の空間に存在する脂肪組織である。この脂肪組織は①アキレス腱関連領域，②長母趾屈筋関連領域，③踵骨滑液包ウェッジの3つに分けられる[19]。それぞれの領域に役割があり，足関節底背屈時のアキレス腱の滑走性やenthesis organ（腱付着部構造の破綻を防ぐためにその周囲に存在する組織，すなわち滑液包，滑膜性脂肪組織，線維軟骨組織，骨組織などの複合的な器官）の圧迫力の軽減に寄与している[19,20]。

Clinical Hint

アキレス腱の力学的特性

　後ろ向きコホート研究にて，アキレス腱障害患者群とコントロール群においてアキレス腱の力学的特性（スティフネス，ヤング率）が比較され，アキレス腱障害患者群では有意に力学的特性が低下していることが明らかにされた[16]。この研究結果は，アキレス腱障害の治療や予防には力学的特性の改善が重要であることを示唆する。腱のオーバーユース障害後の修復過程において，力学的特性に関係するⅠ型コラーゲンの合成は，増殖期から再構築期にかけて不十分となりやすい[21]。また，スティフネスを規定する要因には，形状特性（腱長および腱横断面積）と材料特性（ヤング率）がある[16]。アキレス腱障害後にスティフネスが減少する一因として，材料特性であるヤング率の低下があり，その要因としてコラーゲン線維の変性や配列の乱れ，Ⅰ型コラーゲンの減少とⅢ型コラーゲンの増加が考えられている[22]。従って，材料特性を変化させ，スティフネスを改善させることができる運動療法が求められる。

▶足底腱膜

　足底腱膜は踵骨隆起から起始し，遠位部で5つに分かれて各趾の基節骨に付着する足底筋群を覆う腱膜である．強靱な中央部分(central component)と菲薄な内側部分(medial component)および外側部分(lateral component)の3つに分けられる．強靱な中央部の腱膜の両側からは，矢状に走行する内側足底中隔と外側足底中隔が分岐しており，これらの中隔により足底筋群は3つの筋区画に区分される．また，前足部には浅横中足靱帯，横線維束，縦走線維束などが存在しており，非常に複雑な構造をしている[23,24]．

　足底腱膜は，歩行立脚後期に足趾背屈により他動的に緊張が高められる巻き上げ効果(ウインドラス効果)により内側縦アーチを挙上するとともに足部の剛性を高め，toe off 時の推進力に寄与している[25]．この際，足底腱膜への牽引力は最大となり[26]，下腿三頭筋やアキレス腱により推進力が発揮される[27]．また，立脚初期のheel strike 時に足底腱膜にかかる圧迫力は非常に大きく，足底腱膜はshock absorberとしての役割も担っている[28]．

　このような機能解剖学的特徴から，足底腱膜はheel strike時の衝撃を吸収し，立脚相における足部の安定化と推進力に大きく関与している．そのため，歩行・ランニング・ジャンプ動作などで足底腱膜の踵骨付着部には牽引力とともに，荷重による圧迫力が繰り返し加わることが推測される．

　足底腱膜は，踵骨を介して筋腱複合体(下腿三頭筋-アキレス腱)と連結する．筋腱複合体の張力は，踵骨を介して足底腱膜に影響し，足底腱膜の張力は踵骨を介して筋腱複合体に影響を与える(図7)．肉眼解剖学的研究では，8～25％の割合で腓腹筋内側頭の停止腱と足底腱膜との線維連絡があることが明らかにされている[29,30]．また，足底腱膜炎患者に対する腓腹筋内側頭の筋膜切開法の術後成績が良好であることも報告されている[31]．従って，下腿三頭筋のなかでも腓腹筋内側頭(内側頭の停止腱)の過緊張や伸張性が，足底腱膜の伸張性に影響を及ぼすといえる．

図7　筋腱複合体と足底腱膜との関係

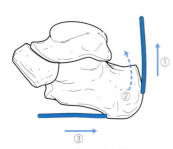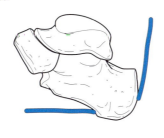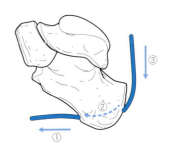

a　筋腱複合体の張力
筋腱複合体(①)の張力は踵骨(②)を底屈させ，(③)足底腱膜を伸張する．

b　中間位

c　足底腱膜の張力
足底腱膜の張力(①)は踵骨(②)を背屈させ，筋腱複合体(③)を伸張する．

heel cord障害の評価

▶概要

heel cordの障害では，特に下腿三頭筋－アキレス腱で構成される筋腱複合体と下腿三頭筋の機能不全が重要となる．特に筋腱複合体のスティフネスの低下や，伸張性・滑走性の低下，下腿三頭筋の筋力低下が問題となりやすい．また，これらの機能不全は扁平足やハイアーチなどの異常アライメントとも相互関係があり，足底腱膜への過剰な牽引力や圧迫力の原因となる．

▶各構造の機能評価

●筋腱複合体の力学的特性（スティフネス・ストレイン）

超音波診断装置（以下，エコー）やBIODEXなどの筋力測定機器を使用することで，足関節底屈トルク（Nm），腱伸長（筋腱移行部の移動量）（mm），腱横断面積（mm^2）が計測できる．その値を用いて腱張力（N）を算出し[32,33]（図8），腱伸長－腱張力曲線からスティフネス（N/mm）が算出できる[34]（図9）．また，ストレイン（％）は腱伸長量をアキレス腱長で除すことにより算出し，ストレス（MPa）は腱張力をアキレス腱横断面積で除すことで算出できる．そして，ストレイン－ストレス関係における回帰直線の傾きをヤング率（MPa）として算出できる[16]（図10）．一般的な基準値などは存在しないため，左右差や経時的

図8　腱張力の算出方法

$$腱張力[N] = \frac{TQ[Nm]}{MA[m]}$$

TQ：足関節等尺性底屈トルク
MA：アキレス腱のモーメントアーム

アキレス腱のモーメントアームは，筋腱複合体長の変化量ΔL[m]/足関節背屈角度Δθ[rad]を用いて足関節背屈0°時のモーメントアーム[m]を使用する[33]．

（文献16，32より引用）

図9　スティフネスの算出方法

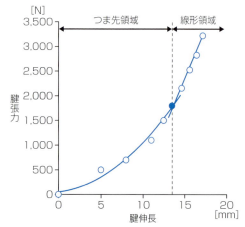

スティフネス（腱の硬さの指標）は，各被験者で10％MVC（最大随意収縮）ごとの腱伸長（腓腹筋内側頭の筋腱移行部の移動量）をエコー装置にて計測し，各被験者の腱伸長－腱張力曲線を算出する．線形領域における腱伸長－腱張力関係に近似した回帰直線の傾きをスティフネスとする[16,34]．

図10　ヤング率（腱の硬さの指標）の算出方法

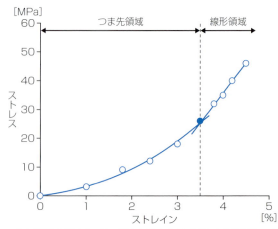

アキレス腱のストレイン（％）とストレス（MPa）を算出し，ストレイン－ストレス関係における線形領域での回帰直線の傾きをヤング率とする[16,34]．

変化で検討する必要がある。

●筋腱複合体の伸張性・滑走性

エコーを用いた評価により筋腱複合体（下腿三頭筋-アキレス腱）の伸張量，アキレス腱の伸張量，筋束長の変化量を算出することが可能である。足関節底背屈中間位から最大背屈位まで動かすと，筋腱複合体では約2cm，アキレス腱や筋束長はそれぞれ約1cm伸張される[35]。足関節背屈可動域の計測も定量的な評価法の一つである。腓腹筋は二関節筋であるため膝関節屈曲位よりも膝関節伸展位でより伸張される。そのため，膝関節伸展位と屈曲位で足関節背屈角度を比較することで腓腹筋の伸張性が評価できる。ヒラメ筋は単関節筋であるため，膝関節や足趾の肢位を変化させても足関節背屈角度が変化しない場合，膝関節屈曲位で後足部外がえし位での足関節背屈可動域を計測することでヒラメ筋（ヒラメ筋の停止腱）の伸張性を評価できる。

内外側方向や水平方向の伸張性については定量的な評価方法が存在しない。そのため，触察により確認する。各停止腱の触り分けは，体表上から比較的容易に可能である（図11）。内外側方向の伸張性は，アキレス腱を内外側方向に圧迫することで確認する（図12）。また，水平方向の伸張性・滑走性は後足部を内がえし，外がえしさせて確認する（図13）。

図11　アキレス腱を構成する各停止腱のマッピング

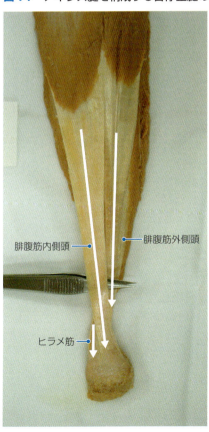
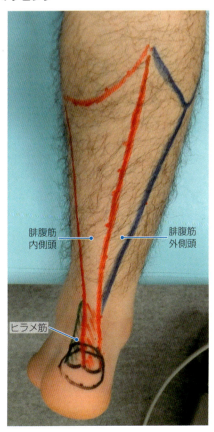

図12　アキレス腱の内外側方向への伸張性

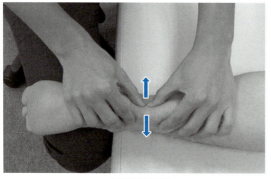
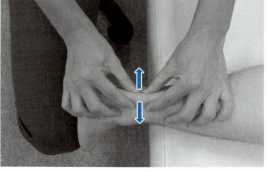

a　足関節底屈位　　　　　　　　　　　　　b　足関節背屈位

足関節底屈位（a）と背屈位（b）でアキレス腱の内外側方向への伸張性を確認する。踵骨隆起から近位約15cmから踵骨隆起付着部までの部位差や左右差を確認する。

図13　アキレス腱の水平方向への伸張性，各停止腱の滑走性の評価

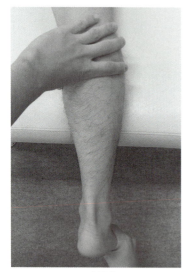
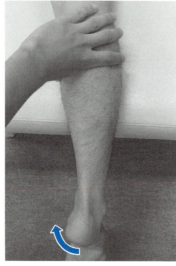
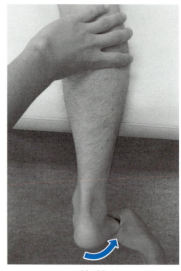

a　中間位　　　　　　　b　内がえし　　　　　　　c　外がえし

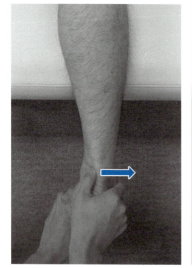
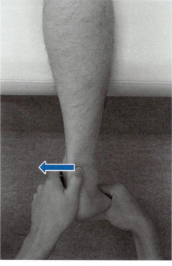

d　外側へ圧迫　　　　　　e　内側へ圧迫

まず他動的に後足部を中間位（a）から内がえし（b），外がえし（c）方向へ動かし，アキレス腱の水平方向の伸張性と各停止腱の滑走性を確認する。次に，内がえし時は外側へ（d），外がえし時は内側へ（e）アキレス腱を圧迫することで伸張性を確認する。特に内がえしでは腓腹筋内側頭の停止腱，外がえしではヒラメ筋の停止腱が伸張される。

● アキレス腱周囲組織(パラテノン・Kager's fat pad)の伸張性・柔軟性

現時点でパラテノンの伸張性を定量的に評価する方法は存在しない。そのため，触察により確認する。アキレス腱部を把持し，下腿筋膜とパラテノンを頭尾方向，内外側方向に移動させることでパラテノンの伸張性やパラテノンとアキレス腱間の滑走性を確認する(図14)。

Kager's fat padはエコーを用いて動態を評価することが可能であるが，柔軟性を定量的に評価する方法は存在しない。そのため，触察により内外側に移動させることで柔軟性を確認する。アキレス腱の深部を把持し，内外側方向へ圧迫することでKager's fat padの柔軟性を確認する(図15)。

● 足底腱膜の伸張性

現時点で足底腱膜の伸張性の定量的な評価方法はない。足底腱膜炎の評価としてウインドラス検査があり，足関節底背屈中間位で足趾を伸展させ，足底腱膜付着部の疼痛の増悪がある場合を陽性とする検査である。通常は足底腱膜炎の評価として用いられるが，足趾の伸展可動域やエンドフィールにより足底腱膜の伸張性を評価することが可能である(図16)。

図14 パラテノンの伸張性・滑走性の評価

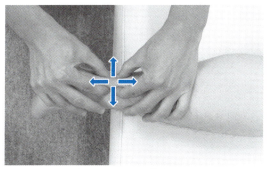

アキレス腱部を把持して，下腿筋膜とパラテノンを頭尾方向，内外側方向に移動させることでパラテノンの伸張性やパラテノンとアキレス腱間の滑走性を部位差や左右差より確認する。

図15 Kager's fat padの柔軟性の評価

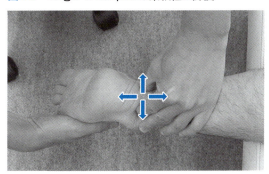

アキレス腱の深部を把持し，内外側方向へ圧迫することでKager's fat padの柔軟性を確認する。また，足関節を底背屈させながら頭尾方向への柔軟性も確認する。

図16 足底腱膜の伸張性評価

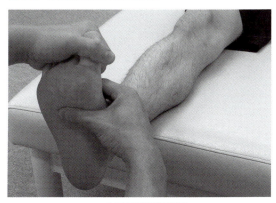

a 中足骨頭部の評価

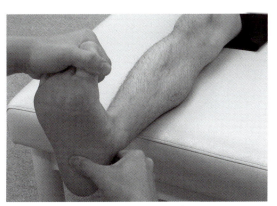

b 踵骨隆起付近の評価

中足骨頭部と踵骨隆起付近の足底腱膜炎の伸張性(緊張状態)を確認する。

MMT：
manual muscle testing

● 下腿三頭筋の機能不全

　一般的にはMMTのカーフレイズが用いられる[36]。カーフレイズは，下腿三頭筋だけでなく足関節底屈筋群による後足部の動的安定性の評価として有用である。MMTでは，足関節底屈筋力評価として「片脚立位で25回の踵持ち上げ動作が可能であれば段階5と評価する」と定義されている。正常歩行では最大筋力の約25％が必要とされ，これはカーフレイズでは5～10回程度繰り返す運動（MMT段階4）に相当する。この程度の回数しか行えない症例では，一歩ごとに最大筋力を振り絞らなければいけないため，正常な歩行を持続することが困難となる[3]。カーフレイズは腓腹筋よりもヒラメ筋の活動がより要求されるが，膝関節屈曲位で行うことでよりヒラメ筋の筋力低下を確認できる。質的評価として，足関節最大底屈位まで母趾球荷重を保持したまま滑らかに実施できるか，踵挙上高の左右差などを評価する。また，さまざまな角度での保持や，スピード変化させた際，内がえし・外がえし方向に動かした際の安定性も確認する（図17）。

運動連鎖による影響

　代表的なものとして，足部外がえしが下腿内旋，股関節内旋，骨盤前傾を生じさせる運動連鎖がある[37]（「Ⅲ章-1」の図23a（p48）参照）。このように地面に接地している足部（遠位）から骨盤（近位）に関節運動が連鎖する。足部外がえしは足部を一つの剛体としてとらえられることも多いが，足部を後足部，中足部，前足部の3つのセグメントで考えると，後足部の外がえしは中足部の外がえし（内側縦アーチの低下）と強い運動連鎖関係にある[38,39]。従って，過度な後足部

図17　カーフレイズを用いた足関節底屈筋群の筋機能評価

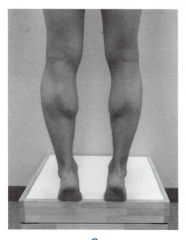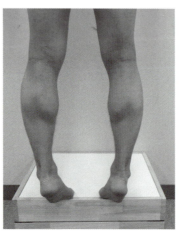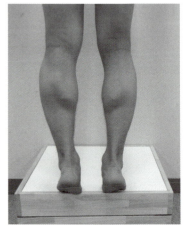

　　　　　　a　　　　　　　　　　　　　　b　　　　　　　　　　　　　　c

しっかりと母趾球荷重にて最大底屈位（**a**）まで動かせるかどうか，滑らかに動かせるかどうかを確認する。また，さまざまな角度にて静止できることやスピードを速めても制御できるかを確認する。次に足関節底屈位（**a**）から内がえし（**b**），外がえし（**c**）方向に自動で動かした際に，足関節底屈位，前足部接地を保持して制動できるか確認する。自力にて十分に後足部の制動が行えている場合には，さらに，踵骨に対して下方ストレスや中足部に対して内がえしストレスを加えた際の安定性も確認する（「Ⅲ章-2」の図7（p59）参照）。難易度が高いため，ゆっくりと小さな可動範囲から行う。両脚が可能となれば片脚で実施する。

外がえしは，過度な中足部外がえし（内側縦アーチの低下）による扁平足の原因となる。過度な後足部の外がえしは，アキレス腱にwhipping action（ムチ打ち）を生じさせることで過度なストレスを与える[40]。また，後足部外がえしが大きく内側縦アーチの高さが低い扁平足では，足底腱膜に加わる張力が大きくなる[41]。

heel cord障害に対するアプローチ

▶概要

　heel cordの障害を有する患者における治療の目標は，筋腱複合体の力学的特性の改善，筋腱複合体と周辺組織の伸張性・滑走性の改善，下腿三頭筋の機能改善である。各疾患の特徴や病期，患者の活動性などにより治療方針は変化するため，詳細な内容についてはⅡ章（p28～）を参照していただきたい。

▶各機能障害に対するアプローチ

●筋腱複合体の力学的特性（スティフネス・ストレイン）の改善

　近年，アキレス腱障害の治療として遠心性収縮トレーニングが有用であると数多くの研究にて報告されている[42]。詳細なメカニズムは不明であるが，遠心性収縮トレーニング後に超音波画像上でのコラーゲン線維配列の正常化や新生血管の消失を認めている。遠心性収縮トレーニングにより腱のスティフネスが改善するかは不明であるが，コラーゲン配列などへの影響があることから腱の材料特性（ヤング率）を改善させている可能性があり，腱スティフネスの改善に有効なトレーニングであると考えられる。回数や頻度については，Alfredsonらのプロトコル[43]が有名である。膝伸展位と膝屈曲位の2種類をそれぞれ3セット（15回×3セット），2回/日，7日/週，12週間，痛みのない範囲で実施する（図18）。

図18 遠心性収縮トレーニング

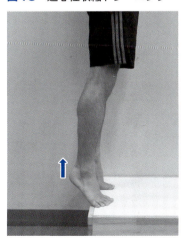
a

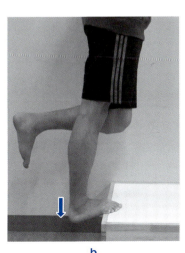
b

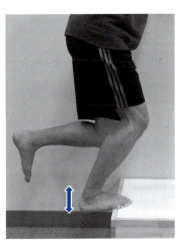
c

両脚で最大底屈位まで挙上し（**a**），片脚で制御しながら背屈位まで移動する（**b**）。痛みのない範囲で実施する。膝関節屈曲位（**c**）でも同様に実施する。

●筋腱複合体(下腿三頭筋-アキレス腱)の伸張性

筋腱複合体の伸張性の改善に関しては,スタティックストレッチング(SS)が有効である。SSの効果として,関節可動域の増加,筋腱複合体や筋のスティフネスの減少が報告されている[35, 44, 45]。時間や頻度に関しては,対象とする組織によって異なるが,筋腱複合体の伸張性を向上させるには2分以上のSSが必要とされる。しかし,効果は持続せず,4分以上実施しても持続性は10分程度とされる[46]。そのため,他の運動療法などと組み合わせて行う必要がある。

SS:
static stretching

●アキレス腱周囲組織(パラテノン・Kager's fat pad)の伸張性・柔軟性

パラテノン,Kager's fat padの伸張性・柔軟性の改善は,評価方法と同じく徒手的に伸張性や柔軟性の改善を図る(図14,15)。

●足底腱膜の伸張性

足底腱膜炎患者に対して,足底腱膜ストレッチングとアキレス腱ストレッチングはともに有用であり,足底腱膜ストレッチングでより有用とされる(図19)[47]。しかし,痛みなどの主観的評価をアウトカムにしており,ストレッチングにより足底腱膜の伸張性が増加するかについては不明である。

●下腿三頭筋の筋機能改善

下腿三頭筋の機能不全に対しては,評価で用いたカーフレイズがそのまま治療に使用できる。膝関節伸展位と屈曲位で,足趾伸展位でしっかりと母趾球荷重をした状態で,踵を最大位まで拳上できることが重要である。両脚から片脚へ段階的に移行していく。また,目的とする動作に応じて底屈位を保持したままのスクワット動作やコンビネーションカーフレイズなどを使い分ける[48]。

図19 足底腱膜のストレッチング方法

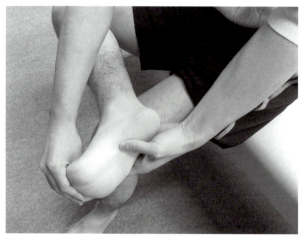

ストレッチング側を対側肢の上に置き,足趾を伸展させて足底腱膜を十分に伸張させる。10秒×10セット,3回/日,8週間,痛みの出ない範囲で実施する。

●謝辞

本項で使用した標本は死体解剖保存法，献体法に基づき教育と研究のために日本歯科大学新潟生命歯学部に献体されたものである。執筆にあたりご理解いただいた日本歯科大学新潟生命歯学部解剖学第一講座の影山幾男教授，献体団体の白菊会に深く感謝する。

文献

1) Edama M, et al : Effective and selective stretching of the medial head of the gastrocnemius. Scand J Med Sci Sports, 25(2) : 242-250, 2015.

2) Schepsis AA, et al : Achilles tendon disorders in athletes. Am J Sports Med, 30(2) : 287-305, 2002.

3) Perry J, ほか : Gait Analysis：ペリー 歩行分析正常歩行と異常歩行, 原著第2版(武田　功, ほか監訳), p32-56, 医歯薬出版, 2012.

4) Samuel CS, et al : The effect of relaxin on collagen metabolism in the nonpregnant rat pubic symphysis : the influence of estrogen and progesterone in regulating relaxin activity. Endocrinology, 137(9) : 3884-3890, 1996.

5) Agur AM, et al : Documentation and three-dimensional modelling of human soleus muscle architecture. Clin Anat, 16(4) : 285-293, 2003.

6) Edama M, et al : Differences in the degree of stretching applied to Achilles tendon fibers when the calcaneus is pronated or supinated. Foot Ankle Online J, 9(3) : 5, 2016.

7) Giddings VL, et al : Calcaneal loading during walking and running. Med Sci Sports Exerc, 32(3) : 627-634, 2000.

8) Komi PV : Relevance of in vivo force measurements to human biomechanics. J Biomech, 23(1) : 23-34, 1990.

9) Lundgren P, et al : Invasive in vivo measurement of rear-, mid- and forefoot motion during walking. Gait Posture, 28(1) : 93-100, 2008.

10) Dean MN, et al : Uniform strain in broad muscles : active and passive effects of the twisted tendon of the spotted ratfish Hydrolagus colliei. J Exp Biol, 210(Pt 19) : 3395-3406, 2007.

11) Edama M, et al : Structure of the Achilles tendon at the insertion on the calcaneal tuberosity. J Anat, 229(5) : 610-614, 2016.

12) Wren TA, et al : Effects of creep and cyclic loading on the mechanical properties and failure of human Achilles tendons. Ann Biomed Eng, 31(6) : 710-717, 2003.

13) Lyman J, et al : Strain behavior of the distal achilles tendon : implications for insertional achilles tendinopathy. Am J Sports Med, 32(2) : 457-461, 2004.

14) Defrate LE, et al : The measurement of the variation in the surface strains of Achilles tendon grafts using imaging techniques. J Biomech, 39(3) : 399-405, 2006.

15) Edama M, et al : Gender differences of muscle and crural fascia origins in relation to the occurrence of medial tibial stress syndrome. Scand J Med Sci Sports, 27(2) : 203-208, 2017.

16) Arya S, et al : Tendinopathy alters mechanical and material properties of the Achilles tendon. J Appl Physiol (1985), 108(3) : 670-675, 2010.

17) Carr AJ, et al : The blood supply of the calcaneal tendon. J Bone Joint Surg Br, 71(1) : 100-101, 1989.

18) Myerson MS, et al : Disorders of the Achilles tendon insertion and Achilles tendinitis. Instr Course Lect, 48 : 211 218, 1999.

19) Theobald P, et al : The functional anatomy of Kager's fat pad in relation to retrocalcaneal problems and other hindfoot disorders. J Anat, 208(1) : 91-97, 2006.

20) Ghazzawi A, et al : Quantifying the motion of Kager's fat pad. J Orthop Res, 27(11) : 1457-1460, 2009.

21) 片山一雄：繰り返し引っ張り刺激に対する靱帯損傷とその修復について. 金沢大学十全医学会雑誌, 106(4-5) : 494-504, 1997.

22) Paavola M, et al : Achilles tendinopathy. J Bone Joint Surg Am, 84-A(11) : 2062-2076, 2002.

23) Hedrick MR : The plantar aponeurosis. Foot Ankle Int, 17(10) : 646-649, 1996.

24) Bojsen-Moller F, et al : Plantar aponeurosis and internal architecture of the ball of the foot. J Anat, 121(Pt 3) : 599-611, 1976.

25) Hicks JH : The mechanics of the foot. II. The plantar aponeurosis and the arch. J Anat, 88(1) : 25-30, 1954.

26) Kibler WB, et al : Functional biomechanical deficits in running athletes with plantar fasciitis. Am J Sports Med, 19(1) : 66-71, 1991.

27) Nielsen RO, et al : Classifying running-related injuries based upon etiology, with emphasis on volume and pace. Int J Sports Phys Ther, 8(2) : 172-179, 2013.

28) Kwong PK, et al : Plantar fasciitis. Mechanics and pathomechanics of treatment. Clin Sports Med, 7(1) : 119-126, 1988.

29) Ballal MS, et al : The anatomical footprint of the Achilles tendon : a cadaveric study. Bone Joint J, 96-B (10) : 1344-1348, 2014.

30) Kim PJ, et al : The variability of the Achilles tendon insertion : a cadaveric examination. J Foot Ankle Surg, 49(5) : 417-420, 2010.

31) Abbassian A, et al : Proximal medial gastrocnemius release in the treatment of recalcitrant plantar fasciitis. Foot Ankle Int, 33(1) : 14-19, 2012.

32) Muraoka T, et al : Elastic properties of human Achilles tendon are correlated to muscle strength. J Appl Physiol(1985), 99(2) : 665-669, 2005.

33) Grieve DW, et al : Prediction of gastrocnemius length from knee and ankle joint posture, International series on biomechanics, 2A, p405-412, University Park Press, Baltimore, 1978.

34) 茂木 康, ほか : 思春期男子におけるアキレス腱の形態学的・力学的特性. 体力科学, 62(4) : 303-313, 2013.

35) Morse CI, et al : The acute effect of stretching on the passive stiffness of the human gastrocnemius muscle tendon unit. J Physiol, 586(1) : 97-106, 2008.

36) Helen HJ, ほか : 新・徒手筋力検査法, 原著第9版(津山直一, ほか訳), p253-259, 協同医書出版社, 2015.

37) Khamis S, et al : Effect of feet hyperpronation on pelvic alignment in a standing position. Gait Posture, 25(1) : 127-134, 2007.

38) Takabayashi T, et al : Coordination among the rearfoot, midfoot, and forefoot during walking. J Foot Ankle Res, 10 : 42, 2017.

39) Takabayashi T, et al : Quantifying coordination among the rearfoot, midfoot, and forefoot segments during running. Sports Biomech, 17(1) : 18-32, 2017.

40) Clement DB, et al : Achilles tendinitis and peritendinitis : etiology and treatment. Am J Sports Med, 12(3) : 179-184, 1984.

41) Lee SY, et al : Rearfoot eversion has indirect effects on plantar fascia tension by changing the amount of arch collapse. Foot(Edinb), 20(2-3) : 64-70, 2010.

42) Sussmilch-Leitch SP, et al : Physical therapies for Achilles tendinopathy : systematic review and meta-analysis. J Foot Ankle Res, 5(1) : 15, 2012.

43) Alfredson H, et al : A treatment algorithm for managing Achilles tendinopathy : new treatment options. Br J Sports Med, 41(4) : 211-216, 2007.

44) McHugh MP, et al : To stretch or not to stretch : the role of stretching in injury prevention and performance. Scand J Med Sci Sports, 20(2) : 169-181, 2010.

45) Herda TJ, et al : Effects of two modes of static stretching on muscle strength and stiffness. Med Sci Sports Exerc, 43(9) : 1777-1784, 2011.

46) Ryan ED, et al : The time course of musculotendinous stiffness responses following different durations of passive stretching. J Orthop Sports Phys Ther, 38(10) : 632-639, 2008.

47) Digiovanni BF, et al : Plantar fascia-specific stretching exercise improves outcomes in patients with chronic plantar fasciitis. A prospective clinical trial with two-year follow-up. J Bone Joint Surg Am, 88(8) : 1775-1781, 2006.

48) 川原 貴, ほか : スポーツ障害理学療法ガイド : 考え方と疾患別アプローチ, p361-367, 文光堂, 2014.

Ⅲ　機能障害別マネジメント

4　足関節安定性障害

Abstract

■ 足関節安定性障害の多くは足関節捻挫に起因し，靱帯など静的安定化機構が破綻した機械的な障害と，筋機能・姿勢バランス・固有受容感覚などの機能的な障害が関与する。

■ 足関節安定性障害の評価では，遠位脛腓関節，距腿関節，距骨下関節の機械的不安定性の検査，筋機能・姿勢バランスなどの評価，そして既往歴や主観的不安定性などの患者立脚型評価が重要となる。

■ 足関節安定性障害を改善するには，可動性・異常アライメントの改善，補装具の使用，そして筋機能・姿勢バランスなどの機能的改善を行う必要がある。

Ⅲ

機能障害別マネジメント

はじめに

　　足関節の安定性は関節構造，靱帯，関節包，筋，腱が主に担っている。足関節安定性の障害の原因として，足関節内がえし捻挫による前距腓靱帯，踵腓靱帯の損傷が最も多い。そして，慢性的な足関節捻挫の再発や主観的な足関節不安定感によって特徴付けられる慢性足関節不安定症（CAI）に進展することが多く認められる[1]。これには靱帯機能不全に由来する機械的不安定性（mechanical instability）だけでなく，機能的障害に由来する機能的不安定性（functional instability）や主観的不安定性（perceived instability）が関与する[2,3]。この足関節安定性の障害によって異常キネマティクスが生じた結果，軟骨損傷に進展することもある[4]。また，近位関節の機能まで変化が生じ，その問題は足関節だけには留まらない[5-7]。本項では発生頻度の高い足関節外側靱帯損傷による足関節安定性障害に焦点を当て，治療を適切に実践するために必要となる病態とその評価法を整理し，科学的根拠および病態メカニズムに基づく治療アプローチを紹介する。

CAI:
chronic ankle
instability

基本的知識

▶概要

　　足関節安定性障害は距腿関節の前外側不安定性が多く，他に遠位脛腓靱帯結合が損傷することによる前下脛腓関節不安定性，距骨下関節の靱帯損傷による距骨下関節不安定性がある。足関節安定性障害には，靱帯機能不全による機械的不安定性だけでなく，機能的もしくは主観的不安定性も関与する[2,3]。2013年にInternational Ankle Consortiumが発表したCAIの推奨基準は，機械的不安定性の有無は問わず，主に足関節内がえし捻挫の既往歴，足関節giving wayの既往歴，質問紙調査による主観的不安定感から構成されている（**表1**）[1]。足関節の"giving way"とは単純な足くずれではなく，"定期的に発生する制御不能かつ予測不能な後足部の過度な内がえしのことであり（大抵は歩行あるいは

83

ランニング時の初期接地時に経験する）、急性の足関節内がえし捻挫をもたらさないもの”と定義される[1]。つまり、CAIの定義は、主観的不安定性や機能的不安定性と同義語である。本項では、足関節の各関節の機械的不安定性とCAIを分けて整理するが、実際には機械的不安定性とCAIを混在している例が存在することに注意いただきたい。

表1 International Ankle ConsortiumによるCAIの包含基準および除外基準

包含基準
1. 最低1回以上の足関節捻挫の既往を有する • 初回の捻挫は研究開始の最低12カ月前に発生していなければならない • 炎症症状（疼痛、腫脹など）を伴った捻挫である • 最低1日以上の身体活動の中断を伴う • 最近の損傷は研究開始の3カ月前以上に発生していなければならない • 足関節捻挫の定義は“後足部の過度な内がえし、あるいは足部の底屈・内旋の複合によって生じた足関節の外側靱帯複合体の急性外傷”とすることを推奨する。これは大抵、初めての機能低下や障害をいくらかもたらす

2. 以前に損傷した足関節に“giving way”、“再発性捻挫”、“不安定感”の既往を有する
• “giving way”の定義は“定期的に発生する制御不能かつ予測不能な後足部の過度な内がえしのことであり（大抵は歩行あるいはランニング時の初期接地時に経験する）、急性の足関節内がえし捻挫をもたらさないもの”とすることを推奨する
  - 具体的に、研究開始前の6カ月以内に最低2回のgiving wayのエピソードを有するべきである
• “再発性捻挫”の定義は“同側足関節の2回以上の捻挫”とすることを推奨する
• “足関節の不安定感”の定義は“日常生活動作中やスポーツ活動動作中に、足関節が不安定であると感じる状況のことであり、大抵は急性捻挫を受傷する恐怖感を伴う”とすることを推奨する
  - 具体的に、自己申告性の足関節不安定性は、妥当性が確認されている足関節不安定性に特化した質問紙調査とそのカットオフ値を用いて確認されるべきである。現在推奨される質問紙は：
    · ankle instability instrument：yes／noの質問に最低5つは“yes”と答える（これには質問1および他の4つが含まれるべきである）
    · Cumberland ankle instability tool：24点未満
    · identification of functional ankle instability：11点を超える点数

3. 自己申告制の足部・足関節機能の質問紙調査は、集団の障害レベルを説明するために推奨されるが、自己申告制の機能レベルが研究課題にとって重要な場合にのみ包含基準とするべきである。現在推奨される質問紙は： • foot and ankle ability measure：activity of daily living subscale 90％未満、sports subscale 80％未満 • foot and ankle outcome score：3つ以上のカテゴリで点数が75％未満
除外基準
1. どちらかの下肢に筋骨格系（骨、関節、神経など）の手術歴を有する • 不完全な関節構造を修復するための手術は、構造的完全性を復元するために設計されるが、中枢および末梢の神経系に残存する変化をもたらすことは臨床および研究の分野で理解され、承認されている。適切なリハビリテーションやフォローアップ管理を行ったとしても、手術後に伴う神経筋や構造的変化はCAI単独の影響を特定することを複雑にさせる可能性がある
2. どちらかの下肢にアライメント修復を必要とした骨折の既往を有する • 最初の除外基準と同様に、骨組織の重い障害は、CAIの研究集団の選定における内的妥当性を脅かす
3. 関節の整合性および機能に影響を与え、結果として最低1日以上の身体活動の中断をもたらした、過去3カ月以内における他の下肢関節の筋骨格系構造の急性損傷（捻挫、骨折など）の既往を有する

（文献1より和訳して引用）

▶機械的安定性障害

● 遠位脛腓関節

遠位脛腓関節は前下脛腓靱帯，後下脛腓靱帯，骨間脛腓靱帯からなる靱帯結合によって安定性を得ている。足関節が底屈位から背屈位に運動する際に，脛腓間は約1～2 mm離開するとされ[8]，中間位から最大背屈位までの離開は0.09 mmと小さい[9]。遠位脛腓靱帯の損傷は一般的には足部外旋あるいは過度な背屈により生じるとされているが（**図1**），過度な外がえしあるいは内がえしによっても生じるとされる[10]。前下脛腓靱帯を切除した足関節に外旋トルクを加えることで脛腓間の離開や回旋不安定性が生じ[11,12]，内がえしトルクでは脛腓間の離開と距骨内がえし傾斜角の増加が生じる[12]。この脛腓間の離開には脛骨に対する腓骨の外方・後方変位，外旋が関与し（**図2**），なかでも前下脛腓靱帯の切除は，腓骨の外旋不安定性増大との関与が示唆される[11]。

CAI側では健側に比べ，腓骨は前方変位[13,14]，あるいは後方変位しているとされているが[15]，その見解は一致するに至っていない。さらに，健側に比べ腓骨が脛骨に対して外方変位しているとされる[16]。これは前下脛腓関節幅を拡大させ，距腿関節における距骨の安定性を低下させる可能性がある。

図1 遠位脛腓靱帯結合損傷のメカニズム

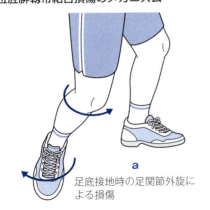
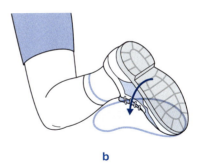

a 足底接地時の足関節外旋による損傷

b 後足部が内側に倒れる外力が加わることによって生じた足関節外旋による損傷

図2 遠位脛腓関節における腓骨の外旋，外方変位，後方変位

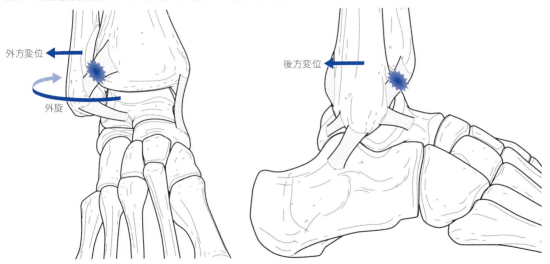

● 距腿関節

　距腿関節の安定性障害の原因となる足関節外側靱帯損傷では前距腓靱帯の単独損傷が最も多く，次いで前距腓靱帯・踵腓靱帯の複合損傷が多い[17]。前距腓靱帯が損傷すると，距腿関節の前方不安定性が生じる[18,19]。踵腓靱帯の複合損傷でも前方不安定性は増加するが[18]，臨床的に前方不安定性の程度のみで前距腓靱帯単独損傷と前距腓靱帯・踵腓靱帯の複合損傷を鑑別するには難しい[19]。また，この前方不安定性は底屈位で増大する（**表2**）[18]。

　距腿関節の内がえし不安定性は前距腓靱帯単独損傷では認めず，踵腓靱帯の複合損傷で認めることが多い[19,20]。この内がえし不安定性は底屈位で増大傾向を示す[20]。一方，距腿関節の内旋不安定性は前距腓靱帯単独損傷で認められ，踵腓靱帯の複合損傷での増大は認めない[20]。この内旋不安定性は底背屈中間位で増大傾向を示す（**表2**）[20]。前下脛腓靱帯損傷例でも内がえし不安定性を認めるとされる[12]。これらの知見はいずれも屍体研究によるものだが，実際の足関節外側靱帯損傷患者においても同様の傾向を認め[21,22]，このような異常キネマティクスが距骨内側の軟骨障害への進展に関与する可能性がある（**図3**）[21]。

　CAI側では脛骨に対する距骨の位置が，健側に比較して前方に平均約1.0 mm変位している（**図4**）[23]。この距骨の前方変位は背屈運動に伴う距骨後方滑り制限の一因である可能性がある。

表2　足関節外側靱帯損傷と距腿関節前外側不安定性

	ATFL単独損傷 （健常と比較した場合）	ATFL＋CFLの複合損傷 （ATFL単独損傷と比較した場合）	不安定性が増大する肢位
前方不安定性	増大	わずかに増大	底屈位
内がえし不安定性	変化なし	増大	底屈位
内旋不安定性	増大	変化なし	中間位

ATFL：前距腓靱帯，CFL：踵腓靱帯

（文献18を参考に作成）

図3　距骨の内旋による距骨上内側への応力増加

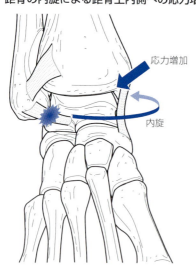

図4　距腿関節における距骨位置の評価

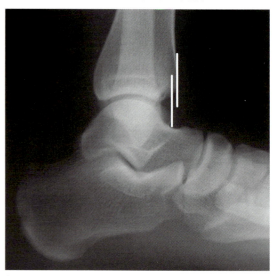

矢状面における脛骨下部の前端部と距骨滑車前端部の距離をmm単位で計測する（2つの白線の垂直距離）[23]。

●距骨下関節

　距骨下関節不安定性は診断が難しく，定義が明白ではないものの，足関節の不安定性を考えるうえで無視することはできない。距骨下関節の外側安定性を担う踵腓靱帯は足関節内がえし捻挫時に損傷することは知られているが，頸靱帯や骨間距踵靱帯も半数以上の割合で合併損傷するという研究結果もある[24]。近年の研究では，前距腓靱帯・踵腓靱帯の複合損傷例の28.8％で頸靱帯の損傷を認めた[25]。特に頸靱帯や骨間距踵靱帯の損傷は足関節のgiving wayとも関係するとされる[24]。

　踵腓靱帯は距骨下関節の安定性に寄与しており，踵腓靱帯の切除によって距骨下関節の内がえし不安定性が背屈位で特に増大する[26, 27]。加えて，距骨下関節の内外旋方向の不安定性も生じるとされる[26-28]。一方，頸靱帯や骨間距踵靱帯の切除でも距骨下関節の不安定性は生じるものの，その方向に一致した見解は得られていない[26-29]。これらは屍体研究による知見だが，足関節内がえし捻挫の後遺症であるCAI症例において距骨下関節の内旋増大を認めるとする報告もあり[30]，距骨下関節の不安定性はCAIに関与している可能性は高い。

▶慢性足関節不安定症（CAI）

●CAIの定義

　CAIは足関節内がえし捻挫の後遺症であり，機械的不安定性，機能的不安定性，これらの複合に分類されるが（**図5**）[2]，機械的不安定性，主観的不安定性，再発性捻挫，これらの複合の計7つの分類もある（**図6**）[3]。近年は**表1**に示した基準の使用が推奨されるが，**図5, 6**のモデルの理解もCAIの機能障害を把

図5 Hertel（2002）が提唱したCAIモデル

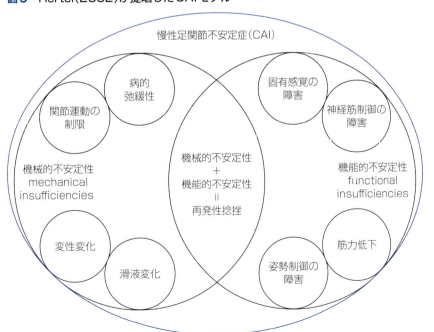

計3つのサブグループに分類される。

（文献2より和訳して引用）

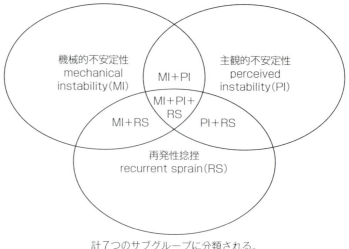

図6 Hillerら(2011)が発展させたCAIモデル

計7つのサブグループに分類される。
(文献3より和訳して引用)

握するうえで重要である。

●CAIの病因

　足関節内がえし捻挫後の捻挫再発の危険因子の一つとして，初回の足関節内がえし捻挫の重症度が重度ではなく中等度であることが報告されている[31]。また，初回の足関節内がえし捻挫の急性期に①40 cm台からの片脚着地動作およびdrop vertical jumpを遂行困難であること，受傷半年後の時点で②star excursion balance test(図14)の後外側方向へのリーチ距離短縮とテスト時の股・膝・足関節の屈曲角度の低下，③機能障害評価の一つであるFAAM(p94参照)の点数が低いこと，の3点がCAIへ進行する予測因子とされる[32]。そのため，足関節内がえし捻挫受傷後は，急性期から動作パターンや姿勢制御の改善を目的として股関節や膝関節にも注目すべきである[32]。

●CAIの病態

■バランス機能障害

　CAIでは静的および動的なバランス機能の障害を認める[33-35]。急性の足関節内がえし捻挫後には健側のバランス機能障害を認めるものの，CAI症例では健側のバランス障害は認めない[35]。しかし，実際には両側性のCAI症例は多く存在するため，患健差による評価には注意が必要である。CAIにおけるバランス機能障害に関連する因子には，①足関節外側靱帯や関節包の求心性神経線維の損傷[36]，②足底感覚の低下[37]，③体性感覚入力障害による視覚情報への依存[38]，④足関節背屈可動性制限[37,39]，⑤足関節外がえし筋力の低下[37]，が挙げられる。そのため，バランス機能の改善には多因子へのアプローチが必要である。また，代償的に股関節や体幹の筋活動を増大させ[7]，股関節戦略による姿勢制御を行っていることも示唆されている。

FAAM：
foot and ankle ability measure

■固有受容感覚機能障害

　CAIでは足関節の固有受容感覚が障害される[40,41]。特に足関節の底屈・内がえし方向への関節位置覚が低下する[40]。これは遅い角速度（<2°/s）かつ自動運動でより顕著に認められる[40]。実際の動作における足関節運動の角速度は速いため，遅い角速度における関節位置覚障害の解釈には注意が必要である。

■筋機能障害

　CAIでは，足関節を強制的に内がえしさせた際の長腓骨筋の反応時間が遅延するとされる[42]。また，足関節内がえしの増大を予防するための保護的な戦略として，歩行時の長腓骨筋の筋活動が増大すると報告されている[43,44]。一方，歩行や着地動作での長腓骨筋の活動減少の報告もあり，一致した見解は得られていない。長腓骨筋の活動減少は，足関節のgiving wayに関与している可能性がある[45,46]。

　CAIでは求心性の足関節外がえし筋力の低下を認める[47]。一方，遠心性の足関節内がえし筋力の低下も報告されており[48]，足関節内がえし捻挫の危険因子の一つとされる[49]。荷重位での下腿の外方への傾斜は，足圧中心を外側に変位させることで，急激な足関節内がえし運動を誘発する可能性があるが（図7）[48]，この運動連鎖の制御には遠心性の足関節内がえし筋力が要求される。また，CAIでは股関節外転・外旋筋力の低下も認めるため[50,51]，股関節周囲筋に対する機能評価も必要である。

図7 下腿外方傾斜に伴う足底荷重外側変位と足底内側が浮くことによる足関節内がえし

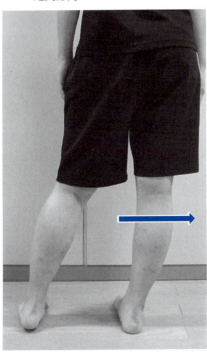
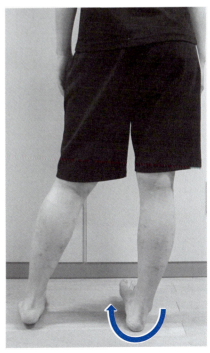

■異常キネマティクス

CAIではさまざまな動作において異常キネマティクスを認め，足関節の
giving wayや捻挫の再発を誘発すると考えられている。CAI症例は歩行時に
足関節や前足部の内がえし，下腿の外旋が増大し，足関節背屈が減少する[44]。
他のスポーツ動作でも足関節内がえしの増大などが観察されている[5, 44, 45]。ま
た，歩行やランニング時に足圧中心の外側変位を認め[44]，足関節内がえしが生
じやすくなっていると推測される。また，異常キネマティクスは股関節におい
ても認められ，ストップや切り返し動作において股関節の屈曲や外転の増大が
報告されている[5, 6, 52]。

足関節安定性障害の評価

➤概要

足関節安定性障害の評価は，①靱帯をはじめとした静的安定化機構の障害に
よる機械的不安定性の評価，②バランス機能や固有受容感覚，神経筋制御，筋
力などの機能的な障害による機能的不安定性の評価，③既往歴や主観的不安定
感に基づく患者立脚型評価，の3つが挙げられる。機能的不安定性の評価には
種々の方法があるため，有用かつ簡便に使用可能な評価法の選択が求められる。
また，靱帯損傷に伴う機械的不安定性が疑われる場合には，特異的な検査によ
る評価が必要となる。ここでは，機械的不安定性の検査法を各関節機能評価と
して整理した後，患者立脚型評価および機能的障害評価に関して整理する。

➤各関節機能評価

●遠位脛腓関節

遠位脛腓関節の靱帯損傷の評価には，圧痛範囲やexternal rotation test,
squeeze test, dorsiflexion with compression test, stabilization testがあり，
いずれも疼痛の有無によって靱帯損傷を評価する(図8)[53-55]。遠位脛腓関節の
安定性評価にはcotton test, fibular translation testがあり，それぞれ距骨，腓
骨の動きが健側より大きい場合に陽性と判定される(図8)[54, 55]。また，足部外
旋や背屈を他動的に誘導した際の腓骨の外旋や後方移動を触診することも有用
な可能性がある[11]。

足関節の外旋や過背屈，内がえしを伴う動作によって遠位脛腓靱帯へストレ
スが加わる。距腿関節の背屈制限がある場合，荷重動作時に足部外旋が増大し，
一方で，距腿関節の底屈制限や底屈筋の機能不全がある場合には，蹴り出し動
作時の底屈に内がえしが伴い，遠位脛腓関節のストレス増大につながる。従っ
て，底背屈の可動性とともに，内旋・外旋，内がえし・外がえしが伴わない底
背屈運動が可能かどうかを評価すべきである(詳細は「Ⅲ章-1 足関節背屈可動
性障害」の項(p36)，「Ⅲ章-2 足関節底屈可動性障害」の項(p54)を参照)。

図8 遠位脛腓関節の靱帯損傷および不安定性の評価

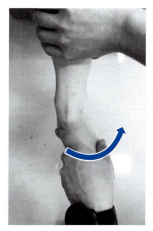
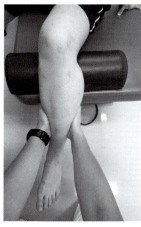
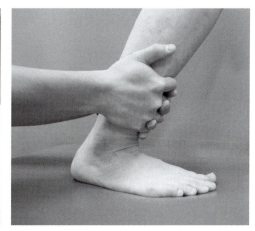

a external rotation test　　b squeeze test　　c dorsiflexion with compression test

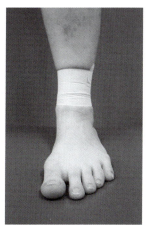
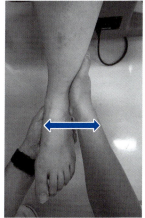
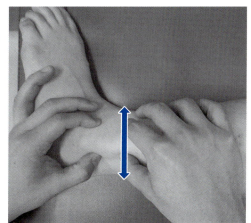

d stabilization test　　e cotton test　　f fibular translation test

a：端座位で，膝90°屈曲位，足関節中間位において足部に外旋力を加えた際に，疼痛が生じると陽性となる。
b：端座位で，下腿中央部にて脛骨に対し腓骨を圧迫した際に，疼痛が生じると陽性となる。
c：立位での背屈時に検者が内果・外果を徒手で圧迫した際に，圧迫なしのときと比べ可動域が向上し，疼痛が減少した場合は陽性となる。
d：遠位脛腓関節を安定させるテーピングを施した際，立位，歩行，つま先上げ，ジャンプ時の痛みが減少すると陽性となる。
e：下腿を固定し，足部を側方へ動かした際に，反対側より距骨の変位量が増大していると陽性となる。
f：腓骨を前後並進させた際に，反対側に比し腓骨の前後並進移動量が大きいと陽性となる。

● 距腿関節

　一般的に距腿関節の不安定性検査にはストレスX線撮影による前方引き出し検査や距骨傾斜検査が用いられる。徒手による関節不安定性検査は簡便に臨床で行うことが可能であるが信頼性に限界を有する。ここでは徒手による距腿関節不安定性評価について整理する。

　徒手による前方引き出し検査は脛骨・腓骨に対して，足部を前方に引き出すことで距骨の前方不安定性の程度を評価する（図9a）[56]。この徒手検査は，低い信頼性や感度の低さが指摘されていることに注意すべきである[57,58]。前方引き出し検査を一部修正した前外方引き出し検査も提唱されている（図9b）[59,60]。

前距腓靱帯損傷によって距骨は内旋方向への不安定性も生じるため，距骨の内旋を許容した前外方引き出し検査は，前方引き出し検査より距骨の前方変位量が大きく，高い精度で評価可能とされる[59,60]。

距骨傾斜検査は踵骨に対して内がえしストレスを加えた際の距腿関節の内がえし不安定性を評価し，踵腓靱帯損傷の有無を調べるために用いられる（**図10**）[57]。しかし，この検査の踵腓靱帯損傷に対する診断精度は明らかとなっていない。

距腿関節の背屈制限は距腿関節の適合不全をもたらし，結果として十分な関節安定性を得ることができなくなる。また，正常な底屈可動性の障害は，足関節底屈時の内がえしを助長させ，動作時の不安定性につながる可能性がある。そのため，これらの可動性評価は距腿関節安定性の観点からも重要である（詳

図9　前方引き出し検査と前外方引き出し検査

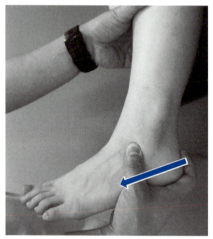

a　前方引き出し検査　　　　　　**b　前外方引き出し検査**

a：足関節を底屈10〜15°とし，踵部後方から前方に引き出す。
b：同様の肢位で，踵部後方から前方に引き出しながら足部を内旋させる。膝関節屈曲位で行ったほうがアキレス腱の緊張による影響を受けにくい。

図10　距骨傾斜検査

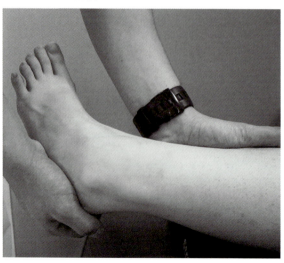

踵骨を把持し，内がえし方向にストレスを加える。

細は「Ⅲ章-1 足関節背屈可動性障害」の項(p36)，「Ⅲ章-2 足関節底屈可動性障害」の項(p54)を参照）．

急性期における徒手による不安定性検査

　足関節内がえし捻挫による前距腓靱帯損傷の診断において，受傷後48時間以内の理学検査（腫脹，血腫，圧痛，徒手による前方引き出し検査）の診断精度は低いが（感度71％，偽陽性率67％），受傷5日後に理学検査を改めて行うことで診断精度は高くなる（感度96％，偽陽性率16％）[61]．従って，急性期では，徒手による機械的不安定性の検査結果には注意すべきである．

● 距骨下関節

　距骨下関節の不安定性と距腿関節の不安定性とを鑑別することは難しく[62]，徒手検査に関するエビデンスは非常に少ない．そこで，徒手検査の参考になりうる単純X線検査の手法やバイオメカニクス研究から示唆される検査法を整理する．

　ストレスX線撮影による距骨下関節不安定性の検査方法として，①徒手的に足部に内がえしストレスを加えつつ前方に引き出した際の距骨回旋の評価[25]，②踵骨に内がえしストレスを加えた際の距骨に対する踵骨傾斜角度の評価[63]，③距骨に対する踵骨前方引き出し量の評価[64]，の3つがある．しかし，これらの手法に基づく徒手検査によって距骨下関節の不安定性を検出できるかは不明である．徒手検査では，足関節を背屈10°に固定した状態で，踵骨に対して外旋および内がえしストレスを加える方法が提案されている（**図11a**）[26]．この検査にて過大な内がえしが認められた場合，踵腓靱帯機能不全による距骨下関節不安定性が疑われる．また，medial subtalar glide testという検査がある[65]．これは距骨に対する踵骨の過度な内側変位を評価する検査であり（**図11b**），不安定性なし，軽度の不安定性あり，中等度の不安定性あり，重度の不安定性あり，の4段階で判断される．この検査の陽性症例のほとんどがストレスX線撮影においても距骨下関節の不安定性を認めたとされるが[65]，検査の信頼性や診断精度は不明である．

　距骨下関節のアライメント評価は，距骨下関節の不安定性を助長する因子を把握するために重要である．距骨下関節のアライメント評価は非荷重位・荷重位における前額面上での内がえし・外がえし角度にて判断する（「Ⅲ章-1 足関節背屈可動性障害」の項(p36)を参照）．距骨下関節の過剰な内がえしが観察される場合には，内がえし不安定性が疑われるとともに，足関節後内側に位置する長母趾屈筋，長趾屈筋，後脛骨筋などの軟部組織の短縮を疑う．

▶ 患者立脚型評価

● 問診

　CAIの有無は問診によっておおむね評価可能である．基本的には**表1**の内容に沿って問診を行う[1]．足関節捻挫の既往歴に関しては，どこを痛めた捻挫か，受傷回数，初回受傷の時期，直近の受傷時期，重症度，そして足関節のgiving

図11 距骨下関節の不安定性検査

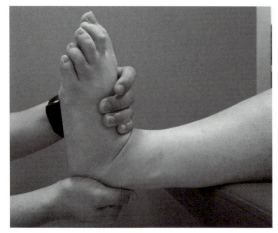

a

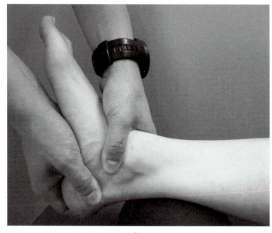

b

足関節を背屈10°に固定したまま，踵骨に対して外旋・内がえしストレスを加える（**a**）。距骨に対する踵骨の内側変位を評価するmedial subtalar glide test（**b**）。

wayの既往を調査する。さらに，主観的な不安定感は下記の質問紙を用いて評価する。

● 質問紙

　主観的不安定感を定量化するために質問紙による評価は必須である。推奨される質問紙としてCAIT，AII，IdFAIがあり[1]，CAITのみ日本語版が開発されている（**表3**）[66]。CAIの基準となるCAITのスコアは24点未満[1]，もしくは25点以下とされる[66,67]。

　主観的な足部・足関節の機能障害評価としての質問紙評価法もいくつか存在する。なかでも，FAAMのADL scaleおよびsport scale，あるいはfoot and ankle outcome scoreの使用が推奨される。わが国で使用する際にはFAAMの日本語版が有用である（**表4**）[68,69]。この質問紙は足部・足関節に関連した種々の障害に広く用いられている。

CAIT：
Cumberland ankle instability tool

AII：
ankle instability index

IdFAI：
identification of functional ankle instability

足関節安定性障害

表3 Cumberland ankle instability tool(CAIT)の日本語版

各質問に対し，あなたの足関節に関して最も当てはまるもの1つに☑を付けて下さい。

	左足	右足	点数
1. 以下の状況で足関節に痛みがでますか？			
まったくでない	☐	☐	5
スポーツ中	☐	☐	4
凸凹な地面でのランニング中	☐	☐	3
平らな地面でのランニング中	☐	☐	2
凸凹な地面での歩行中	☐	☐	1
平らな地面での歩行中	☐	☐	0
2. 以下の状況で足関節に不安定感がありますか？			
まったくない	☐	☐	4
スポーツ中に時々（毎回ではない）	☐	☐	3
スポーツ中に頻繁に（毎回）	☐	☐	2
日常生活中に時々	☐	☐	1
日常生活中に頻繁に	☐	☐	0
3. 以下の状況で急なターンをしたときに足関節に不安定感がありますか？			
まったくない	☐	☐	3
ランニング中に急なターンをしたときに時々	☐	☐	2
ランニング中に急なターンをしたときに度々	☐	☐	1
歩行中に急なターンをしたとき	☐	☐	0
4. 以下の状況で階段を降りるときに足関節に不安定感がありますか？			
まったくない	☐	☐	3
急いだ場合	☐	☐	2
たまに	☐	☐	1
いつも	☐	☐	0
5. 以下の状況で片足立ちをしたときに足関節に不安定感がありますか？			
まったくない	☐	☐	2
つま先立ちをした場合	☐	☐	1
足裏を床にしっかりとつけた場合	☐	☐	0
6. 以下の状況で足関節に不安定感がありますか？			
まったくない	☐	☐	3
片足で左右に数回飛び跳ねたとき	☐	☐	2
片足でその場で数回飛び跳ねたとき	☐	☐	1
片足で高く1回ジャンプ着地したとき	☐	☐	0
7. 以下の状況で足関節に不安定感がありますか？			
まったくない	☐	☐	4
凸凹した地面での走行時	☐	☐	3
凸凹した地面でのジョギング時	☐	☐	2
凸凹した地面での歩行時	☐	☐	1
平らな地面での歩行時	☐	☐	0
8. 通常，足関節を捻りそうになったとき，それを止められますか？			
すぐに止められる	☐	☐	3
たいていは止められる	☐	☐	2
たまに止められる	☐	☐	1
止められない	☐	☐	0
足関節を捻ったことがない	☐	☐	3
9. 足関節を捻った後，通常の状態に戻るまでどれくらいかかりますか？			
たいていすぐ戻る	☐	☐	3
1日以内	☐	☐	2
1～2日	☐	☐	1
2日以上	☐	☐	0
足関節を捻ったことがない	☐	☐	3

採点基準は右側に記載されている。被検者版ではこの採点基準は見えないようにする。

（文献66より引用）

表4 foot and ankle ability measure(FAAM)の日本語版

足部・足関節能力評価票

この1週間のあなたの状態を表すのにもっとも適当な答え1つに印をつけてください。質問のなかの動作が足や足首以外のことで制限される場合は「該当なし」(N/A)をマークしてください。

日常生活について

	ぜんぜん難しくない	少し難しい	中くらいに難しい	非常に難しい	実行不能	該当なし(N/A)
立っていること	☐	☐	☐	☐	☐	☐
平らな地面を歩くこと	☐	☐	☐	☐	☐	☐
靴を履かずに平らな地面を歩くこと	☐	☐	☐	☐	☐	☐
上り坂を歩くこと	☐	☐	☐	☐	☐	☐
下り坂を歩くこと	☐	☐	☐	☐	☐	☐
階段を上がること	☐	☐	☐	☐	☐	☐
階段を下りること	☐	☐	☐	☐	☐	☐
でこぼこした地面を歩くこと	☐	☐	☐	☐	☐	☐
縁石に上がったり下りたりすること	☐	☐	☐	☐	☐	☐
しゃがむこと	☐	☐	☐	☐	☐	☐
つま先立ちすること	☐	☐	☐	☐	☐	☐
歩き始め	☐	☐	☐	☐	☐	☐
5分以内の歩行	☐	☐	☐	☐	☐	☐
約10分間の歩行	☐	☐	☐	☐	☐	☐
約15分間の歩行	☐	☐	☐	☐	☐	☐

足・足首の状態のために，以下の動作にどのくらいの困難さがありますか。

	ぜんぜん難しくない	少し難しい	中くらいに難しい	非常に難しい	実行不能	該当なし(N/A)
家事	☐	☐	☐	☐	☐	☐
日常生活動作	☐	☐	☐	☐	☐	☐
身の回りの世話	☐	☐	☐	☐	☐	☐
軽度から中程度の作業(立っていること，歩くこと)	☐	☐	☐	☐	☐	☐
きつい作業(押す/引くこと，登ること，運ぶこと)	☐	☐	☐	☐	☐	☐
余暇活動	☐	☐	☐	☐	☐	☐

日常生活動作に関する総合機能評価
通常の日常生活動作における現在の足・足首の機能レベルを0から100の数値で評価してください。あなたの足・足首の怪我をする前の機能レベルを100，一般的な日常活動を行うことが不可能なレベルを0とします。

.0 %

スポーツ活動について
足・足首の状態のために，以下の動作にどのくらいの困難さがありますか。

	ぜんぜん難しくない	少し難しい	中くらいに難しい	非常に難しい	実行不能	該当なし(N/A)
走ること	☐	☐	☐	☐	☐	☐
ジャンプすること	☐	☐	☐	☐	☐	☐
着地すること	☐	☐	☐	☐	☐	☐
素早く動いて，止まること	☐	☐	☐	☐	☐	☐
方向転換，横方向へ動くこと	☐	☐	☐	☐	☐	☐
衝撃の小さい動作	☐	☐	☐	☐	☐	☐
普段のテクニックで運動する能力	☐	☐	☐	☐	☐	☐
行おうとしているスポーツを好きなだけ続ける能力	☐	☐	☐	☐	☐	☐

スポーツ動作に関する総合機能評価
スポーツ関連の動作における現在の足・足首の機能レベルを0から100の数値で評価してください。あなたの足・足首の怪我をする前の機能レベルを100，一般的な日常活動を行うことが不可能なレベルを0とします。

.0 %

全体的にあなたの足・足首の現在の機能レベルをどのように評価しますか？

☐普段通り　　　☐ほぼ普段通り　　　☐異常　　　☐極めて異常

(文献69より引用)

▶機能的障害の評価

●バランス評価

　静的なバランス能力は片脚立位時の姿勢動揺により評価されることが多い。床反力計による足圧中心などの解析は有用であるが，臨床では特殊な機器を使用しない簡便な検査が求められる。簡便かつ信頼性の良好な静的バランス評価法としてbalance error scoring system（詳細は図12を参照），foot lift testなどがある[33, 70-72]。foot lift testは閉眼片脚立位にて反対側の足を立脚側の腓腹

図12 balance error scoring systemで評価する姿勢

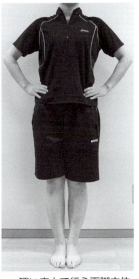
a 硬い床上で行う両脚立位

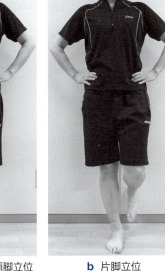
b 片脚立位

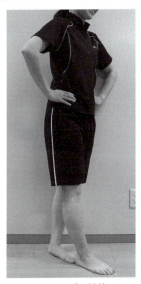
c タンデム肢位

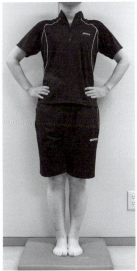
d 柔らかい床上で行う両脚立位

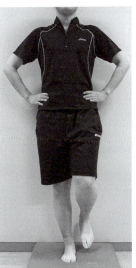
e 片脚立位

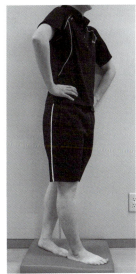
f タンデム肢位

すべての条件において，閉眼で両手を腸骨稜に置き，可能な限り動かないよう20秒間姿勢を保持する。この20秒間に以下に示す特徴が何回観察されるかを数え，これをエラー回数とする。①腸骨稜から手が離れる，②開眼する，③足を踏み出す，よろめく，転倒する，④股関節の屈曲もしくは外転の動きが30°以上生じる，⑤前足部もしくは踵が挙がる，⑥5秒以上の間，検査姿勢から崩れてしまう。各条件でのエラーの合計回数，および全条件のエラー回数の合計が解析に用いられる。

部に接触させておく。30秒間で支持足の足底（足趾，中足骨頭部など）が床から浮いた回数をカウントする。反対側の足が床に接した場合も1回と数え，床に接地したままの場合は1秒につき1回とカウントする[71]。

また，両脚立位から片脚立位への移行動作の評価も有用である。CAI症例ではこの動作時の下肢筋活動開始のタイミングが遅延していることや[73,74]，体幹の側屈や回旋，股関節内転（骨盤の側方変位），下腿外方傾斜の増大などを認める（図13）。

動的なバランス能力は片脚着地動作時の床反力変数によって評価されることが多い[75,76]。臨床で可能な動的バランス評価法としては，star excursion balance testが代表的である[33]。このテストは片脚立位を維持したまま，反対側下肢の最大リーチを行った際のリーチ距離（下肢長で除すことで標準化）を記録する。従来は8方向へのリーチが行われていたが，近年は前方・後外側・後内側の3方向のみを実施することが多い（図14）。CAI症例では，足関節背屈

図13　両脚立位から片脚立位への移行した際の姿勢評価

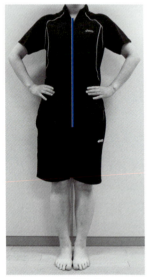
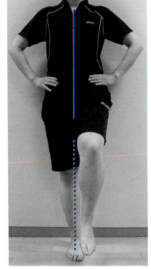

体幹・骨盤のおおよその中線（実線），足関節中心通る線（破線）の位置関係を，健側および患側の片脚立位で評価する。体幹・骨盤の外方変位（立脚側）の増大を認める場合は，それに伴う下腿の外方傾斜および足底外側荷重に注意する。

a 両脚立位　　**b** 片脚立位

図14　star excursion balance test

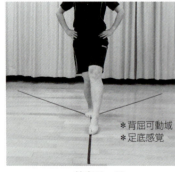
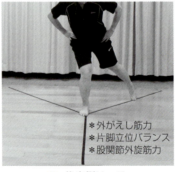
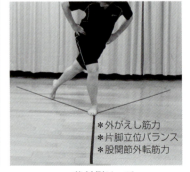

a 前方リーチ　　**b** 後内側リーチ　　**c** 後外側リーチ

star excursion balance testにおける前方リーチ（**a**），後内側リーチ（**b**），後外側リーチ（**c**）。先行研究で明らかにされた各リーチ距離に有意に関与する因子をそれぞれの図に＊で示す[37,39,51]。

制限[37,39]や足底感覚異常[37]、足関節外がえし筋力の低下[37]、閉眼片脚立位バランス能力の低下[37]、股関節外転・外旋筋力の低下[51]などがリーチ距離の低下と関連するとされる。

CAIのバランス評価

CAIの有無を検出するための、統計学的に検証された各バランス評価テストのカットオフ値を示す。これらのカットオフ値はCAIの評価基準の一つであるとともに、治療目標として設定することも有用と推測される。

表5 CAIの有無を検出するためのバランス評価テストのカットオフ値と感度・偽陽性率

テスト	カットオフ値	感度	偽陽性率
balance error scoring system			
6条件の総計(回数)	14	0.47	0.12
硬い床上での片脚立位(回数)	3	0.53	0.18
time-in-balance test(秒)	25.89	0.82	0.35
foot-lift test(回数)	5	0.76	0.53
star excursion balance test			
後内側方向	0.91	0.65	0.29

(文献72より引用作成)

●筋機能評価

足関節周囲筋は足関節の安定性に重要な役割を担うため、網羅的な筋力評価が必要である。まず、足関節の底屈、背屈、内がえし、外がえし方向の筋力を徒手筋力検査法に準じて評価すべきである[77]。可能であれば、ハンドヘルドダイナモメーターや等速性筋力測定機器を利用した評価が望ましい。底屈筋力の評価は、カーフレイズに対する徒手抵抗によって患健差を検出する方法も有用である(「Ⅲ章-2 足関節底屈可動性障害」の項(p54)を参照)。場合によっては、中殿筋や大殿筋などの股関節周囲筋の筋機能評価も実施する必要がある。

運動連鎖

OKC：
open kinetic chain

CKC：
closed kinetic chain

運動連鎖は足部が接地していない開放性運動連鎖(OKC)と接地している閉鎖性運動連鎖(CKC)に分けて理解する必要がある。ここでは、足関節の過度な内がえしを導く運動連鎖を整理する。OKCの観点では、着地動作の足部接地前は股関節内旋により大腿・下腿が内旋し、足尖は内側に向いた肢位(toe-in肢位)を取りやすい。この肢位での着地は足関節の内がえし角度・角速度を増大させるため、着地前の股関節内旋は避けるべきである(**図15**)[78]。このような例では、体幹や骨盤の回旋が股関節内旋の原因となっている可能性も考慮する必要がある。CKCの観点では、足部が接地した状態で股関節が外旋することで大腿・下腿は外旋し、足関節の内がえしが生じる(**図15**)。また、重心の外方変位をもたらす体幹・骨盤の側屈や外方変位は大腿・下腿を外方へ傾斜させ、足圧の外方変位と足関節内がえしの増大を招く。

図15　OKCとCKCにおける運動連鎖

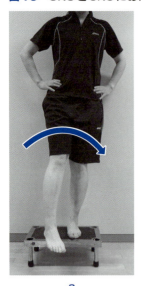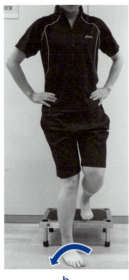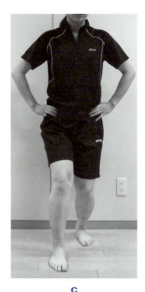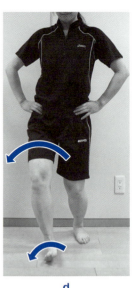

　　　a　　　　　　　　　　b　　　　　　　　　　c　　　　　　　　　　d

足部接地前の股関節内旋の増大（a）は，接地した瞬間の足関節内がえしの増大をもたらす（b）。接地状態（c）での股関節外旋は，足関節の内がえしの増大をもたらす（d）。

足関節安定性障害に対するアプローチ

▶概要

　足関節安定性障害に対する治療目標は，患者立脚型評価の改善，足関節捻挫の再発およびgiving wayの予防，安全かつ完全なスポーツ復帰である。足関節安定性障害のうち，靱帯などの静的安定化機構の破綻による機械的不安定性を機能的アプローチにて改善させることは困難であるが，補装具の使用により機械的不安定性の部分的な制動は可能である。さらに，機械的不安定性を助長させる異常アライメントやキネマティクスの修正は，間接的に不安定性の改善につながる可能性もある。一方，機能的不安定性に対しては，主にバランストレーニングや筋力トレーニングの効果が証明されてきた。本項では各関節に対するアプローチを機械的不安定性と機能的障害に分けて整理する。

▶各関節に対するアプローチ

●遠位脛腓関節

　遠位脛腓関節の安定性障害に対する理学療法アプローチに関するエビデンスは存在しないものの，脛腓関節の離開を制動する目的で内外果上部にて伸縮性の小さいテープを一周巻くことで効果を認めることは多い（図16）。テープを巻く際には，腓骨の外旋や後方移動を制動するために腓骨の後方から前方に向かって巻く。また，距骨の外旋や内がえし制動を目的とするテーピングによって，遠位脛腓靱帯へのストレス軽減が期待できる。

　遠位脛腓靱帯の損傷後は足関節の外旋や過背屈，内がえしによって遠位脛腓関節に痛みを生じやすい。そのため，正常なアライメントおよび関節運動の獲

図16 遠位脛腓関節に対するテーピング

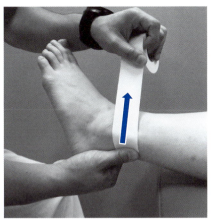
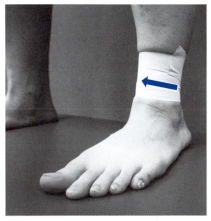

遠位脛腓関節の離開増大を防ぐのと同時に，腓骨後方から前方に向かってテープを巻くことで腓骨の外旋・後方移動の増大を予防する。

得は必須である。例えば，足関節背屈制限の代償として生じる足関節外旋位歩行やカーフレイズ・ジャンプ動作時の足関節底屈に伴う内がえしなどの代表的な異常アライメントは修正が必要である（「Ⅲ章-1 足関節背屈可動性障害」の項 (p36)，「Ⅲ章-2 足関節底屈可動性障害」の項(p54)を参照）。

● 距腿関節

距腿関節の機械的不安定性の改善にはテーピングや装具による制動が効果的であるが，常時これらの補装具を用いるには限界がある。従って，距腿関節の前外側不安定性を助長する異常な関節運動やアライメントの修正，あるいは機能障害に対するアプローチも必要となる。

距腿関節の前外側不安定性の制動を目的としたテーピング法はいくつか存在する。一般的な方法として非伸縮テープによる関節運動の固定があるが（スターアップ，ホースシュー，フィギュアエイト，ヒールロックなど），足関節底背屈運動なども制限されるため，長時間や激しい運動には不向きである。足関節内がえし捻挫受傷時には必ずしも足関節底屈は生じないとされ[79, 80]，反対に足関節背屈位では距腿関節の適合性が高まる。従って，底背屈を強く制動せず，内がえしや内旋を十分に制動するテーピングを施すべきと考える。海外ではsubtalar sling tapeというテーピング法が提唱され，足関節の前外側不安定性の制動に有効と報告された（図17）[81]。わが国でも，伸縮性のあるテープを用いたさまざまな方法が提唱されている。

足関節内がえし捻挫後の距腿関節の背屈制限には距骨前方変位の関与が示唆されている[23]。この背屈制限は距腿関節の骨性安定性の低下をもたらす。足関節背屈位でも足関節内がえし捻挫は生じるため[79, 80]，足関節背屈位での距腿関節の安定性獲得は重要である。この背屈制限の改善を目的とした介入として，徒手的な距骨モビライゼーションの有効性が示されている（図18a）[82, 83]。その他，ゴムチューブを用いた距骨後方滑りの誘導などもある（図18b）。また，アキレス腱や長母趾屈筋腱など距腿関節後方の軟部組織の癒着や拘縮に対する

図17 足関節の前外側不安定性を制御するためのsubtalar sling tape

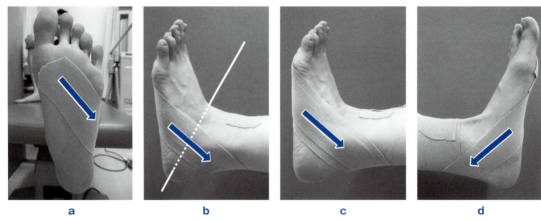

白線は内がえしの運動軸を示す。足底の第1中足骨頭部からテープを張って斜め外側に向かい（**a**），外果に向かって約45°方向に貼付する（**b**）。その後下腿遠位内側まで巻き付ける。少しずらして同様の方向に2枚目のテープを貼付し（**c**），最後に内側にもテープを貼付する（**d**）。

図18 距骨後方滑りを改善させるアプローチ

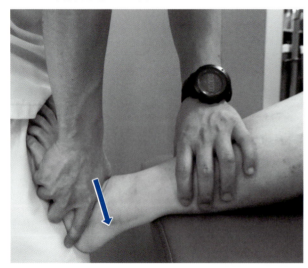
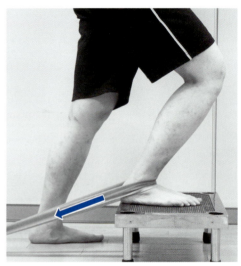

a 徒手による距骨の後方滑りを誘導するモビライゼーション　　**b** ゴムチューブを用いて距骨後方滑りを促すセルフエクササイズ

アプローチも必要である。このように距骨の異常アライメントを修正しつつ背屈制限を改善し，距骨の内がえし・外がえし，内旋・外旋を伴わない完全背屈の獲得を目指すべきである。足関節底屈に関しても，距腿関節の前外側不安定性が助長されるような内がえし・内旋を伴わない完全底屈の獲得を目指す。

● 距骨下関節

　距骨下関節の安定性障害に対するアプローチに関するエビデンスは非常に少ない。距骨下関節不安定性は距腿関節の不安定性に合併することが多いが，場合によっては距骨下関節に特異的なアプローチが必要となる。装具によって距骨下関節の内がえし不安定性の制動はある程度可能だが，回旋不安定性の制動

は限定的である[84, 85]。また，テープによる回旋不安定性の制動効果も限定的とされる[85]。

距骨下関節の不安定性を助長する因子として後足部のアライメントや可動性の異常が挙げられる。過度な内がえしアライメントに対しては，足関節後内側に位置する長母趾屈筋，長趾屈筋，後脛骨筋などの軟部組織の柔軟性改善や踵骨に対する外がえし方向へのモビライゼーションを行う。距骨下関節の不安定性は足関節背屈位で顕著となる[26]。足関節を外がえしさせる際には，長腓骨筋の活動は底屈位で強く背屈位で減少し，短腓骨筋は底背屈角度にかかわらず一定して高い活動を示すとされる[86]。そのため，背屈位の安定性獲得には長腓骨筋だけでなく短腓骨筋エクササイズも有効と推測される。

▶機能的障害に対するアプローチ

●バランス障害へのアプローチ

バランス障害に対しては，静的および動的なバランストレーニングの漸進的な実施が有効である[87]。特に，足関節不安定性に関する患者立脚型評価を改善させるには，種々の治療法のなかでもバランストレーニングが最も効果があるとされる[88]。バランストレーニングの具体例としては，静的なものでは硬い床上での片脚立位から始め，バランスマット，バランスディスクなど不安定板上でのバランストレーニングに漸進する。これらのトレーニングは閉眼条件でも行う。動的なバランストレーニングとしては，片脚ホップ動作から着地後ただちに安定させるhop to stabilizationトレーニングが有効である（**図19**）[87]。片脚ホップは前後左右や斜め方向に行い，ホップ距離の増加，上肢の規定（制限のない肢位から腰に手を置く），非予測的な方向，のように難易度を漸進させる。

バランストレーニングを行う際の指導方法はバランス能力の改善効果に影響する。患者の注意を患者自身の身体に向ける注意の内的焦点化に比べ，身体外部に注意を向ける注意の外的焦点化を促進する方が有効である[89, 90]。例えば，バランスディスク上で安定した片脚立位を維持する場合，バランスディスクの

図19 hop to stabilizationによる動的バランストレーニング

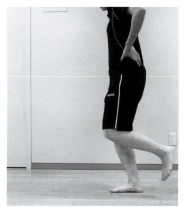
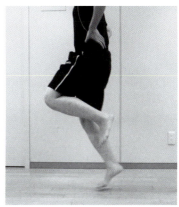
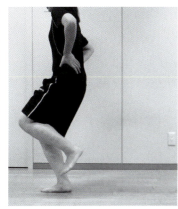

着地後ただちに身体を安定させ，3〜5秒程度保持する。前後，左右，斜めなど，あらゆる方向に行い，また，ホップ距離を増加させるなど徐々に難易度を上げて行う。

不安定面を水平に安定させて保持するように指導することは注意の外的焦点化であり，一方で患者自身の身体が動揺しないように指導することは注意の内的焦点化を促すことになる（図20）。

足部・足関節の皮膚・関節・筋腱からの感覚入力の向上を目的としたアプローチもバランス機能の改善に有効である[91, 92]。このアプローチでは距腿関節モビライゼーション（図18）や足底マッサージ，下腿三頭筋ストレッチが行われる（図21）[91, 92]。CAI症例に対するこれらの治療によって，片脚立位バランス機能の有意な改善が報告されている[91]。特に足底マッサージにおけるバラン

図20 バランストレーニングにおける注意の外的焦点化の指導例

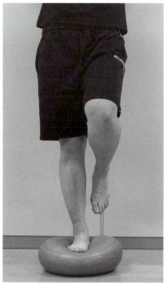
a

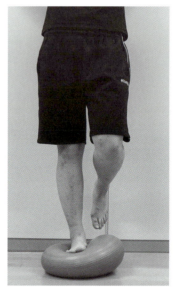
b

不安定面を水平に保つよう意識させてバランストレーニングを行う（**a**）。
不安定面がどちらかに傾いたままバランストレーニングを行わせない（**b**）。

図21 足底マッサージと下腿三頭筋ストレッチ

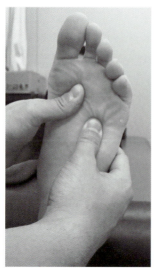
a 足底マッサージ

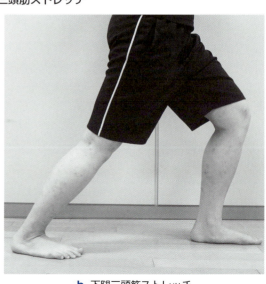
b 下腿三頭筋ストレッチ

ス機能改善の効果量が最大であり,足底感覚への刺激がもたらす効果と考えられる。また,距腿関節モビライゼーションは障害された関節メカノレセプターを刺激することで関節とその周囲からの求心性入力を増加させた効果と推測される。バランス障害の改善には単純なバランストレーニングだけでなく,足部・足関節に焦点を当てた局所的なアプローチも効果的と考えられる。

CAIのバランス機能を改善させるための臨床予測ルール

CAI症例に対する2週間のsensory targeted ankle rehabilitation strategiesによる介入を行い,治療成功の予測因子を調べた研究[35)]では,balance error scoring system(硬い床上での片脚立位)のバランスエラー回数の改善を治療成功とした場合,介入前にバランスエラーが3回以上の症例では,距腿関節モビライゼーションによる治療成功率は73%であった。また,介入前にfoot and ankle ability measureの左右差が16.07%未満かつバランスエラーが2.5回を超える症例では,足底マッサージによる治療成功率は99%であった。11回以上の足関節捻挫既往がある症例では,下腿三頭筋ストレッチによる治療成功率は94%であった。

● 筋機能障害へのアプローチ

CAIには足関節外がえし筋の筋反応遅延や筋力低下が認められ[28,47)],急激な内がえし運動を予防する筋機能の改善は重要である。また,足関節周囲に浮腫や腫脹を認める例では,関節由来の筋活動抑制によって外がえし以外の足関節周囲筋の筋力低下も生じやすいため[93,94)],浮腫や腫脹の改善が優先される。一般的に足関節周囲筋の強化トレーニングにはゴムチューブが用いられるが,体重の数倍もの床反力が生じるスポーツ動作に対しては不十分な可能性がある。従って,カーフレイズに代表される荷重位でのトレーニングも重要である。

カーフレイズにおいて安定した底屈位を獲得するには,下腿三頭筋の筋機能の改善が不可欠となる。単純なカーフレイズだけではなく,動作時の衝撃吸収を考慮したトレーニングも必要である(図22)。また,同時に長腓骨筋や後脛骨筋の強化を目的として,ゴムチューブにより側方へ抵抗を加えた状態での

図22 下腿三頭筋の筋力・筋機能改善のためのトレーニング例

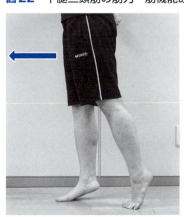
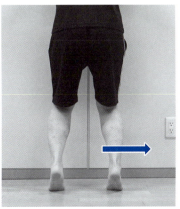
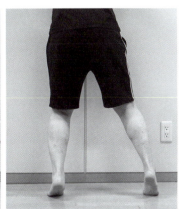

a トゥウォーク
前足部が接地した際に,踵部の降下・動揺,荷重の外側変位が生じないように注意して行わせる。

b トゥサイドステップ

カーフレイズも効果的である（**図23**）。これらのトレーニングは，膝伸展位，膝屈曲位の両肢位で行うべきである。また，過度な外側荷重を避け，母趾球荷重を意識しながら実施することも重要である。

股関節周囲筋，特に中殿筋あるいは大殿筋の筋力低下が認められた場合は，非荷重位でのトレーニングやゴムチューブを用いた歩行などで中殿筋や長腓骨筋の活動を促すことも有用である（**図24**）[95]。

図23 カーフレイズ中の後足部への側方の負荷

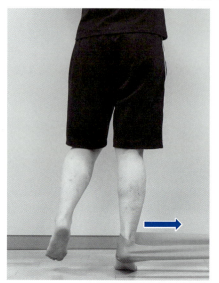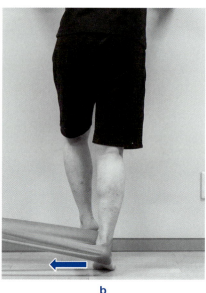

ゴムチューブで外側（**a**）もしくは内側（**b**）に引っ張った状態で，後足部を中間位に保ったままカーフレイズを行うことで，それぞれ外がえし筋もしくは内がえし筋の筋力・筋機能の向上を図る。

図24 ゴムチューブによる内側方向への抵抗を付加した歩行トレーニング

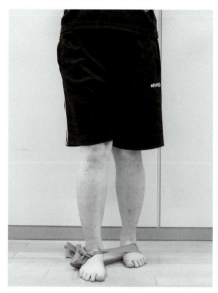

文献

1) Gribble PA, et al : Selection criteria for patients with chronic ankle instability in controlled research : a position statement of the International Ankle Consortium. J Orthop Sports Phys Ther, 43(8) : 585-591, 2013.

2) Hertel J : Functional anatomy, pathomechanics, and pathophysiology of lateral ankle instability. J Athl Train, 37(4) : 364-375, 2002.

3) Hiller CE, et al : Chronic ankle instability : evolution of the model. J Athl Train, 46(2) : 133-141, 2011.

4) Gribble PA, et al : Evidence review for the 2016 International Ankle Consortium consensus statement on the prevalence, impact and long-term consequences of lateral ankle sprains. Br J Sports Med, 50(24) : 1496-1505, 2016.

5) Koshino Y, et al : Kinematics and muscle activities of the lower limb during a side-cutting task in subjects with chronic ankle instability. Knee Surg Sports Traumatol Arthrosc, 24(4) : 1071-1080, 2016.

6) Koshino Y, et al : Lower limb joint motion during a cross cutting movement differs in individuals with and without chronic ankle instability. Phys Ther Sport, 15(4) : 242-248, 2014.

7) Rios JL, et al : Individuals with chronic ankle instability compensate for their ankle deficits using proximal musculature to maintain reduced postural sway while kicking a ball. Hum Mov Sci, 43 : 33-44, 2015.

8) Norkus SA, et al : The anatomy and mechanisms of syndesmotic ankle sprains. J Athl Train, 36(1) : 68-73, 2001.

9) Bragonzoni L, et al : The distal tibiofibular syndesmosis during passive foot flexion. RSA-based study on intact, ligament injured and screw fixed cadaver specimens. Arch Orthop Trauma Surg, 126(5) : 304-308, 2006.

10) McCollum GA, et al : Syndesmosis and deltoid ligament injuries in the athlete. Knee Surg Sports Traumatol Arthrosc, 21(6) : 1328-1337, 2013.

11) Beumer A, et al : Effects of ligament sectioning on the kinematics of the distal tibiofibular syndesmosis : a radiostereometric study of 10 cadaveric specimens based on presumed trauma mechanisms with suggestions for treatment. Acta Orthop, 77(3) : 531-540, 2006.

12) Teramoto A, et al : Three-dimensional analysis of ankle instability after tibiofibular syndesmosis injuries : a biomechanical experimental study. Am J Sports Med, 36(2) : 348-352, 2008.

13) Hubbard TJ, et al : Anterior positional fault of the fibula after sub-acute lateral ankle sprains. Man Ther, 13(1) : 63-67, 2008.

14) Hubbard TJ, et al : Fibular position in individuals with self-reported chronic ankle instability. J Orthop Sports Phys Ther, 36(1) : 3-9, 2006.

15) Berkowitz MJ, et al : Fibular position in relation to lateral ankle instability. Foot Ankle Int, 25(5) : 318-321, 2004.

16) Kobayashi T, et al : Fibular malalignment in individuals with chronic ankle instability. J Orthop Sports Phys Ther, 44(11) : 872-878, 2014.

17) Swenson DM, et al : Epidemiology of U.S. high school sports-related ligamentous ankle injuries, 2005/06-2010/11. Clin J Sport Med, 23(3) : 190-196, 2013.

18) Kerkhoffs GM, et al : Anterior lateral ankle ligament damage and anterior talocrural-joint laxity : an overview of the in vitro reports in literature. Clin Biomech(Bristol, Avon), 16(8) : 635-643, 2001.

19) Kovaleski JE, et al : Joint stability characteristics of the ankle complex after lateral ligamentous injury, part I : a laboratory comparison using arthrometric measurement. J Athl Train, 49(2) : 192-197, 2014.

20) Fujii T, et al : Ankle stability in simulated lateral ankle ligament injuries. Foot Ankle Int, 31(6) : 531-537, 2010.

21) Caputo AM, et al : In vivo kinematics of the tibiotalar joint after lateral ankle instability. Am J Sports Med, 37(11) : 2241-2248, 2009.

22) Li HY, et al : MRI identification of the fibular and talus position in patients with mechanical ankle instability. Int J Sports Med, 38(7) : 546-550, 2017.

23) Wikstrom EA, et al : Talar positional fault in persons with chronic ankle instability. Arch Phys Med Rehabil, 91(8) : 1267-1271, 2010.

24) Tochigi Y, et al : Acute inversion injury of the ankle : magnetic resonance imaging and clinical outcomes. Foot Ankle Int, 19(11) : 730-734, 1998.

25) Lee BH, et al : Diagnostic validity of alternative manual stress radiographic technique detecting subtalar instability with concomitant ankle instability. Knee Surg Sports Traumatol Arthrosc, 24(4) : 1029-1039, 2016.

26) Pellegrini MJ, et al : Systematic quantification of stabilizing effects of subtalar joint soft-tissue constraints in a novel cadaveric model. J Bone Joint Surg Am, 98(10) : 842-848, 2016.

27) Weindel S, et al : Subtalar instability : a biomechanical cadaver study. Arch Orthop Trauma Surg, 130(3) : 313-319, 2010.

28) Kjaersgaard-Andersen P, et al : Effect of the calcaneofibular ligament on hindfoot rotation in amputation specimens. Acta Orthop Scand, 58(2) : 135-138, 1987.

29) Choisne J, et al : The effects of a semi-rigid ankle brace on a simulated isolated subtalar joint instability. J Orthop Res, 31(12) : 1869-1875, 2013.

30) Kobayashi T, et al : In vivo kinematics of the talocrural and subtalar joints during weightbearing ankle rotation in chronic ankle instability. Foot Ankle Spec, 7(1) : 13-19, 2014.

31) Pourkazemi F, et al : Predictors of chronic ankle instability after an index lateral ankle sprain : a systematic

review. J Sci Med Sport, 17(6) : 568-573, 2014.

32) Doherty C, et al : Recovery from a first-time lateral ankle sprain and the predictors of chronic ankle instability : A prospective cohort analysis. Am J Sports Med, 44(4) : 995-1003, 2016.

33) Arnold BL, et al : Ankle instability is associated with balance impairments : a meta-analysis. Med Sci Sports Exerc, 41(5) : 1048-1062, 2009.

34) Evans T, et al : Bilateral deficits in postural control following lateral ankle sprain. Foot Ankle Int, 25(11) : 833-839, 2004.

35) Wikstrom EA, et al : Bilateral balance impairments after lateral ankle trauma : a systematic review and meta-analysis. Gait Posture, 31(4) : 407-414, 2010.

36) McKeon PO, et al : Lateral ankle ligament anesthesia significantly alters single limb postural control. Gait Posture, 32(3) : 374-377, 2010.

37) Gabriner ML, et al : Contributing factors to star excursion balance test performance in individuals with chronic ankle instability. Gait Posture, 41(4) : 912-916, 2015.

38) Song K, et al : Increased visual use in chronic ankle instability : A meta-analysis. Med Sci Sports Exerc, 48 (10) : 2046-2056, 2016.

39) Terada M, et al : The influence of ankle dorsiflexion and self-reported patient outcomes on dynamic postural control in participants with chronic ankle instability. Gait Posture, 40(1) : 193-197, 2014.

40) McKeon JM, et al : Evaluation of joint position recognition measurement variables associated with chronic ankle instability : a meta-analysis. J Athl Train, 47(4) : 444-456, 2012.

41) Munn J, et al : Evidence of sensorimotor deficits in functional ankle instability : a systematic review with meta-analysis. J Sci Med Sport, 13(1) : 2-12, 2010.

42) Hoch MC, et al : Peroneal reaction time after ankle sprain : a systematic review and meta-analysis. Med Sci Sports Exerc, 46(3) : 546-556, 2014.

43) Delahunt E, et al : Altered neuromuscular control and ankle joint kinematics during walking in subjects with functional instability of the ankle joint. Am J Sports Med, 34(12) : 1970-1976, 2006.

44) Moisan G, et al : Effects of chronic ankle instability on kinetics, kinematics and muscle activity during walking and running : A systematic review. Gait Posture, 52 : 381-399, 2017.

45) Delahunt E, et al : Changes in lower limb kinematics, kinetics, and muscle activity in subjects with functional instability of the ankle joint during a single leg drop jump. J Orthop Res, 24(10) : 1991-2000, 2006.

46) Santilli V, et al : Peroneus longus muscle activation pattern during gait cycle in athletes affected by functional ankle instability : a surface electromyographic study. Am J Sports Med, 33(8) : 1183-1187, 2005.

47) Arnold BL, et al : Concentric evertor strength differences and functional ankle instability : a meta-analysis. J Athl Train, 44(6) : 653-662, 2009.

48) Munn J, et al : Eccentric muscle strength in functional ankle instability. Med Sci Sports Exerc, 35(2) : 245-250, 2003.

49) Kobayashi T, et al : Intrinsic risk factors of lateral ankle sprain : A systematic review and meta-analysis. Sports Health. 8(2) : 190-193, 2016.

50) Friel K, et al : Ipsilateral hip abductor weakness after inversion ankle sprain. J Athl Train, 41(1) : 74-8, 2006.

51) McCann RS, et al : Hip strength and star excursion balance test deficits of patients with chronic ankle instability. J Sci Med Sport, 20(11) : 992-996, 2017.

52) Brown CN, et al : Hip kinematics during a stop-jump task in patients with chronic ankle instability. J Athl Train, 46(5) : 461-467, 2011.

53) Nussbaum ED, et al : Prospective evaluation of syndesmotic ankle sprains without diastasis. Am J Sports Med, 29(1) : 31-35, 2001.

54) Sman AD, et al : Diagnostic accuracy of clinical tests for diagnosis of ankle syndesmosis injury : a systematic review. Br J Sports Med, 47(10) : 620-628, 2013.

55) Williams GN, et al : Syndesmotic ankle sprains in athletes. Am J Sports Med, 35(7) : 1197-1207, 2007.

56) Kovaleski JE, et al : Knee and ankle position, anterior drawer laxity, and stiffness of the ankle complex. J Athl Train, 43(3) : 242-248, 2008.

57) Fujii T, et al : The manual stress test may not be sufficient to differentiate ankle ligament injuries. Clin Biomech(Bristol, Avon), 15(8) : 619-623, 2000.

58) Wilkin EJ, et al : Manual testing for ankle instability. Man Ther, 17(6) : 593-596, 2012.

59) Miller AG, et al : Anterolateral drawer versus anterior drawer test for ankle instability : A biomechanical model. Foot Ankle Int, 37(4) : 407-410, 2016.

60) Phisitkul P, et al : Accuracy of anterolateral drawer test in lateral ankle instability : a cadaveric study. Foot Ankle Int, 30(7) : 690-695, 2009.

61) Van Dijk CN, et al : Diagnosis of ligament rupture of the ankle joint. Physical examination, arthrography, stress radiography and sonography compared in 160 patients after inversion trauma. Acta Orthop Scand, 67 (6) : 566-570, 1996.

62) Michels F, et al : Searching for consensus in the approach to patients with chronic lateral ankle instability : ask the expert. Knee Surg Sports Traumatol Arthrosc, 2017.

63) Yamamoto H, et al : Subtalar instability following lateral ligament injuries of the ankle. Injury, 29(4) : 265-268, 1998.

64) Kato T : The diagnosis and treatment of instability of the subtalar joint. J Bone Joint Surg Br, 77(3) : 400-406, 1995.

65) Hertel J, et al : Talocrural and subtalar joint instability after lateral ankle sprain. Med Sci Sports Exerc, 31(11) : 1501-1508, 1999.

66) Kunugi S, et al : Cross-cultural adaptation, reliability, and validity of the Japanese version of the Cumberland ankle instability tool. Disabil Rehabil, 39(1) : 50-58, 2017.

67) Wright CJ, et al : Recalibration and validation of the Cumberland Ankle Instability Tool cutoff score for individuals with chronic ankle instability. Arch Phys Med Rehabil, 95(10) : 1853-1859, 2014.

68) Uematsu D, et al : Evidence of validity for the Japanese version of the foot and ankle ability measure. J Athl Train, 50(1) : 65-70, 2015.

69) Uematsu D : Patient-related assessment of acute ankle sprains among competitive college athletes. 博士学位論文. 早稲田大学, 2014.

70) Docherty CL, et al : Postural control deficits in participants with functional ankle instability as measured by the balance error scoring system. Clin J Sport Med, 16(3) : 203-208, 2006.

71) Hiller CE, et al : Balance and recovery from a perturbation are impaired in people with functional ankle instability. Clin J Sport Med, 17(4) : 269-275, 2007.

72) Linens SW, et al : Postural-stability tests that identify individuals with chronic ankle instability. J Athl Train, 49(1) : 15-23, 2014.

73) Levin O, et al : Sway activity and muscle recruitment order during transition from double to single-leg stance in subjects with chronic ankle instability. Gait Posture, 36(3) : 546-551, 2012.

74) Van Deun S, et al : Relationship of chronic ankle instability to muscle activation patterns during the transition from double-leg to single-leg stance. Am J Sports Med, 35(2) : 274-281, 2007.

75) Brown CN, et al : Dynamic postural stability in females with chronic ankle instability. Med Sci Sports Exerc. 42(12) : 2258-2263, 2010.

76) Ross SE, et al : Single-leg jump-landing stabilization times in subjects with functionally unstable ankles. J Athl Train, 40(4) : 298-304, 2005.

77) Helen J. Hislop, ほか : 新・徒手筋力検査法. 原著第7版(津山直一 訳), p228-244, 協同医書出版社, 2003.

78) Koshino Y, et al : Toe-in landing increases the ankle inversion angle and moment during single-leg landing : Implications in the prevention of lateral ankle sprains. J Sport Rehabil, 26(6) : 530-535, 2016.

79) Fong DT, et al : Biomechanics of supination ankle sprain : a case report of an accidental injury event in the laboratory. Am J Sports Med, 37(4) : 822-827, 2009.

80) Mok KM, et al : Kinematics analysis of ankle inversion ligamentous sprain injuries in sports : 2 cases during the 2008 Beijing Olympics. Am J Sports Med, 39(7) : 1548-1552, 2011.

81) Wilkerson GB, et al : Effects of the subtalar sling ankle taping technique on combined talocrural-subtalar joint motions. Foot Ankle Int, 26(3) : 239-246, 2005.

82) Hoch MC, et al : Joint mobilization improves spatiotemporal postural control and range of motion in those with chronic ankle instability. J Orthop Res, 29(3) : 326-332, 2011.

83) Vicenzino B, et al : Initial changes in posterior talar glide and dorsiflexion of the ankle after mobilization with movement in individuals with recurrent ankle sprain. J Orthop Sports Phys Ther, 36(7) : 464-471, 2006.

84) Kamiya T, et al : Mechanical stability of the subtalar joint after lateral ligament sectioning and ankle brace application : a biomechanical experimental study. Am J Sports Med, 37(12) : 2451-2458, 2009.

85) Kobayashi T, et al : The effects of a semi-rigid brace or taping on talocrural and subtalar kinematics in chronic ankle instability. Foot Ankle Spec, 7(6) : 471-477, 2014.

86) Donnelly L, et al : Eversion strength and surface electromyography measures with and without chronic ankle instability measured in 2 positions. Foot Ankle Int, 38(7) : 769-778, 2017.

87) McKeon PO, et al : Balance training improves function and postural control in those with chronic ankle instability, Med Sci Sports Exerc, 40(10) : 1810-1819, 2008.

88) Kosik KB, et al : Therapeutic interventions for improving self-reported function in patients with chronic ankle instability : a systematic review. Br J Sports Med, 51(2) : 105-112, 2017.

89) Laufer Y, et al : Effect of attention focus on acquisition and retention of postural control following ankle sprain. Arch Phys Med Rehabil, 88(1) : 105-108, 2007.

90) Rotem-Lehrer N, et al : Effect of focus of attention on transfer of a postural control task following an ankle sprain. J Orthop Sports Phys Ther, 37(9) : 564-569, 2007.

91) McKeon PO, et al : Sensory-Targeted Ankle Rehabilitation Strategies for Chronic Ankle Instability. Med Sci Sports Exerc, 48(5) : 776-784, 2016.

92) Wikstrom EA, et al : Predicting balance improvements following STARS treatments in chronic ankle instability participants. J Sci Med Sport, 20(4) : 356-361, 2017.

93) McVey ED, et al : Arthrogenic muscle inhibition in the leg muscles of subjects exhibiting functional ankle instability. Foot Ankle Int, 26(12) : 1055-1061, 2005.

94) Myers JB, et al : Effect of peripheral afferent alteration of the lateral ankle ligaments on dynamic stability. Am J Sports Med. 31(4) : 498-506, 2003.

95) Feger MA, et al : Surface electromyography and plantar pressure changes with novel gait training device in participants with chronic ankle instability. Clin Biomech(Bristol, Avon), 37 : 117-124, 2016.

Ⅲ 機能障害別マネジメント

5 足部アーチの過剰低下（扁平足）

Abstract
- 足部アーチは，多くの組織によって支持されており，特に足底腱膜，足底の靱帯，後脛骨筋は，静的および動的支持機構としてアーチ保持に重要な役割を果たす。
- 足部アーチが構造的，もしくは機能的に破綻して過剰に低下すると，いわゆる扁平足となり，さまざまな障害の原因となる可能性がある。
- 足部の関節の可動性，アーチ保持にかかわる筋機能を評価し，適切な治療介入を行うことが，足部障害の予防・治療のために重要である。

はじめに

　足底は立位時に唯一床面と接する部分である。しかし，荷重時の足底面には均一に圧が加わっているわけではない。ランニング時には，母趾，母趾球，踵部周辺への荷重圧は大きいが，第1中足骨底，第1楔状骨，舟状骨周囲にかかる圧は非常に小さい[1]。このような圧分布の違いには，足部のアーチ構造が大きく関与している。

　足部のアーチ構造は，内側縦アーチ，外側縦アーチ，横アーチの3つで構成される（図1）。アーチ構造の保持には，骨配列や多くの靱帯，関節包，足底腱膜などの静的支持組織や，足部の内在筋，下腿の筋による動的支持機構が関与する。これら多くの組織が足部アーチを支持し，また張力を加えることで適切な機能を果たすことが可能となる。足部アーチの重要な機能は，荷重時の衝撃吸収と推進期の力の伝達効率上昇である。荷重時には足部アーチが柔軟にたわむことで，衝撃が吸収される。一方，歩行やランニングにおいて前方への推進力を床面に伝える際には，足部アーチは挙上し，足部剛性を高めることで，力

図1 足部のアーチ構造

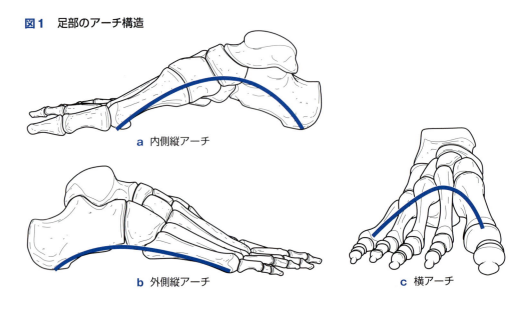

a 内側縦アーチ

b 外側縦アーチ

c 横アーチ

足部アーチの過剰低下（扁平足）

の伝達効率を高める。このように，足部アーチ構造は，その柔軟性と剛性を状況に応じて変化させることで，必要な機能を満たしている。

しかし，種々の静的支持機構や筋機能の破綻によって，足部アーチが過剰に低下すると，足部アーチ構造は複雑な機能を果たすことができなくなる。そのため，足部アーチの過剰低下はさまざまな下肢障害発生のリスクとなりうる。本項では，足部アーチのキネマティクスについて解説し，機能異常に対する評価方法，臨床における治療アプローチ方法を整理する。

基本的知識

▶概要

内側縦アーチ，外側縦アーチ，横アーチの3つの足部アーチ構造は，それぞれ構成する骨が異なり，足部機能に重要な役割を果たしている。それぞれのアーチの低下は足部機能に問題を起こす可能性があるが，特に内側縦アーチの過剰低下はいわゆる扁平足につながる。この扁平足には，足部のさまざまな部位の複合的な運動が関与している。扁平足では，踵骨は外がえし位となって踵骨傾斜角は減少し，距骨は底屈位となり距踵角は増大する（**図2**）[2]。また，中足部は外転・外がえし位となり，前足部は代償的に内がえし位となる。そのた

図2 正常足と扁平足の背底像と側面像

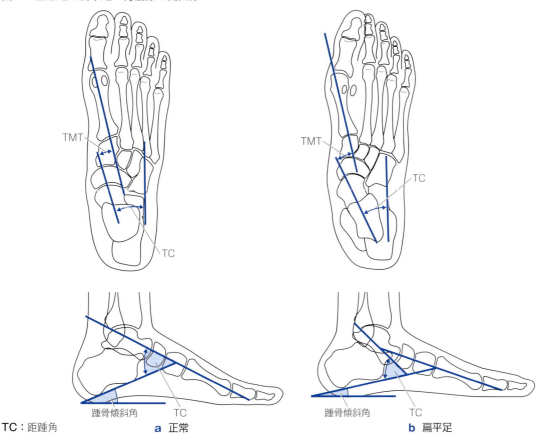

TC：距踵角
TMT：距骨-第1中足骨角

a 正常　　b 扁平足

（文献2より引用）

め，距骨-第1中足骨角は増大する（**図2**）。足部内側縦アーチの過剰低下は，シンスプリントとして知られるmedial tibial stress syndromeや足底腱膜炎，外脛骨障害などのリスクファクターとなる[3-6]。そのため，アーチ構造の破綻を防ぐために，多くの組織が内側縦アーチを支持している。しかし，これらの静的支持機構だけでは，足部アーチの機能を十分に発揮することができない。歩行時の内側縦アーチの挙動をみると，接地とともにアーチは低下し，推進期後半では逆に上昇する[7]。歩行時の各相に求められる機能を考えると，接地時に必要となる足部機能は衝撃の吸収である。この際，足部アーチは低下し，接地時の衝撃吸収に寄与している。一方，推進期には下肢からの力を床面に効率的に伝達するため，足部は剛性を高める必要がある。このとき，足部アーチは上昇し，足部剛性を高める一助となっている。このような柔軟性と剛性の変換には，静的支持機構のみでなく，種々の筋活動や複雑なメカニズムがかかわることになる。ここでは，足部アーチの機能にかかわる静的支持組織や筋活動，剛性変化にかかわるメカニズムを整理し，足部アーチの過剰低下によって扁平足が起こる機序を説明する。

▶静的支持組織

　足部内側縦アーチは，中足骨，内側楔状骨，舟状骨，踵骨で構成されており，舟状骨を頂点にもつ。このアーチ構造は，各関節の関節包や多くの靱帯，足底腱膜によって支持される。なかでも重要な支持組織は，バネ靱帯（底側踵舟靱帯）と長・短足底靱帯，足底腱膜である（**図3**）。コンピューターモデルを用いた研究では，それら3つの組織のアーチ保持への寄与率は，バネ靱帯が8.0％，長・短足底靱帯が12.5％，足底腱膜が79.5％とされた（**図4**）[8]。バネ靱帯（spring ligament）は，その名称から伸張性があり，バネのようにたわみながらアーチを支えると考えられてきたが，コラーゲン線維で構成されており，伸長性に乏しいことがわかっている[9]。バネ靱帯は上内側線維，内底側斜方線維，下底側線維の3つの線維で構成されており，上内側線維が最も幅が広く，臨床的にアーチ保持に重要な役割を果たす。長・短足底靱帯はその機能をお互いに代償し合っており，付着している踵骨や立方骨の回旋変位を制限する[10]。また，足底腱膜はアーチ保持に最も重要な組織である。足底腱膜は，踵骨結節内側から前足部および内外側筋間中隔を結ぶ強固な腱膜である。足底腱膜は3つの線維束で構成され，中央線維束が主要な役割を果たす（**図5**）[4]。足底腱膜の切除に伴い，各靱帯へ加わる張力はバネ靱帯で91％，長足底靱帯で65％，短足底靱帯で47％上昇する[10]。これら足部アーチを直接支持する組織だけでなく，足関節内側靱帯（三角靱帯）は主に中・後足部の外がえしを制動することで，足部の扁平化を防いでいる。

▶筋による動的支持

　足部アーチは足部内在筋や外在筋によって動的に支持されている。それらのなかで最も重要な筋は後脛骨筋である。後脛骨筋の起始は脛骨後内側，骨間膜，腓骨で，下腿遠位1/3から腱に移行する。後脛骨筋腱は内果後方を通過して，

図3 バネ靱帯，長・短足底靱帯の解剖

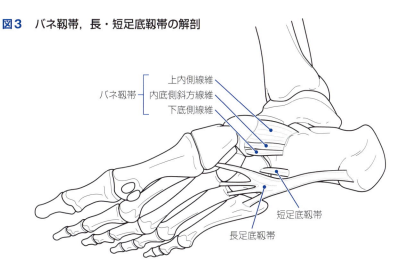

図4 各組織のアーチ保持寄与率

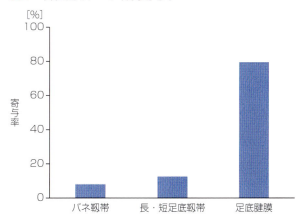

各靱帯と足底腱膜がアーチ保持に寄与する割合は，バネ靱帯が8.0％，長・短足底靱帯が12.5％，足底腱膜が79.5％である。

図5 足底腱膜の解剖

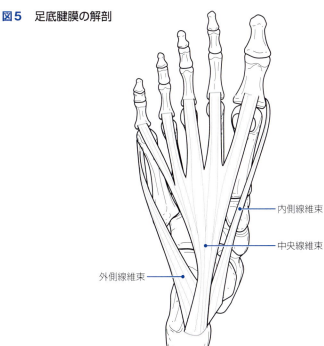

舟状骨粗面，楔状骨，第2, 3, 4中足骨に停止する。このように，足底面の複数の部位に付着をもつため，荷重位での後脛骨筋の収縮は，荷重負荷に対して足部内側縦アーチの低下を防ぐ機能をもつ[11]。歩行時の筋活動をみると，立脚初期と推進期に二峰性の筋活動パターンを示す（図6）[12]。立脚初期の活動は，踵接地時に生じる距骨下関節の外がえし運動を，内がえし方向のモーメントアームの最も大きい後脛骨筋が制動するために起こるとされる[13, 14]。また，推進期には，距骨下関節を内がえしさせ，後述する midtarsal joint locking mechanism によってショパール関節をロックすることで，足部剛性を高め，力の伝達効率を高めることに寄与している。このように，後脛骨筋は荷重動作時にアーチ保持にかかわるだけでなく，足部の運動を動的に制御し，足部剛性の調整を行っている。

長趾屈筋も足部アーチ保持機能をもつ。長趾屈筋は歩行などの荷重運動時に等尺性収縮によって足部アーチを保持する役割を有するとされる[15]。ワイヤ筋電図を使用した著者の歩行時の筋活動データからも，立脚初期から中期まで一定の筋活動量を示し，後期で活動が高まるパターンが確認された（図7）。このことから，足関節底屈筋として立脚後期に活動するだけでなく，立脚初期から

図6　歩行時の後脛骨筋活動パターン

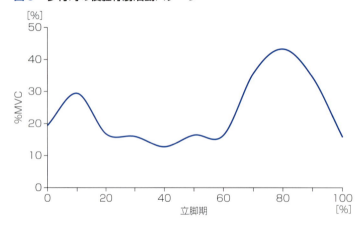

立脚初期と立脚後期に二峰性の活動パターンを示す。
（0％：踵接地，100％：足趾離地）

図7　歩行時の長趾屈筋活動パターン

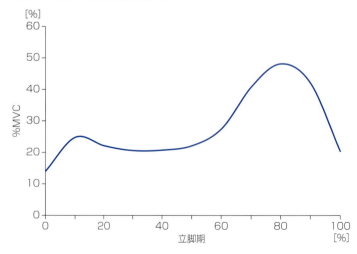

立脚期全体を通して最大随意収縮時の約20％以上の筋活動がみられる。また，立脚後期にはより高い筋活動を示す。

中期にかけても足部アーチ保持のために一定の等尺性収縮を行っていることがわかる。これら外在筋に加え，母趾外転筋や短趾屈筋などの内在筋が活動することで，足部アーチは動的に支持されて，十分な機能を発揮することが可能となる。

しかし，これらの筋の動的安定化作用が不十分な場合，足部アーチ保持が困難となり機能障害につながる。特に，後脛骨筋の機能不全は，足部機能に重大な問題を引き起こす。後脛骨筋の機能には，後脛骨筋腱の状態が大きく影響する。後脛骨筋腱は屈筋支帯に支持されながら足根管内を走行し，内果後方では平坦化する。この部分は線維軟骨が豊富だが，血流が乏しい特徴をもつ[16]。さらに，後脛骨筋腱は内果後方からほぼ直角に角度を変えて舟状骨に向かって走行する（図8）。この血流の乏しさと急峻な腱走行角度の変化が，腱の退行変性にかかわると考えられている[17]。退行変性が生じることによって，後脛骨筋の筋張力を正常に伝達できなくなり，足部アーチ保持機能を果たすことができなくなる。このような状態は後脛骨筋腱不全症と定義され，後脛骨筋腱の病理学的変化によって，腱が1cm伸長されることで足部アーチの主要な保持機能としての役割を失うとされる[17]。

▶ウインドラス効果

MTP関節：
metatarsophalan-geal joint

歩行や走行動作において，踵離地から足趾離地にかけてMTP関節は背屈位となる。その際，足底腱膜は趾骨に付着するため，MTP関節の背屈運動によって足底腱膜の緊張は増加することになる。この足底腱膜の緊張の増加によって，中足骨と踵骨は引き寄せられ，足部アーチ高は高くなる（図9）[18]。この作用はウインドラス効果とよばれ，足底腱膜の緊張を増加して足部剛性を高め，推進期の力伝達効率を上げる役割をもつ。さらに，立脚後期には下腿三頭筋の活動が高まる。この下腿三頭筋の筋活動は踵骨に対して底屈方向のモーメントを加える。踵骨底屈はアーチを低下させる運動であるが，足底腱膜の起始と停止の距離はより延長するため，足底腱膜の緊張もさらに増加する（図10）[19]。また，アキレス腱の腱傍組織（パラテノン）と足底腱膜は組織的に連続性があるため，下腿三頭筋の収縮が直接足底腱膜を緊張させる可能性もある[20]。荷重時には足

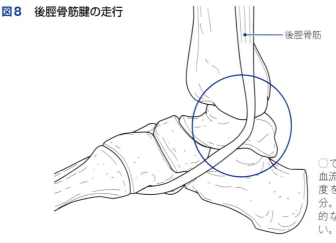

図8 後脛骨筋腱の走行

後脛骨筋

○で囲まれた部分が，血流が乏しく，走行角度を急激に変える部分。この部分で病理学的な変化が生じやすい。

図9 ウインドラス効果

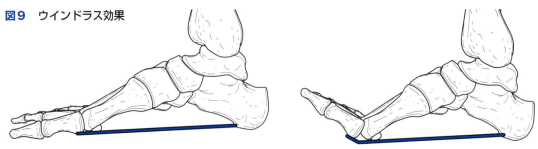

a MTP関節の背屈による足底腱膜の緊張増加と足部アーチの挙上

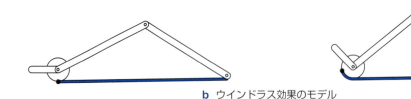

b ウインドラス効果のモデル

図10 足趾背屈と下腿三頭筋収縮による足部アーチ上昇

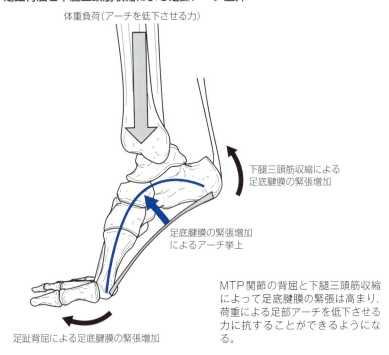

部アーチを低下させる力が加わるが，これらの作用によって足底腱膜の緊張が増加することで，足部アーチを挙上させる力が発生し，アーチの低下を防ぐことができる。

▶midtarsal joint locking mechanism

ショパール関節の運動は足部の剛性に重要な役割をもつ。ショパール関節は距舟関節と踵立方関節の2つの関節からなり，この2つの関節の相対的な位置関係によって，足部剛性が変化する作用を midtarsal joint locking mechanism とよぶ（「Ⅲ章-1」の図8（p41）参照）[21]。距骨下関節の外がえしは距舟関節と踵

立方関節の軸を平行にし，運動自由度を増す。このことで，足部柔軟性は増加する。逆に，距骨下関節の内がえしは，踵立方関節を距舟関節の下方へと移動させる。そのため，距舟関節と踵立方関節の軸は相対的に交差する位置関係となり，運動自由度が減少することで足部剛性が高まる。このように，距骨下関節の運動がショパール関節の相対的位置関係に影響を与え，足部剛性を変化させる。そのため，距骨下関節の過剰な外がえしは，足部の剛性を十分に高めることができず，荷重時に足部アーチの低下につながる可能性がある。

▶足部アーチ過剰低下(扁平足)の発生機序

　成人における後天的な扁平足の原因として，最も多い病態は後脛骨筋腱の機能不全であり，約80％の症例にみられる[22]。この後脛骨筋腱の障害は外傷によって起こることは少なく，高血圧や糖尿病による血流障害や繰り返しの機械的ストレスが原因とされる[23,24]。これらの原因によって後脛骨筋腱不全症となると，歩行の立脚初期における距骨下関節外がえしに対する制動作用も機能しなくなる。そのため，静的支持機構として後足部外がえしを制動する三角靱帯にもストレスがかかるようになり，靱帯の機能不全につながる。また，後足部が外がえし位をとることで，アキレス腱は距骨下関節軸の外側を走行することになる。そのため，下腿三頭筋の収縮が距骨下関節外がえし作用を生むことになり，足部の扁平化が助長される(図11)[25]。正常の場合，歩行の推進期には後足部は内がえし位となるが，後脛骨筋腱不全症患者では，この推進期の内が

図11　下腿三頭筋の収縮が距骨下関節に与える影響

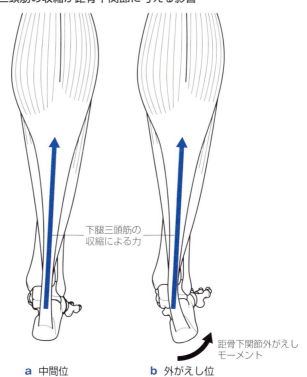

a 中間位　　　b 外がえし位

距骨下関節が外がえし位になることで，アキレス腱の走行が距骨下関節軸の外側に変位するため，下腿三頭筋の収縮が距骨下関節外がえしモーメントを生じさせる。

えしが減少する[26]。この内がえしの減少によって足部剛性は十分に高まらない。また，下腿三頭筋の収縮による足部底屈モーメントは前足部まで伝達されず，主に踵骨と距骨に対して作用する（**図12**）。その結果，ショパール関節の運動が増加することで，踵骨と舟状骨に付着し，足部アーチを保持しているバネ靱帯への負荷が増加する[22]。この負荷の増加によって，バネ靱帯が伸長されると，より足部アーチは低下することになる。

図12 下腿三頭筋の収縮が作用する推進期の底屈運動

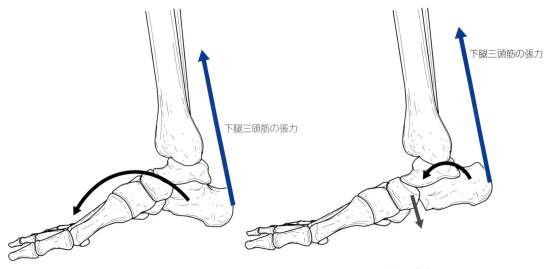

a 正常
接地しているMTP関節を支点に，下腿三頭筋の収縮は足部全体を底屈させる。

b 後脛骨筋腱不全症
足部剛性が不十分のため，下腿三頭筋の収縮は距骨と踵骨のみを底屈させて，アーチは低下する。

正常の場合，推進期の後足部内がえしによって足部剛性は高まり，下腿三頭筋の収縮によって足部は1つの剛体として底屈する。一方，後脛骨筋腱不全症では，推進期の後足部内がえし挙動が少なく，足部剛性を十分に高めることができないため，下腿三頭筋の収縮が距骨と踵骨のみを底屈させることになる。

Memo　後脛骨筋腱不全症患者の足部挙動

後脛骨筋腱不全症のステージⅡ11名，ステージⅢ4名と健常者15名の歩行時足部挙動が三次元動作解析にて検証された。その結果，推進期の下腿に対する後足部内外がえし角度変化量は，ステージⅡ：4.7±3.1°，ステージⅢ：4.0±2.4°，健常者：6.7±1.5°であった。重症度にかかわらず，後脛骨筋腱不全症患者は健常者よりも有意に角度変化量が小さかった[26]。

medial tibial stress syndromeと下腿筋活動

　medial tibial stress syndrome（シンスプリント）の患者では，健常者と比較して舟状骨高が有意に低下するとされる[3]。後脛骨筋腱不全症による扁平足患者は，健常成人と比較して歩行時の後脛骨筋活動量が高いと報告されており，扁平足は高い後脛骨筋活動量との関係が示されている。この高い筋活動は，medial tibial stress syndromeの発生メカニズムの1つである"traction-induced"に関連すると考えられる。このメカニズムでは，脛骨内側に付着する後脛骨筋，長趾屈筋，ヒラメ筋の張力が直接，もしくは下腿筋膜を介して骨膜や皮質骨に牽引力を加えることでmedial tibial stress syndromeを生じさせるとする説である[27, 28]。さらに，medial tibial stress syndromeの既往のあるものは，後脛骨筋と長趾屈筋の筋硬度が高いことも示されており，これらの筋の緊張が，障害発生にかかわる可能性が示唆される[29]。

足部アーチの過剰低下の評価

▶概要

　足部アーチの過剰低下は，荷重位で起こるため，荷重した際の足部アーチや，歩行などの動作時の形態変化の確認が重要である。その際，二次元的にアーチ高のみを評価するのではなく，各関節の複合した三次元的な運動を考慮した評価が重要である。前述のとおり，足部アーチの低下には踵骨の外がえし，距骨底屈，中足部の外がえし・外転が関与する。そのため，非荷重位にて関節の過可動性の有無も評価する。さらに，足部アーチを動的に支持している各筋の機能評価も重要となる。特に，後脛骨筋は足部アーチ保持に非常に重要な役割を果たしているため，その機能評価は必須である。ここでは，足部アーチ保持にかかわる足部形態の評価から，筋機能評価，足部可動性評価，アーチ保持能力の評価を整理する。特に，筋機能のなかでも，後脛骨筋および後脛骨筋腱に対する評価を詳細に記載する。

▶The Foot Posture Index©

　The Foot Posture Index©は，足部形態を視診，触診によって，正常足，回内（外がえし）足，回外（内がえし）足に分類する評価方法である。この評価の検者内信頼性は，$ICC_{1, k} = 0.62 \sim 0.91$と報告されており，適切な信頼性のある評価であるとされる[30]。また，妥当性に関しても，The Foot Posture Index©のsix-item version（FPI-6）のスコアから，歩行立脚中期の足部挙動の41％を予測できたと報告されている[30]。FPI-6では，自然な立位姿勢にて6項目の足部評価を行い，各項目の結果を2点から−2点までの範囲で点数化する。各項目において，0点は正常足，2点は回内足，−2点は回外足の可能性を示唆する。6項目の合計点が0点から5点は正常足，5点から9点は回内足，10点以上は著明な回内足となる。一方，−1点から−4点は回外足，−5点以上は著明な回外足となる。具体的な評価項目を**表1**に示す。

表1 FPI-6の評価方法

1. 距骨頭の触診	
距骨頭の内外側を触診し，その触れ方を確認する。 　−2点：外側は触診可能だが，内側は困難 　−1点：外側は可能だが，内側はわずかに可能な程度 　 0点：内外側とも触診可能 　 1点：内側は可能だが，外側はわずかに可能な程度 　 2点：内側は触診可能だが，外側は困難	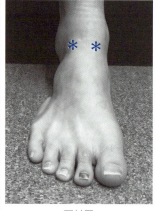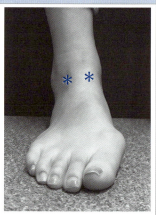 　　　回外足　　　　　　回内足
2. 外果上下方の曲線	
外果上下の曲線を視診する 　−2点：外果下部が平坦，もしくは凸型 　−1点：外果下部の曲線は凹型だが，上部よりも平坦に近い／凹型が浅い 　 0点：外果上下の曲線がほぼ同様な凹型 　 1点：外果下部の曲線が，上部よりもより凹型 　 2点：外果下部の曲線が，上部よりも著しく凹型	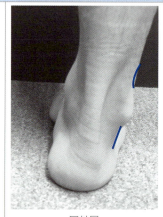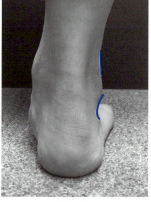 　　　回外足　　　　　　回内足
3. 踵骨の前額面上の位置	
踵骨の内外側傾斜を視診する 　−2点：踵骨が約5°以上の内がえし位（内反位） 　−1点：踵骨が約5°以内の内がえし位（内反位） 　 0点：踵骨が垂直 　 1点：踵骨が約5°以内の外がえし位（外反位） 　 2点：踵骨が約5°以上の外がえし位（外反位）	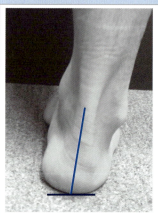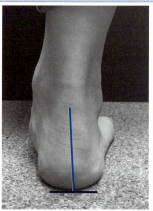 　　　回外足　　　　　　回内足

足部アーチの過剰低下(扁平足)

4. 距舟関節の凹凸

距舟関節部分を視診し,凹凸を確認する
- −2点:距舟関節部分が著明に凹型
- −1点:距舟関節部分がわずかに,しかし確実に凹型
- 0点:距舟関節部分は平坦
- 1点:距舟関節部分がわずかに凸型
- 2点:距舟関節部分が著明に凸型

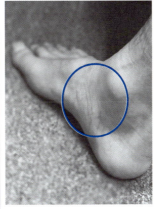
回外足

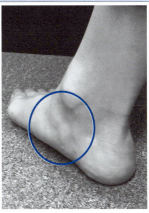
回内足

5. 内側縦アーチの形態・適合性

アーチの高さと形態を視診する
- −2点:アーチは高く,後方の傾斜が急峻な角度
- −1点:アーチは中等度に高く,後方の傾斜がわずかに急な角度
- 0点:アーチの高さは普通で,アーチ前後の傾斜は等しい
- 1点:アーチは低く,中心部分がいくぶん平坦化している
- 2点:アーチは非常に低く,中心部分が重度に平坦化しており,床と接する

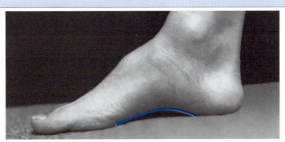
回外足

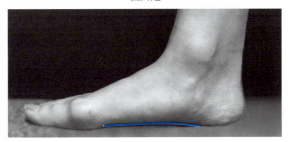
回内足

6. 後足部に対する前足部の内外転

踵部長軸の後方から視診し(足部全体の長軸ではない),前足部の見え方を確認する
- −2点:外側の足趾は見えないが,内側の足趾ははっきりと見える
- −1点:外側の足趾よりも,内側の足趾のほうがよりはっきりと見える
- 0点:内側と外側の足趾が同等に見える
- 1点:内側の足趾よりも,外側の足趾のほうがよりはっきりと見える
- 2点:内側の足趾は見えないが,外側の足趾ははっきりと見える

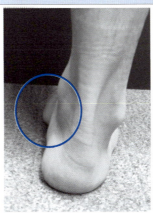
回外足

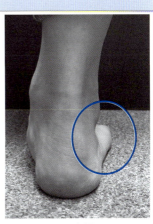
回内足

Reproduced with permission of the rights holder.
Copyright © 2018 Anthony Redmond
All rights reserved.

▶arch height index

　arch height indexは，体表からアーチの高さを測定する評価方法で，足高と足長（踵骨から中足骨頭までの長さ）との比率で表される．arch height indexの信頼性は検者内でICC$_{1.1}$＝0.94～0.98，検者間でICC$_{2.k}$＝0.81～0.85とされており，足部アーチ高の評価として高い信頼性が報告されている[31]．このarch height indexにおいて必要な測定項目は足長（踵から最も長い足趾尖端まで），踵骨から中足骨頭までの長さ，足高（足長の50％の位置）である（図13）[32]．arch height indexは，この足高を踵骨から中足骨頭までの長さで除すことで求める．式は下記のとおりである．

$$\text{arch height index} = \frac{\text{足高（足長の50％の位置）}}{\text{踵骨から中足骨頭までの長さ}}$$

　測定姿勢に関しては，さまざまな方法が示されている．arch height indexを提唱した論文では，座位姿勢（10％荷重）と片脚立位（90％荷重）で測定しており，それぞれ，平均値は0.316±0.027と0.292±0.027であった．これらの結果は，19歳から43歳の男女を対象としたもので，この年代の標準的な指標として用いられている[32]．

▶母趾伸展テスト

　母趾伸展テストはウインドラス効果が機能しているかどうかを評価するテストである．患者は安静立位となり，検査者は患者の母趾MTP関節を他動的に背屈させる（図14）[33]．その際の内側縦アーチの挙動を確認する．母趾MTP関節他動背屈によって，すぐに内側縦アーチの挙上が認められる場合は"intact"とする．しかし，他動背屈から多少遅れて内側縦アーチが挙上する場合は"limited"，内側縦アーチの挙上が起こらない場合を"absent"とする．この評価による結果によって，limitedもしくはabsentとなった者は，母趾MTP関節背屈によって足底腱膜が伸長されても足部アーチが巻き上げられず，ウインドラス効果の低下が疑われる．足部形態との関連をみると，limitedもしくはabsentの者は，FPI-6の評価結果から回内足の割合が高いとされる[33]．

図13 arch height indexの測定項目

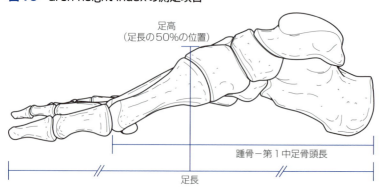

arch height indexは足高を踵骨から第一中足骨頭までの長さで除して求める．足高は足長の50％の位置で測定する．

図14 母趾伸展テスト

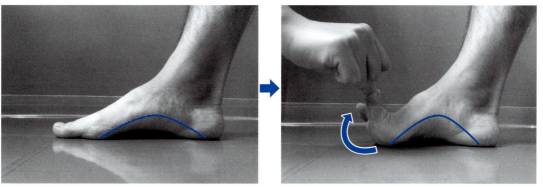

検査者は患者の母趾MTP関節を他動的に背屈させる。ウインドラス効果が機能している場合，母趾伸展に伴い内側縦アーチは挙上する。

▶後脛骨筋・後脛骨筋腱機能評価

　後脛骨筋は足部アーチ保持に重要な役割を果たしており，その機能評価は臨床上重要な意味をもつ。後脛骨筋の機能障害は，整形外科分野において筋機能よりも，腱の変性による後脛骨筋腱不全症のほうが大きな関心を集めている。後脛骨筋腱不全症は4つのステージに分類され，ステージⅡはⅡaとⅡbに分けられるため，合計5つの病態に分類される（**表2**）[2, 34]。後脛骨筋腱不全症のステージⅢ以上となると，手術適応となる場合が多い。そのため，患者の病態を正確に把握して，適切な治療アプローチを行うことが重要となる。

　ステージ分類と機能評価のために必要な理学療法評価は，疼痛部位，変形の有無，徒手的な変形の修正が可能かどうか，後脛骨筋の筋力，heel raise test, too many toes signである。ステージⅡb以上では踵骨と腓骨の間でインピンジメントが生じるため，足部外側にも疼痛を認めることがある[34]。また，変形の有無と徒手的な変形の修正の可否は重要なポイントとなる。ステージⅡaまででは後足部の外がえし変形のみを認めるが，ステージⅡbとなると前中足部の外転変形も生じる。さらに，ステージⅡでは足部変形を認めるが，柔軟性があるため徒手的な修正は可能である。しかし，ステージⅢ以上になると柔軟性が低下するため，徒手的な修正は困難となる。

　後脛骨筋は下腿の筋のなかで最も内がえし方向へのモーメントアームが長いため，非荷重位で徒手にて外がえし抵抗を加えて，単純な筋力を評価することができる（**図15**）。その際，股関節の内転や内旋による代償が生じやすいため，患者には膝蓋骨を上方に向けたまま動かさないように指示をする必要がある。筋力評価は左右とも行い，必ず左右差を確認する。

　too many toes signやheel raise testは荷重位での後脛骨筋および腱の機能を評価する方法である[22]。too many toes signは，患者の足部を後方から観察し，足趾がどのようにみえるかを確認する。その際，後脛骨筋および，後脛骨筋腱の機能不全によって後足部が外がえしし，中足部が外転している場合，外側の足趾が健側と比べてより多くみえる（**図16**）。heel raise testでは，患者に片脚heel raiseを行ってもらう。正常の場合，踵の上昇に伴い距骨下関節は

表2 後脛骨筋腱不全症のステージ分類

ステージ	腱の病理学的変化	足部変形	臨床症状
Ⅰ	腱の滑膜炎±退行変性	足部の変形やアーチの低下なし	後脛骨筋腱に沿った内側の疼痛
	腱の機能は正常		片脚heel raiseは可能もしくは多少の弱化
Ⅱa	腱の延長＋退行変性	足部アーチ低下，後足部外反	内側の疼痛と腫脹
		中足部の外転はなし	片脚heel raise困難
		変形は徒手的に修正可能	too many toes sign陽性
Ⅱb	腱の延長＋退行変性	足部アーチ低下	内側±外側の疼痛と腫脹
		後足部外反＋中前足部の外転	片脚heel raise困難
		変形は徒手的に修正可能	too many toes sign陽性
Ⅲ	腱の延長＋退行変性	足部アーチ低下	内側±外側の疼痛と腫脹
		後足部外反＋前中足部外転	片脚heel raise困難
		変形は徒手的に修正不可能	too many toes sign陽性
Ⅳ	腱の延長＋退行変性	距骨外側傾斜	内側±外側の疼痛と腫脹
		変形は徒手的に修正不可能	片脚heel raise困難 too many toes sign陽性

図15 後脛骨筋の筋力評価

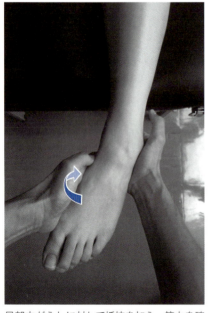

足部内がえしに対して抵抗を加え，筋力を確認する．その際，股関節の内転や内旋などの代償運動が起こらないように注意し，必ず左右差を確認する．

図16 too many toes sign（左足）

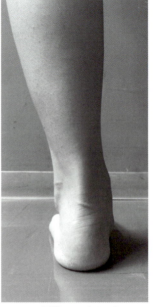 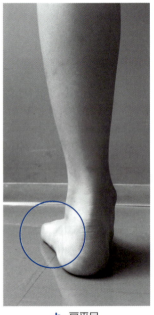

a 正常アライメント　　　b 扁平足

患者の後方から足部を観察し，足趾の見え方を確認する．扁平足では，中足部の外転のため，外側の足趾が後方から確認できる．

内がえしする．しかし，後脛骨筋，腱の機能障害がある場合，距骨下関節は内がえしせず，外がえし位のままとなる（図17）．heel raise testでは，患者は壁などに手をついてバランスを保持することは許可されるが，上肢で体重を支えすぎないように注意する．

図17 heel raise test(左足)

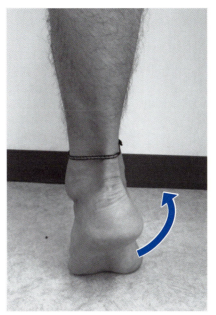
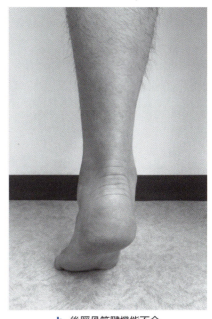

a 正常　　　　　　　　　　　b 後脛骨筋腱機能不全

片脚heel raiseを後方から観察する。正常では，後脛骨筋の機能によって後足部は内がえしする。一方，後脛骨筋の機能不全を認める場合，後足部は外がえし位のままで挙上する。

▶足部可動性評価

　足部アーチの低下にかかわる可動性評価を行う場合，足部のさまざまな関節の可動性評価を行う必要がある。その際，評価を行う近接関節の肢位が，可動性に影響を与えることを覚えておかなければならない。そのため，一度可動性評価を行い，以降再評価を行う場合は，近接関節を同様の肢位にして実施する。距骨下関節やショパール関節の可動性は個人差が大きく，客観的に測定するのが困難な部位であるため，評価結果に客観性をもたせる意味でも必ず左右差を確認する。

●距腿関節

　足部アーチの低下に伴い，距骨は底屈位となり，距踵角は増大する[2]。距骨が常時底屈位となることで，背屈可動域は制限される。背屈可動域の制限は，立脚期の短縮につながり，ウインドラス効果が十分に機能しなくなるため，アーチの挙上が困難となる。また，背屈制限を代償するために，下肢外旋位，足部外転位で蹴り出すことで，扁平足はより助長される。

●距骨下関節

　距骨下関節の外反変形は，後脛骨筋腱不全症でも最も早期から起こる変形であるため，重要な評価項目となる。内がえし方向の可動性を評価する際，検査者は下腿ではなく距骨を把持して，もう一方の手で踵骨を内がえしさせる（図18）。その際，下腿はベッドなどを用いて固定して回旋運動が入らないように

図18　距骨下関節の内がえし可動性評価

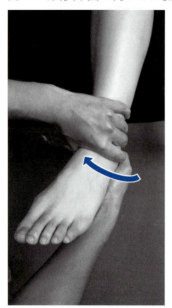
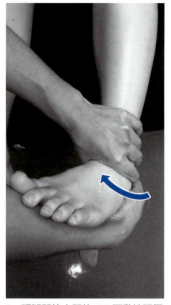

a 距腿関節底屈位での可動性評価　　**b** 距腿関節中間位での可動性評価
　　　　　　　　　　　　　　　　　　前腕を用いて足底部を支え，距腿
　　　　　　　　　　　　　　　　　　関節中間位を保つ．

下腿はベッドに固定し，検者は距骨を把持する．もう一方の手で踵骨を内がえし方向に他動的に動かして，可動性を確認する．

注意する．また，距骨下関節内外がえし可動性は距腿関節の位置に影響を受け，背屈位ではより可動性が減少する．歩行においても立脚期のなかで底背屈角度は変化するため，距腿関節の角度を変化させて，距骨下関節の可動性評価を行う．

● ショパール関節

　足部アーチの低下はショパール関節の外がえし，外転を惹起する．そのため，内がえし，内転方向の可動性の有無を確認する．ショパール関節は距舟関節と踵立方関節で構成されるため，検査者は踵骨と距骨を固定して，舟状骨と立方骨を動かす．その際，距骨・踵骨を固定する手と舟状骨・立方骨を動かす手は極力近づけ，ショパール関節での運動を意識して，内がえし，内転方向に動かし，可動性を確認する（**図19**）．

● リスフラン関節

　距骨下関節の外がえしとショパール関節の外がえし・外転による足部アーチの扁平化を認める場合，中・後足部に対して前足部は代償的に内がえし位となる[34]．扁平化が重度になるほど，内がえし位の徒手的な修正は困難となる．そのため，リスフラン関節に可動性があるかどうかの評価は重要なポイントとなる．リスフラン関節の可動性評価では，楔状骨と立方骨を一方の手で固定し，中足骨を動かして可動性を確認する（**図20**）．特に第1中足骨と内側楔状骨の間の可動性評価は重要である．

図19 ショパール関節の内がえし，内転可動性評価

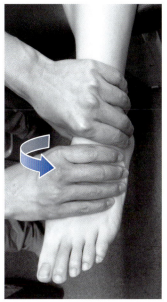 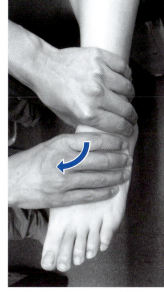

| a ショパール関節の内がえし | b ショパール関節の内転 |

距骨と踵骨の遠位部と舟状骨と立方骨の近位部を把持して，各方向に動かす。

図20 リスフラン関節の可動性評価

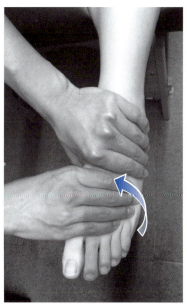 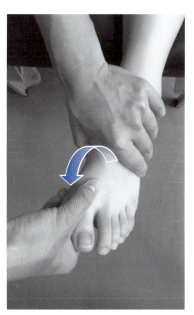

a　　　　　　　　　　　　　　b

検査者は一方の楔状骨と立方骨を固定し，もう一方の手で中足骨を外がえし方向に動かして可動性を評価する。

固定した内側楔状骨に対して第1中足骨を動かして，可動性を確認する。

● MTP 関節

MTP 関節の背屈は，ウインドラス効果によって足底腱膜の緊張を増加させ，足部アーチを上昇させる。そのため，MTP 関節の背屈が制限されると，十分に足部アーチが上昇しなくなる。

運動連鎖

足部の運動は，近位関節からの運動連鎖や重心の位置に影響を受ける。近位からの運動連鎖としては，骨盤前傾，股関節内旋，膝関節外旋は足部の外がえしを生じさせる。また，身体重心が距骨下関節軸の内側に位置する場合にも，足部には外がえし方向のモーメントが加わる（**図21**）。しかし，体幹や股関節周囲筋の筋活動が適切であれば，身体重心が距骨下関節軸の内側に位置しても，体幹が対側方向に倒れることは制動できるため，足部にかかる外がえしモーメントは減少すると考えられる。実際に，着地動作において股関節外転筋の筋疲労によって，接地後の足圧中心の内外側方向の移動軌跡が増加したことが示されている[35]。よって，近位関節の不良動作が足部アーチの低下にかかわってい

図21　重心位置と足部にかかるモーメント

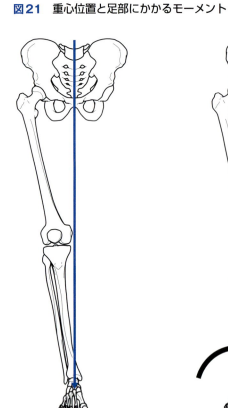
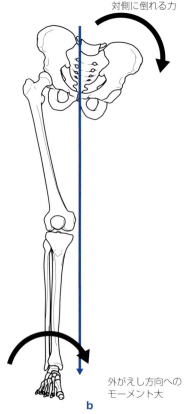
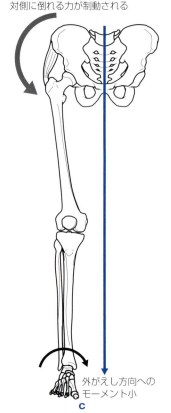

a　重心位置が距骨下関節上にある場合，足部に内外がえし方向のモーメントは発生しない。

b　近位の筋による支持が不十分で，体幹，骨盤が対側方向に倒れ，身体重心が距骨下関節内側に位置することで，足部には外がえし方向の大きなモーメントが発生する。

c　中殿筋によって体幹・骨盤が対側に倒れる力が抑制されれば，身体重心が距骨下関節内側に位置していても，足部に発生する外がえしモーメントは小さくなる。

足部アーチの過剰低下（扁平足）

ないかを分析するとともに，股関節や体幹の筋機能を評価して，運動をコントロールする能力の確認も重要となる。

足部アーチの過剰低下の治療

➤概要

　足部アーチの過剰低下に対する理学療法で，最も重要となるのは，アーチが低下した肢位での関節拘縮を予防することと，アーチ保持にかかわる筋の機能改善である。関節の拘縮予防に関しては，前述の各関節の可動性評価の方法に準じて，可動性を改善することを奨める。ここでは，後脛骨筋や長趾屈筋などの足部アーチ保持にかかわる筋の効果的な運動療法の方法やインソールの効果について整理する。

➤アーチ保持にかかわる筋機能改善のための運動療法

　扁平足患者の多くに後脛骨筋および後脛骨筋腱の機能障害が認められることから，後脛骨筋のトレーニングは，足部アーチの過剰低下に対する運動療法として有用である。12週間の運動介入を行った研究では，インソールの使用に後脛骨筋トレーニングを組み合わせることで，より疼痛の軽減と機能の改善が認められた[36]。

　後脛骨筋の単独収縮を促す場合，足部内転運動が最も効果的とされている[37]。その場合，エラスチックバンドを前足部内側に巻き，外側から抵抗を加えて足部内転運動を行う。また，外側にエラスチックバンドを固定する場所がない場合，対側の足部に巻くことで，抵抗を加えることもできる（**図22**）。この運動を膝関節伸展位で行う場合，股関節の内転や内旋による代償が生じないように注意する。一方，膝関節屈曲位で行う場合，股関節外旋に注意する。また，足部を自然下垂位にすることで，距腿関節は軽度底屈位となり，後脛骨筋腱の内果後方での急峻な角度変化が少なくなるため，より筋張力の伝達効率がよくなると考えられる。

　後脛骨筋機能が低下している場合，運動介入の第1段階としては，単独収縮を促す選択的トレーニングが重要となるが，後脛骨筋の主要な筋機能は荷重位での運動である。そのため，次の段階として他の筋と協調した荷重位での運動介入が必要となる。荷重位での運動としてカーフレイズは有効なトレーニングである。特に，足部30°内転位でのカーフレイズは後脛骨筋の筋活動量が高いとされている（**図23，24**）[38]。足部内転位でのカーフレイズを行う際，可能な限り小趾球に荷重させて，踵部挙上とともに足部内がえしを強調させる。この運動はバランス保持が困難であるため，壁やテーブルなどを軽く支えにすることで，転倒や足部の過度な内がえしを防ぐ必要がある。

　長趾屈筋も足部アーチ保持に大きな役割を果たす筋である。足趾屈筋群の運動として，タオルギャザーは臨床上よくみられる運動である。タオルギャザーは足趾の屈筋群を選択的に活動させることができる。しかし，その際の筋活動量は必ずしも高くない。ワイヤ筋電図を使用した著者の研究では，タオルギャ

III
機能障害別マネジメント

129

図22　エラスチックバンドを使った後脛骨筋の運動

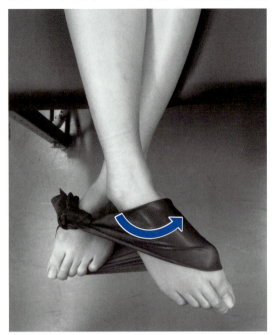

前足部にエラスチックバンドを巻いて抵抗を加えて，足部内転運動を行う．股関節による代償運動が入らないように注意する．

図23　3種類の肢位でのカーフレイズ

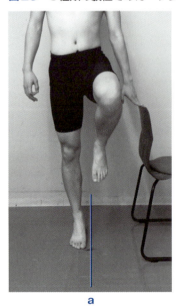
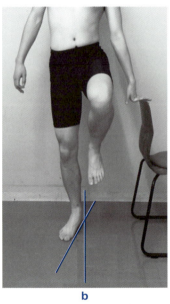
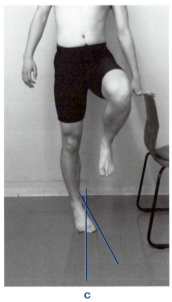

a
足部内外転中間位．

b
足部30°外転位で母趾球に荷重しながら，踵部を挙上する．

c
足部30°内転位で小趾球に荷重しながら，踵部を挙上する．

図24　3種類の肢位でのカーフレイズを行った際の後脛骨筋活動量

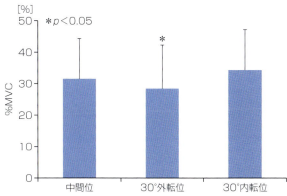

反復測定分散分析の結果，3種類のカーフレイズ間に有意差を認めたが，事後検定では各カーフレイズ間の差を認めなかった。しかし，内転位でのカーフレイズが最も高い筋活動量を示した。

ザー時の長趾屈筋活動量は，最大随意収縮時の25％ほどであった。そのため，後脛骨筋のトレーニング同様，より筋活動量の高い運動へと段階を上げる必要がある。前述の足部内転位でのカーフレイズは，長趾屈筋でも高い筋活動量を認める（**図25**）。足部内がえしを強調したカーフレイズは有効なトレーニングであると考える。

図25　3種類の肢位でのカーフレイズを行った際の長趾屈筋活動量

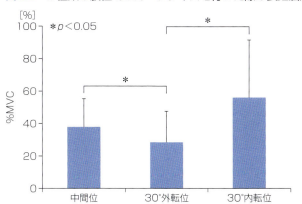

中間位と内転位でのカーフレイズは，外転位でのカーフレイズに比べ，有意に高い筋活動量を示した。

　後脛骨筋腱不全症に対する運動療法
　後脛骨筋腱不全症のステージⅠ，Ⅱの患者36名をインソール・ストレッチ群，インソール・ストレッチ・求心性後脛骨筋トレーニング群，インソール・ストレッチ・遠心性後脛骨筋トレーニング群の3群に分類し，12週間の介入効果が検証された。後脛骨筋のトレーニングは足部内転運動であった。12週間の介入の結果，足部機能や疼痛はすべての群で有意に改善された。なかでも，遠心性トレーニングを加えた群が最も高い改善を示した[36]。

▶インソール使用による足部アーチ保持

　足部アーチの過剰低下を認める場合，アーチを物理的に保持するために，インソールが処方されることは多い．インソールの効果は，カスタムメイドであることや，アーチの形状，ウェッジの有無など，さまざまな要素に影響される．システマティックレビューでは，外側ウェッジを入れたインソールによって走行時の足部最大外がえし角が平均2.12°減少すると報告された[39]．一方，インソールの使用は，筋活動にも影響を与える．インソールの使用によって，歩行時の後脛骨筋活動量は，裸足と比較して，有意に減少した（**図26**）[12, 40]．これらの結果は，後脛骨筋腱不全などによって，筋機能が足部アーチ保持作用を果たせない場合，インソールの使用によって機能を代償できる可能性を示唆している．しかしながら，どのような形状のインソールが足部アーチの過剰低下に対して効果的であるかの結論は得られていない．

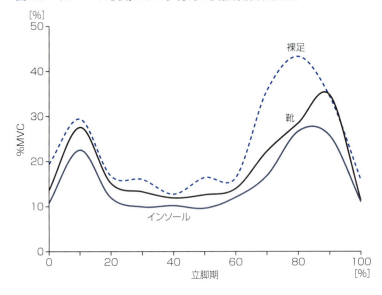

図26 インソール使用による歩行時の後脛骨筋活動変化

文献

1) Eils E, et al : Characteristic plantar pressure distribution patterns during soccer-specific movements. Am J Sports Med, 32(1) : 140-145, 2004.
2) Gluck GS, et al : Tendon disorders of the foot and ankle, part 3: the posterior tibial tendon. Am J Sports Med, 38(10) : 2133-2144, 2010.
3) Hamstra-Wright KL, et al : Risk factors for medial tibial stress syndrome in physically active individuals such as runners and military personnel : a systematic review and meta-analysis. Br J Sports Med, 49(6) : 362-369, 2015.
4) Wearing SC, et al : The pathomechanics of plantar fasciitis. Sports Med, 36(7) : 585-611, 2006.
5) Schwartz EN, et al : Plantar fasciitis : a concise review. Perm J, 18(1) : e105-107, 2014.
6) Park H, et al : The Relationship Between Accessory Navicular and Flat Foot : A Radiologic Study. J Pediatr Orthop, 35(7) : 739-745, 2015.
7) Leardini A, et al : Rear-foot, mid-foot and fore-foot motion during the stance phase of gait. Gait Posture, 25 (3) : 453-462, 2007.
8) Iaquinto JM, et al : Computational model of the lower leg and foot/ankle complex : application to arch stability. J Biomech Eng, 132(2) : 021009, 2010.

9) Mengiardi B, et al : Spring ligament complex and posterior tibial tendon : MR anatomy and findings in acquired adult flatfoot deformity. Semin Musculoskelet Radiol, 20(1) : 104-115, 2016.

10) Tao K, et al : Relative contributions of plantar fascia and ligaments on the arch static stability : a finite element study. Biomed Tech(Berl), 55(5) : 265-271, 2010.

11) Kamiya T, et al : Dynamic effect of the tibialis posterior muscle on the arch of the foot during cyclic axial loading. Clin Biomech(Bristol, Avon), 27(9) : 962-966, 2012.

12) Akuzawa H, et al : Calf muscle activity alteration with foot orthoses insertion during walking measured by fine-wire electromyography. J Phys Ther Sci, 28(12) : 3458-3462, 2016.

13) Murley GS, et al : Tibialis posterior EMG activity during barefoot walking in people with neutral foot posture. J Electromyogr Kinesiol, 19(2) : e69-77, 2009.

14) Klein P, et al : Moment arm length variations of selected muscles acting on talocrural and subtalar joints during movement : an in vitro study. J Biomech, 29(1) : 21-30, 1996.

15) Hofmann CL, et al : Experimental evidence supporting isometric functioning of the extrinsic toe flexors during gait. Clin Biomech(Bristol, Avon), 28(6) : 686-691, 2013.

16) Semple R, et al : Tibialis posterior in health and disease : a review of structure and function with specific reference to electromyographic studies, J Foot Ankle Res, 2 : 24, 2009.

17) Trnka HJ : Dysfunction of the tendon of tibialis posterior. J Bone Joint Surg Br, 86,(7) : 939-946, 2004.

18) Hicks JH : The mechanics of the foot. II. The plantar aponeurosis and the arch. J Anat, 88(1) : 25-30, 1954.

19) Pascual Huerta J : The effect of the gastrocnemius on the plantar fascia. Foot Ankle Clin, 19(4) : 701-718, 2014.

20) Stecco C, et al : Plantar fascia anatomy and its relationship with Achilles tendon and paratenon. J Anat, 223 (6) : 665-676, 2013.

21) Sammarco VJ : The talonavicular and calcaneocuboid joints : anatomy, biomechanics, and clinical management of the transverse tarsal joint. Foot Ankle Clin, 9(1) : 127-145, 2004.

22) Yao K, et al : Posterior Tibialis Tendon Dysfunction : Overview of Evaluation and Management. Orthopedics, 38,(6) : 385-391, 2015.

23) Kong A, et al : Imaging of tibialis posterior dysfunction. Br J Radiol, 81(970) : 826-836, 2008.

24) Holmes GB Jr, et al : Possible epidemiological factors associated with rupture of the posterior tibial tendon. Foot Ankle, 13(2) : 70-79, 1992.

25) Smyth NA, et al : Adult-acquired flatfoot deformity. Eur J Orthop Surg Traumatol, 27(4) : 433-439, 2017.

26) Van de Velde M, et al : Foot segmental motion and coupling in stage II and III tibialis posterior tendon dysfunction., Clin Biomech(Bristol, Avon), 45 : 38-42, 2017.

27) Bouché RT , et al : Medial tibial stress syndrome(tibial fasciitis) : a proposed pathomechanical model involving fascial traction. J Am Podiatr Med Assoc, 97(1) : 31-36, 2007.

28) Franklyn M, et al : Aetiology and mechanisms of injury in medial tibial stress syndrome : Current and future developments. World J Orthop, 6(8) : 577-589, 2015.

29) Saeki J, et al : Muscle stiffness of posterior lower leg in runners with a history of medial tibial stress syndrome. Scand J Med Sci Sports : 1-6, 2017.

30) Redmond AC, et al : Development and validation of a novel rating system for scoring standing foot posture : the Foot Posture Index. Clin Biomech(Bristol, Avon), 21(1) : 89-98, 2006.

31) Butler RJ, et al : Arch height index measurement system : establishment of reliability and normative values. J Am Podiatr Med Assoc, 98(2) : 102-106, 2008.

32) Williams DS, et al : Measurements used to characterize the foot and the medial longitudinal arch : reliability and validity. Phys Ther, 80(9) : 864-871, 2000.

33) Lucas R, et al : Influence of foot posture on the functioning of the windlass mechanism. Foot(Edinb), 30 : 38-42, 2017.

34) Myerson MS : Adult acquired flatfoot deformity : treatment of dysfunction of the posterior tibial tendon. Instr Course Lect, 46 : 393-405, 1997.

35) Lee SP, et al : Fatigue of the hip abductors results in increased medial-lateral center of pressure excursion and altered peroneus longus activation during a unipedal landing task. Clin Biomech(Bristol, Avon), 28(5) : 524-529, 2013.

36) Kulig K, et al : Nonsurgical management of posterior tibial tendon dysfunction with orthoses and resistive exercise : a randomized controlled trial. Phys Ther, 89(1) : 26-37, 2009.

37) Kulig K, et al : Selective activation of tibialis posterior : evaluation by magnetic resonance imaging. Med Sci Sports Exerc, 36(5) : 862-867, 2004.

38) Akuzawa H, et al : The influence of foot position on lower leg muscle activity during a heel raise exercise measured with fine-wire and surface EMG. Phys Ther Sport, 28 : 23-28, 2017.

39) Mills K, et al : Foot orthoses and gait : a systematic review and meta-analysis of literature pertaining to potential mechanisms. Br J Sports Med, 44(14) : 1035-1046, 2010.

40) Murley GS, et al : Do foot orthoses change lower limb muscle activity in flat-arched feet towards a pattern observed in normal-arched feet?. Clin Biomech(Bristol, Avon), 25(7) : 728-736, 2010.

III 機能障害別マネジメント

6 足部アーチの低下障害（ハイアーチ）

Abstract
■ 足部アーチの低下障害（ハイアーチ）は，内側縦アーチの上昇または外側縦アーチの低下によって生じ，各アーチの静的および動的支持機構の低下が関与する。

■ 足部アーチの低下障害（ハイアーチ）の評価は主に荷重位で実施されるが，非荷重位での可動性や筋機能と組み合わせて，その原因を推測する。

■ 足部アーチの低下障害（ハイアーチ）の治療では，足部アーチの正常化を目的にアライメントや筋機能の改善を促すことで荷重時の衝撃吸収作用を改善させ，足部や隣接関節への負担軽減を図る。

はじめに

　　足部アーチはさまざまな荷重動作に関与し，衝撃吸収や歩行の推進機能として重要な役割を果たす。足部アーチの低下障害（ハイアーチ）では衝撃吸収機能が低下するため，足部・足関節を含めた特定部位へのストレスを集中させる。このメカニカルストレスの増加が疼痛や変形を生じさせる。足部アーチ低下障害（ハイアーチ）の改善には，足部・足関節の構造的・機能的異常のみならず，近位関節からの運動連鎖や先天性の異常など，さまざまな要因を考慮し，介入する必要がある。本項では，足部アーチ機能と足部アーチの低下障害（ハイアーチ）に関連する基本的知識を整理したうえで，評価や治療法を提案する。

基本的知識

　　足部アーチの低下障害（ハイアーチ）は，足部内側縦アーチの上昇や足部外側縦アーチの低下として表される。Charcot-Marie-Tooth病などの神経筋疾患や遺伝性の要因による発生もみられるが[1]，足部・足関節におけるさまざまな機能低下の結果として生じる場合も多い[2]。本項では主に足部や近位関節の機能不全によって生じる足部アーチの低下障害（ハイアーチ）に関して，「足部内側縦アーチの上昇」と「足部外側縦アーチの低下」に分けて整理する。

▶足部内側縦アーチ上昇の発生機序

　　足部内側縦アーチの構造に関する基本的知識は，「III章-5 足部アーチの過剰低下（扁平足）」の項（p110）を参照いただきたい。

　　足部内側縦アーチの上昇は，主に距骨下関節内がえし，ショパール関節内がえし・内転，第1リスフラン関節底屈によって生じる[3]（**図1**）。異常な内側縦アーチ上昇の主な原因は，靱帯や筋などの静的・動的支持機構の短縮・癒着などによる伸張性の低下や機能不全である。

　　足部内側縦アーチを支持する静的組織としては，足関節内側側副靱帯（三角靱帯），バネ靱帯（底側踵舟靱帯），長・短足底靱帯などがある。三角靱帯は大

足部アーチの低下障害（ハイアーチ）

図1 内側縦アーチの上昇

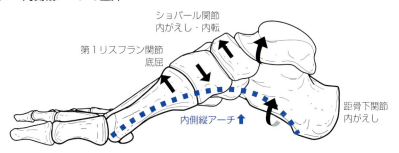

内側縦アーチの上昇は距骨下関節内がえし，ショパール関節内がえし・内転，第1リスフラン関節底屈により生じる。

きく脛舟部，脛踵部，脛距部の3線維に分けられ，脛舟部は舟状骨粗面，脛踵部は踵骨載距突起，脛距部は距骨内側結節と隣接する側面に付着する[4]。三角靱帯は主に距骨下関節の外がえし制動に寄与する[4]。バネ靱帯は踵骨と舟状骨を連結し，三角靱帯と同じく距骨下関節の外がえし制動に貢献する[4]。これらの靱帯の短縮・癒着によって伸張性が低下した場合，距骨下関節の外がえしは制限され，足部内側縦アーチの低下が妨げられる。

　動的支持組織では，前脛骨筋や後脛骨筋，長趾屈筋，下腿三頭筋と足底腱膜が足部内側縦アーチの上昇に関与する。前脛骨筋は脛骨遠位から舟状骨に停止し，距舟関節の内がえしと内転に作用する[4]。後脛骨筋は踵骨および距骨を介して内側・中間・外側楔状骨に付着するため，収縮によってショパール関節はロックされ，足部剛性が高まる[5]。長趾屈筋は，歩行中に一定の等尺性収縮を行うことで足部内側縦アーチの保持に関与する[6]。足底腱膜は踵骨結節内側から前足部を結ぶ強固な腱膜で，荷重時の足底面を形成することで足部アーチの保持に貢献する。足底腱膜は下腿三頭筋と腱組織が一部連続しており，下腿三頭筋の伸張性低下に付随して緊張が高まるため[7]，下腿三頭筋の短縮は足部内側縦アーチ上昇を招く[8]。屍体足でハイアーチモデルを作成した研究では，前脛骨筋や後脛骨筋，長趾屈筋，下腿三頭筋の過度な牽引によって足部アーチが上昇することが示された[9]。これら足部外在筋の過剰な収縮は，足部内在筋の機能が低下した際にMTP関節の安定性向上の代償として生じるとされる[10]。また，下腿三頭筋の伸張性低下により足関節背屈制限が認められると，前脛骨筋よりも長腓骨筋の働きが優位となり，第1中足骨を底屈方向に強く牽引するため，足部内側縦アーチが上昇しやすくなる[2,11]（**図2**）。

MIP関節：
metatarsophalangeal joint

▶足部外側縦アーチ低下の発生機序
●足部外側縦アーチの概要

　足部外側縦アーチは荷重時の衝撃吸収や足部推進の機能を担い，踵骨，立方骨，第4・5中足骨から構成され，距骨下関節や踵立方関節，外側リスフラン関節を形成する[12]（**図3**）。距骨下関節は主に内がえし・外がえしの運動を行い，踵腓靱帯や三角靱帯（脛踵部），骨間靱帯，頸部靱帯が運動を制動する[4]。骨間靱帯や頸部靱帯は内がえし・外がえし方向ともに制動作用を有する[4]。距骨下

図2 下腿三頭筋の伸張性低下が及ぼす影響

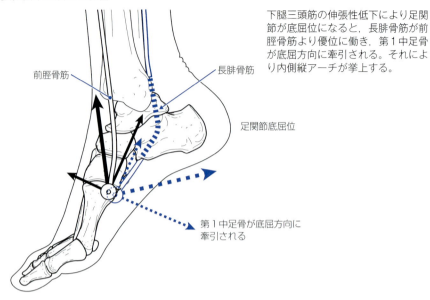

下腿三頭筋の伸張性低下により足関節が底屈位になると，長腓骨筋が前脛骨筋より優位に働き，第1中足骨が底屈方向に牽引される。それにより内側縦アーチが挙上する。

図3 外側縦アーチを構成する骨と関節

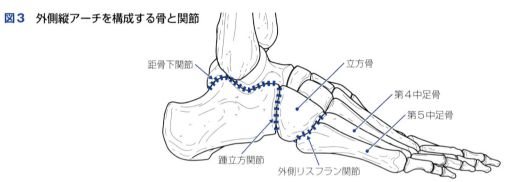

関節はショパール関節の位置関係に影響を与えるため，距骨下関節の肢位により外側縦アーチを構成する踵立方関節の可動性は変化する（「Ⅲ章-5 足部アーチの過剰低下（扁平足）」のmidtarsal joint locking mechanism（p116）を参照）。踵立方関節はショパール関節の外側構成要素であり，踵骨と立方骨の関節面はわずかに凹凸面を有し，滑りに抵抗する構造のため，可動性に乏しい[4]。この関節運動は，背側踵立方靱帯，二分靱帯，長・短足底靱帯によって制動される。これらの靱帯は主に立方骨の内がえしを制動する。踵立方関節の運動は距骨下関節運動に連動し，踵骨外がえし位で関節は緩まり，踵骨内がえし位で関節は固定される[13]（**図4**）。外側リスフラン関節は立方骨の遠位面と第4・5中足骨底との間で形成され，背側・底側中足靱帯によって制動される[4]。第2・3中足骨に比べて底背屈方向の可動性は大きく[4]，衝撃吸収や後足部から前足部への荷重伝達の役割を担う[14]。

●足部外側縦アーチ低下の発生機序

　足部外側縦アーチ低下は，主に距骨下関節およびショパール関節の内がえし，外側リスフラン関節の背屈によって生じる[3]（**図5**）。過度な距骨下関節の内が

えしは距骨下関節の関節軸を垂直方向へ変位させ，足趾を足部長軸に対して平行に近づけるためショパール関節の内がえしが生じる[15]（図6）。

図4 距骨下関節と踵立方関節の特性（水平面背側より観察）

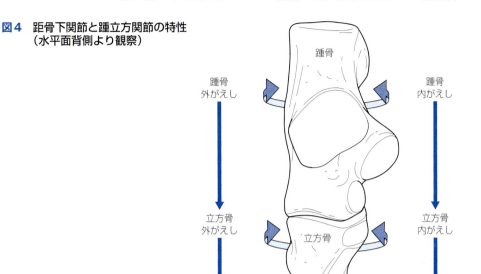

踵骨の内がえしに伴い，立方骨も内がえし位となり固定される。踵骨の外がえしでは立方骨も外がえし位となり，緩まる。

図5 外側縦アーチの低下

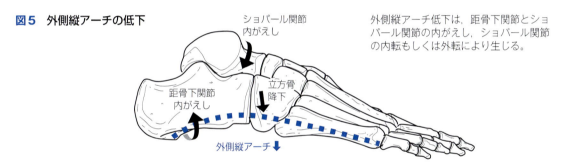

外側縦アーチ低下は，距骨下関節とショパール関節の内がえし，ショパール関節の内転もしくは外転により生じる。

図6 距骨下関節内がえしによる関節軸の変化とショパール関節の内転

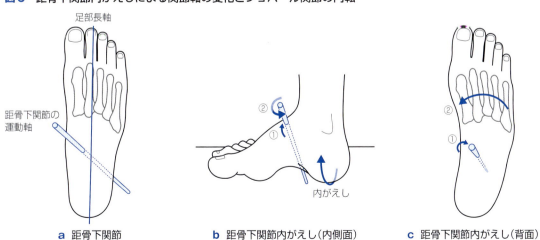

a 距骨下関節　　b 距骨下関節内がえし（内側面）　　c 距骨下関節内がえし（背面）

過度な距骨下関節の内がえしは，距骨下関節の関節軸を垂直方向へ変位（矢印①）させる。この関節軸の変化は足趾を足部長軸に対して平行に近づけ，結果的にショパール関節の内がえしを生じさせる。また，水平面においてショパール関節は内転しやすくなる（矢印②）。

足部外側縦アーチの静的支持組織は，主に前距腓靱帯や踵腓靱帯，二分靱帯，背側踵立方靱帯，長・短足底靱帯などである。前距腓靱帯は外果前縁から前内方に向かって距骨頸に付着する。踵腓靱帯は外果から踵骨外側へ付着する。これら2つの靱帯は距腿関節・距骨下関節を含めた足関節複合体の内がえし制動を担い，これらの靱帯が損傷することで内がえしは増大する[14, 16]。二分靱帯は本幹が踵骨および踵立方関節縁の背外側に付着するY字型の束状組織である。靱帯は内側・外側線維束となって広がり，外側線維束が踵立方関節における立方骨の内がえしを制動する[4]（図7）。背側踵立方靱帯は踵立方関節の背側を走行し，主に踵立方関節の外がえしを制動する[4]（図8）。長足底靱帯は踵骨粗面から第2～5中足骨底に付着する。短足底靱帯は，長足底靱帯の前方かつ深部から立方骨底面に付着する（図9）。長・短足底靱帯は踵立方関節面と直交するため，足部外側縦アーチの安定性向上に対して優れた構造を有している[4]。なお，屍体研究では，背側踵立方靱帯や長・短足底靱帯の切離によって，足関節内がえし時の踵立方関節不安定性の増大が確認されている[14, 17]。よって，これらの靱帯に損傷が生じると，特に荷重動作において距骨下関節や踵立方関節の過度な内がえしが生じ，足部外側縦アーチは低下する。

　足部外側縦アーチの動的支持組織としては，足部外在筋である長・短腓骨筋や小趾外転筋の働きが重要となる[3, 13]。長腓骨筋は腓骨頭から短腓骨筋の上部を覆い，立方骨の腓骨筋腱溝を通って第1・2中足骨底および内側楔状骨に付着する。長腓骨筋の収縮は第1・2中足骨や内側楔状骨を内がえしさせ，中足部の剛性を高める[18]。また，歩行立脚中期には距骨下関節を外がえし方向に牽引することで足部柔軟性を高め，衝撃吸収に貢献する。短腓骨筋は腓骨遠位外

図7　二分靱帯内外側線維および背側踵立方靱帯

図8　背側踵立方靱帯（水平面背側より観察）

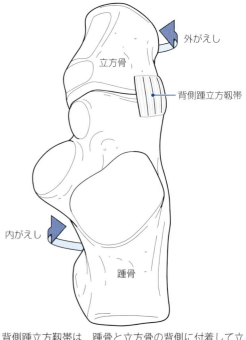

背側踵立方靱帯は，踵骨と立方骨の背側に付着して立方骨の外がえしを制動する

図9 長・短足底靱帯

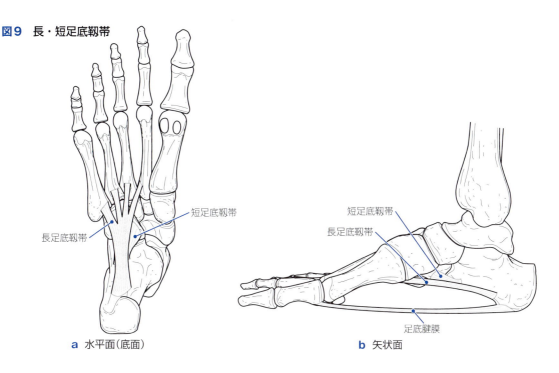

a 水平面（底面）　　　b 矢状面

側から長腓骨筋の下面を通り，第5中足骨底に付着する。長腓骨筋と同じく歩行立脚中期の距骨下関節外がえし作用を有するが，長腓骨筋よりもその作用は大きく，外側縦アーチの安定化により貢献すると考えられている[4,19]。これらの長・短腓骨筋の機能不全は，歩行立脚中期の距骨下関節外がえしが減少し，外側縦アーチが低下しやすくなるといえる。小趾外転筋は，踵骨隆起から第5基節骨底の外側縁に停止し，外側縦アーチの上昇に寄与する[4,13]。

 Clinical Hint

トラス機構

　トラス機構は荷重時における足部の衝撃緩衝作用として定義される。足部を矢状面から眺めた際，足部の骨と足底腱膜で構成される三角形の上端は骨構造で硬く，底辺は足底腱膜で柔軟な構造となっている。そのため，荷重時には足底腱膜が伸張して衝撃を吸収する[13,20]（図10）。トラス機構は，歩行立脚中期で特に重要となる。立脚中期では距骨下関節およびショパール関節は外がえしし，リスフラン関節は背屈するため，この関節運動の連鎖によって足底腱膜はより伸張され，トラス機構の重要な役割である衝撃吸収を最大限に発揮することが可能となる（「Ⅲ章-5 足部アーチの過剰低下（扁平足）」のmidtarsal joint locking mechanism(p116)を参照）。

図10 トラス機構の作用

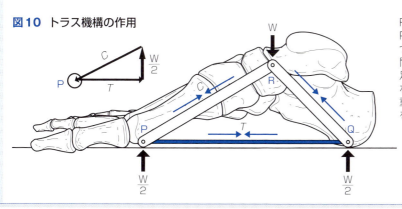

R点からWの体重が加わり，P，Q点にそれぞれ半分ずつ体重が加わる。P-R，Q-R間は骨性の支持でP-Q間が足底腱膜による柔軟構造となる。そのためP-Q間で荷重時の衝撃を吸収する作用を有する。

足部アーチの低下障害(ハイアーチ)によるさまざまな影響

　足部アーチの低下障害(ハイアーチ)は，さまざまな外傷・障害との関連が示唆されている。その影響は，足関節外側靱帯損傷や第5中足骨疲労骨折，足底腱膜炎，膝蓋大腿関節痛，腸脛靱帯炎など，足部から近位関節にまで波及する[2,11]。これらの障害発生のメカニズムとして，足部アーチの低下が妨げられることで衝撃吸収作用が低下し，荷重部位や近位関節へのストレスを増大させていると考えられている。

足部アーチの低下障害(ハイアーチ)の評価

　足部アーチの低下障害(ハイアーチ)は荷重位で特徴が顕著になるため，荷重位での評価が主となる。しかし，荷重位と非荷重位の比較も重要であり，関連する各関節のアライメントや可動性評価は欠かせない。荷重位での評価として，立位単純X線による画像評価のほか，立位での足部アライメント評価法が提唱されている[2,11]。また，近位関節からの運動連鎖を考慮すると，膝関節や股関節の回旋アライメントの評価も必要である。関節可動性の評価は，距腿関節や距骨下関節のほか，踵立方関節，ショパール関節，第1リスフラン関節などの評価が必要であり，下腿三頭筋・長腓骨筋・後脛骨筋の伸張性は足部アーチの低下障害(ハイアーチ)に直接的に関与するため，これらの評価も行う[8]。

▶荷重位でのアライメント評価

●単純X線画像評価(荷重位)[21]

　荷重位単純X線画像では，内側縦アーチの上昇や外側縦アーチの低下の客観的評価が可能である。

・踵骨傾斜角

　側面像にて踵骨下端を通る線と第5中足骨頭を通る線がなす角度[21]。踵骨傾斜角の増加は足部内側縦アーチの上昇を意味する(**図11a**)。

・距骨-第1中足骨角(側面像，lateral Meary's angle)

　側面像にて距骨長軸と第1中足骨長軸のなす角度[21,22]。lateral Meary's angleの増加は足部内側縦アーチの上昇を意味する(**図11b**)。

・距骨-第1中足骨角(底背像，AP Meary's angle)

　底背像にて距骨長軸と第1中足骨長軸のなす角度[21,22]。AP Meary's angleの増加は足部内側縦アーチの上昇を意味する(**図11c**)。

●立位アライメント評価

・自然立位評価

　自然立位評価は，臨床的な指標として欠かせない。足部アーチの低下障害(ハイアーチ)では，前方より自然立位を観察した際に踵骨内側の突出が観察され

図11 荷重位単純X線画像におけるアライメント評価

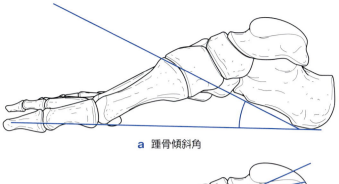

a 踵骨傾斜角

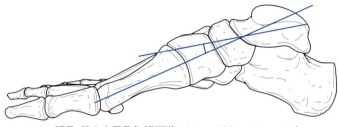

b 距骨-第1中足骨角（側面像，lateral Meary's angle）

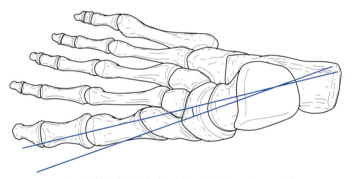

c 距骨-第1中足骨角（底背像，AP Meary's angle）

る the 'peek-a-boo' heel signが特徴的である[2]（**図12**）。このサインが陽性の場合，距骨下関節の内がえしやショパール関節の内がえし・内転が生じている可能性が高い。「Ⅲ章5 足部アーチの過剰低下（扁平足）」で紹介したThe Foot Posture Index©（p119）も自然立位における後足部評価に有用である。

- Coleman block test

　自然立位評価にて足部アーチの低下障害（ハイアーチ）が示唆された場合，前・中足部のみに荷重することでアーチの柔軟性や可動性を評価することが可能である。この評価法はColeman block testとよばれ，1cm程度の台に第4・5中足骨（前足部外側列）を乗せた立位姿位をとる（**図13**）。この際，アーチが柔軟であれば，距骨下関節やショパール関節の外がえし，第1リスフラン関節の背屈が生じ，内側縦アーチの低下を認める（**図13a**）。一方，このテストによって足部アーチの変化を認めない場合は，中・後足部の拘縮が疑われる（**図13b**）[2,11]。

図12 自然立位評価（the 'peek-a-boo' heel sign）

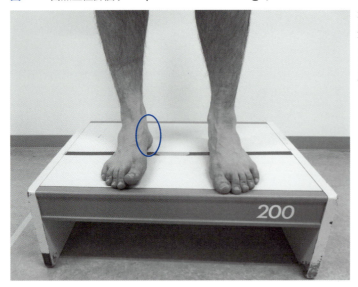

右足部の踵部内側が観察できる。これは距骨下関節内がえしによる足部アーチ低下障害（ハイアーチ）の特徴的なアライメントである。立位で踵部内側が観察された場合，the 'peek-a-boo' heel sign陽性となる。

図13 Coleman block test

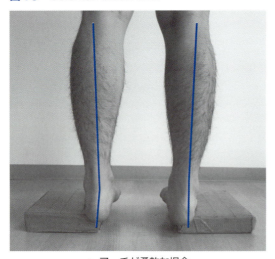

a アーチが柔軟な場合
第4・5中足骨を台に乗せ，距骨下関節が外がえし，中足部外がえしとなれば可逆性のあるアーチであると示唆される。

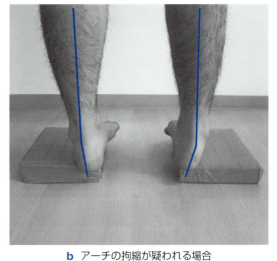

b アーチの拘縮が疑われる場合
距骨下関節内がえしが残存する場合，中足部・後足部の拘縮が疑われる。

・フットプリント

　フットプリントは足底面にインクを塗り，紙の上で左右均等に荷重した際の足跡から足部アライメントを推定する方法である。フットプリントを用いた客観的指標の一つとしてarch indexがある（**図14**）。arch indexはフットプリントから得られた踵後縁中央から第2中足骨頭間の距離を三等分（A～C）した際の，総面積に占めるエリアBの割合である。足部アーチの低下障害（ハイアーチ）ではエリアBが小さくなるため，arch indexも小さくなる（**図15**）[2]。

図14 arch index

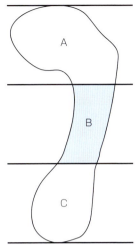

フットプリントから得られた踵骨縁中央から第2中足骨頭間の距離を三等分する。エリアA，B，Cの総面積に占めるエリアBの割合がarch indexとなる。

図15 足部アーチの低下障害（ハイアーチ）のフットプリント

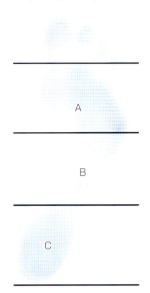

足部アーチの低下障害（ハイアーチ）では内側縦アーチが上昇し，外側縦アーチが低下するため中足部の荷重面Bが図のように狭小化し，面積も小さくなる。そのためarch indexの値も小さくなる。

- arch height index

arch height indexの詳細は「Ⅲ章-5 足部アーチの過剰低下（扁平足）」の項（p110）を参照いただきたい。Williamsら[23]はarch height indexの値が0.377以上を足部アーチの低下障害（ハイアーチ）と定義した。しかし，この値のみで足部アーチの低下障害（ハイアーチ）と判断するには信頼性が乏しいため[24]，他の評価と組み合わせて判断することが好ましい。

▶非荷重でのアライメント・可動性評価

非荷重位にて各関節の可動性を評価することで，アーチの可逆性や内側縦アーチ上昇，外側縦アーチ低下の原因をより詳細に推測することが可能となる。

●下腿

下腿アライメントは，主に水平面における回旋アライメントを評価する。評価方法の詳細は「Ⅲ章-1 足関節背屈可動性障害」のp44を参照いただきたい。

●距腿関節

下腿三頭筋の伸張性低下などによる距腿関節の背屈可動性障害は足部アーチ低下障害（ハイアーチ）の原因となる[8]。自動・他動運動ともに評価し，自動運動だけでなく，他動運動でも可動性に問題があるかを確認する。詳細は「Ⅲ章-1 足関節背屈可動性障害」のp45を参照いただきたい。

●距骨下関節

　足部アーチの低下障害(ハイアーチ)では，距骨下関節は過度に内がえしし，外がえし可動性が低下している例が多い。可動性評価は，腹臥位で距骨を把持し，踵骨を外がえし・内がえし方向に動かして確認する(図16)。内側縦アーチが上昇している例では，三角靱帯やバネ靱帯，後脛骨筋などの伸張性低下に伴う外がえしの制限を認める(図17, 18)。外側縦アーチが低下している例では，過度な内がえしアライメントを生じやすい(図19)。

図16　距骨下関節外がえし，内がえし可動性の評価(右足関節，腹臥位)

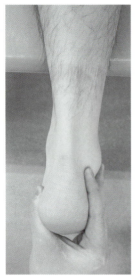 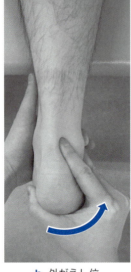 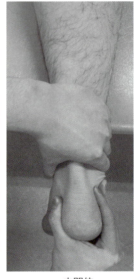 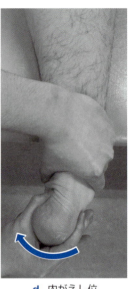

　　a　中間位　　　　　b　外がえし位　　　　c　中間位　　　　d　内がえし位

一方の手で距骨を把持し，踵骨を外がえし，内がえし方向に動かす。

図17　距骨下関節外がえしに制限を認める例(右足関節，腹臥位)

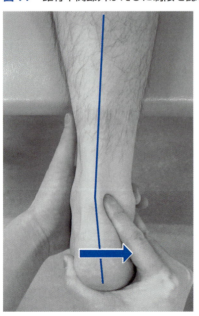

距骨下関節内がえし作用を有する筋や関節周囲の靱帯の伸張性が低下すると，距骨下関節の外がえし制限を認める。

図18 後脛骨筋の伸張性評価

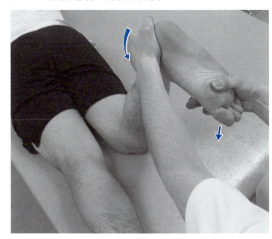
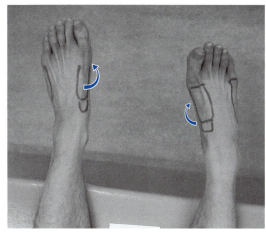

a 後脛骨筋の伸張性評価（他動運動）
距骨下関節外がえし位で足関節背屈を行う。左右の角度変化を計測。

b 後脛骨筋の伸張性評価（自動運動）
足部最大外がえし位の左右差を評価。

他動運動で検査する場合は（**a**）のように距骨下関節外がえし位で距腿関節を背屈させ，主に可動性や抵抗感の左右差を確認する。
自動運動で検査する場合は（**b**）のように足部を最大外がえし位とした際の左右差を確認する。

図19 距骨下関節の過度な内がえしを認める例（右足関節，腹臥位）

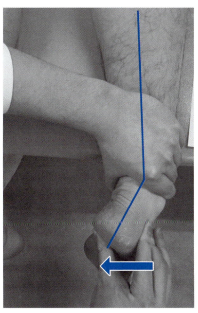

踵腓靱帯や二分靱帯，背側踵立方靱帯が損傷すると距骨下関節の過度な内がえしを認めやすい。

● 踵立方関節

　踵立方関節の可動性は，距骨下関節のアライメントに影響を受ける。そのため，距骨下関節アライメントを変化させた際の可動性評価も行うとよい。踵立方関節の可動性評価は，固定した踵骨に対して立方骨を外がえし・内がえし方向に動かして確認する（**図20**）。一方，距骨下関節アライメントを変化させた際の踵立方関節の可動性評価では，一方の手で踵骨を外がえしもしくは内がえし方向に誘導した際の立方骨可動性を確認する（**図21**）。

図20 踵立方関節の可動性評価

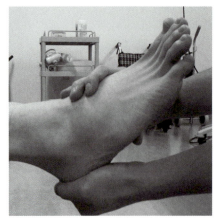
a 中間位

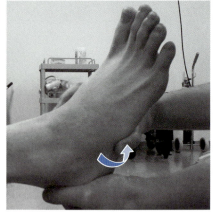
b 内がえし位

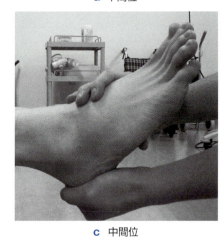
c 中間位

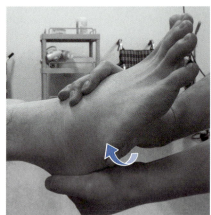
d 外がえし位

一方の手で踵骨を固定し，踵立方関節の内がえし・外がえし可動性を確認する。

図21 距骨下関節・踵立方関節の可動性評価

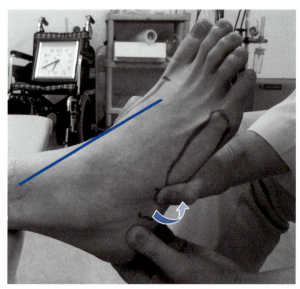

距骨下関節の運動に合わせ，踵立方関節も連動させて評価する。
写真は踵立方関節の内がえしを行っている。

足部アーチの低下障害（ハイアーチ）

● リスフラン関節

　足部アーチの低下障害（ハイアーチ）では，第1リスフラン関節の底屈が生じるため，背屈可動性の評価が求められる。第1リスフラン関節の背屈可動性評価は「Ⅲ章-1 足関節背屈可動性障害」のp47を参照いただきたい。また，第4・5中足骨の過度な背屈は外側縦アーチの低下を招くため，これらの背屈可動性評価も必要である。評価は，一方の手で立方骨を把持し，第4・5中足骨の底屈方向の可動性を確認する（**図22**）。

● 母趾伸展テスト

　母趾伸展テストはウインドラス効果が正常に機能しているかを評価するテストである。詳細は「Ⅲ章-3 足関節底屈機構（heel cord）の障害」の項（p67）および「Ⅲ章-5 足部アーチの過剰低下（扁平足）」の項（p110）を参照いただきたい。足部アーチの低下障害（ハイアーチ）では足底腱膜は短縮しているため，母趾伸展時の抵抗感は強くなり，足底腱膜の疼痛を認めることもある。

▶筋機能検査

　長・短腓骨筋の機能は足部外側縦アーチの動的安定性にとって重要である。足関節外側靱帯損傷者を対象とした研究では，足部アーチの低下障害（ハイアーチ）を有する患者の存在[25]や長腓骨筋の筋力低下[26]，歩行時の長腓骨筋収縮タイミングの遅延[26]などが報告されている。このように長・短腓骨筋の機能低下は足部の動的な不安定性を増大させ，足部外側縦アーチの低下に関連する。

　長・短腓骨筋の機能評価は非荷重位と荷重位に分けて行う。非荷重位では足関節外がえし方向への自動運動や抵抗運動にて主に左右差を評価する。荷重位での代表的な筋機能評価法としては，カーフレイズがある。長・短腓骨筋の機能不全例では，踵を挙上した際に距骨下関節の過度な内がえしが観察される（**図23**）。

図22 外側リスフラン関節底屈可動性の評価

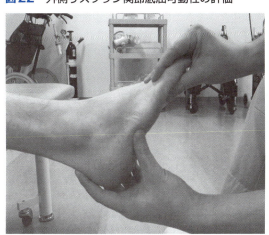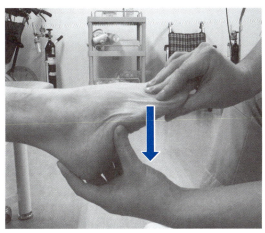

立方骨を固定し，第4～5中足骨を底屈方向に動かして評価する。

図23 長・短腓骨筋機能不全例のカーフレイズ(右足部)

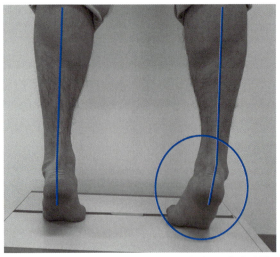

距骨下関節の過度な内がえしを認め,小趾側への荷重が増加する。

 Clinical Hint

足底腱膜炎

　足底腱膜炎は踵骨の内側底面に付着する足底腱膜に繰り返し牽引力が加わり,その起始部に腱膜炎や骨膜炎が引き起こされるものである[27]。内側縦アーチが上昇すると,足底腱膜は牽引されて足部の衝撃吸収作用は低下する。このような状態での荷重動作は足底腱膜への負荷を増大させ,足底腱膜起始部の症状を生じやすくする[28,29]。いくつかの研究によって,足部アーチの低下障害(ハイアーチ)と足底腱膜炎の関連が示されている[2,11]。

運動連鎖による影響

　足部アーチの低下障害(ハイアーチ)は膝関節や股関節などの近位関節のアライメントや可動性の異常によって生じることもある。例えば,過度な股関節外旋は,下腿外旋と足部の内がえしを生じさせ,足部内側縦アーチの上昇,外側縦アーチの低下につながる[2,11](「Ⅲ章-1」の**図23b**(p48)参照)。このような異常アライメントが慢性化することで足部アーチによる衝撃緩衝作用は失われ,足部にかかる負担は大きくなる。

足部アーチの低下障害(ハイアーチ)の治療

　足部アーチの低下障害(ハイアーチ)を有する患者における治療の目標は,足部内外側縦アーチ機能の改善と筋腱複合体の伸張性や関節可動性の改善である。特に距骨下関節・踵立方関節は外側縦アーチ機能に関連するため,双方の関節の外がえし可動性を改善し,荷重した際のアライメントを修正改善する必要がある。

　適切な治療によって足部アライメントを正常化し,荷重時の衝撃吸収作用を改善させ,足部や隣接関節への負担軽減を図る[2,11]。

▶関節可動性・筋機能改善を目的としたアプローチ

●距腿関節

下腿三頭筋の伸張性低下に伴う距腿関節の背屈可動性制限は足部アーチの低下障害（ハイアーチ）を生じやすいため，距腿関節の背屈可動性を改善するために下腿三頭筋の伸長性改善を行う。下腿三頭筋を構成する腓腹筋・ヒラメ筋は膝関節肢位によって伸張されやすい筋が変化するため，膝伸展位および膝90°屈曲位での足関節背屈による伸張を行う（図24, 25）。距骨後方滑りに対しては徒手療法が有効であるが，詳細は「Ⅲ章-1 足関節背屈可動性障害」の項（p36）を参照いただきたい。

●距骨下関節・踵立方関節

距骨下関節に対しては，外側縦アーチ低下の原因となっている距骨下関節内がえし位を改善するため，主に外がえし可動性向上を目的に治療を行う。三角靱帯やバネ靱帯，後脛骨筋などの伸張性低下を認めた場合，直接その組織に対して徒手的に圧迫や伸張を繰り返す（図26）。

踵立方関節の治療は踵骨を把持して距骨下関節を外がえしさせ，関節が動きやすい肢位で立方骨を外がえし方向に動かして可動性改善を図る（図27）。これによって，荷重時に距骨下関節は外がえし方向に誘導され，足部外側縦アーチの上昇が促される。また，踵立方関節における立方骨の低下に対しては，タオルなどを立方骨の下に置いた状態でのランジ動作などが有効である[3]（図28）。

図24 腓腹筋の伸張性改善を目的とした治療

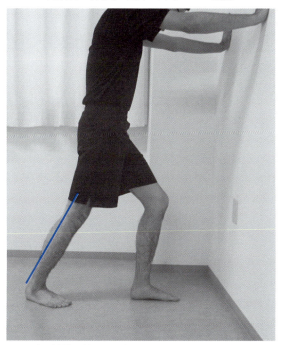

膝関節伸展位で足関節背屈方向に荷重をかける。

図25 ヒラメ筋の伸張性改善を目的とした治療

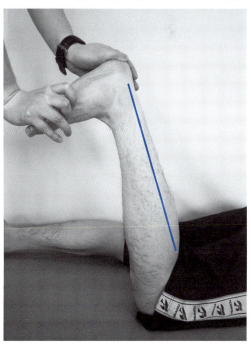

膝関節90°屈曲位で足関節背屈方向に伸張を加える。

図26 バネ靱帯の伸張性改善を目的とした治療

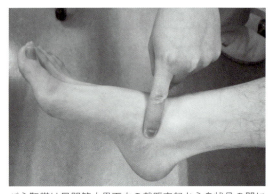
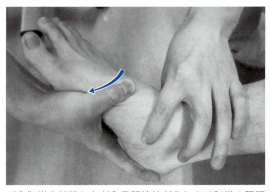

バネ靱帯は足関節内果下方の載距突起から舟状骨の間に位置する。

バネ靱帯を触診しながら足関節外がえしさせ靱帯の緊張を確かめる。

バネ靱帯や三角靱帯を圧迫しながら，外がえし可動性の拡大を図る。写真ではバネ靱帯を触診している(示指)。

図27 距骨下関節外がえし位での踵立方関節の治療

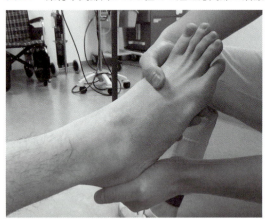
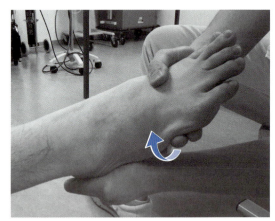

距骨下関節を外がえし位で固定し，踵立方関節の外がえし可動性の拡大を図る。

図28 立方骨挙上を目的としたタオル踏みスクワット

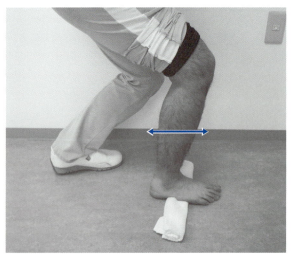

立方骨直下に硬めに丸めたタオル等を入れ，母趾球荷重を意識したスクワットを繰り返すことで外側縦アーチの挙上を促す。

●外側リスフラン関節

外側リスフラン関節の底屈可動性は，評価時と同じく徒手的に立方骨を把持して第4・5中足骨を底屈方向に動かしながら改善を図る（図22）。足部アーチの低下障害（ハイアーチ）では，外側リスフラン関節は背屈位となりやすいため，底屈可動性の改善は外側縦アーチの低下を修正するうえで重要である。

●第1リスフラン関節

第1リスフラン関節の背屈可動性は，評価時と同じく徒手的に内側楔状骨を把持して第1中足骨を背屈方向に動かしながら改善を図る（図29）。詳細は「Ⅲ章-1 足関節背屈可動性障害」の項（p36）を参照いただきたい。足部アーチの低下障害（ハイアーチ）では第1リスフラン関節は底屈位となりやすいため，背屈可動性の改善は内側縦アーチの柔軟性の観点からも重要である。

▶外側縦アーチ機能改善を目的としたアプローチ

外側縦アーチ機能の改善を目的として長・短腓骨筋の筋力トレーニングを実施する。長腓骨筋トレーニングは，長腓骨筋の走行に沿ってチューブを巻き，足関節の底屈とショパール関節の外がえし運動を行う[3]（図30）。この際，ショパール関節の過度の外転が生じないよう注意しながら行うことがポイントである。短腓骨筋のトレーニングは，「Ⅲ章-1 足関節背屈可動性障害」のp52を参照いただきたい。小趾外転筋を含めた足部内在筋のトレーニングとしては，ショートフットエクササイズ（「Ⅲ章-7 足趾機能の障害」のp164～165を参照）が有効である[30]。

図29 第1リスフラン関節背屈可動性改善を目的とした治療

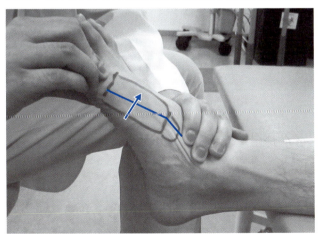

内側楔状骨を把持し，第1中足骨を背屈方向に動かし可動性の改善を図る。

図30 長腓骨筋の筋力トレーニング

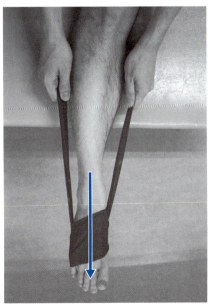

足部の長腓骨筋の走行に沿ってチューブを巻き，母趾球荷重を意識し足関節底屈・ショパール関節外がえしの運動を行う。ショパール関節の過度の外転が生じないよう注意する。

文献

1）渡邉耕太, ほか：シャルコー・マリー・トゥース病の外科的治療. Peripher Nerve. 22（1）：22-30, 2011.

2）DiGiovanni CW, et al：Foot & Ankle：Core knowledge in orthopedics , 1st edition. p58-66, Elsevier- Mosby, 2007.

3）小林 匠：足部アライメント不良に対する運動療法. 足部スポーツ障害の科学的基礎（山内弘喜, ほか編）, p145-158, ナップ, 2012.

4）Donald A. Neumann：筋骨格系のキネシオロジー, 原著第2版（嶋田智明, ほか監訳）：p629-679, 医歯薬出版, 2012

5）Lakin RC, et al：Contact Mechanics of Normal Tarsometatarsal Joints. J Bone Joint Surg Am：520-528, 2001.

6）Hofmann CL, et al：Experimental evidence supporting isometric functioning of the extrinsic toe flexors during gait. Clin Biomech（Bristol, Avon）, 28（6）：686-691, 2013.

7）Pascual Huerta J：The effect of the gastrocnemius on the plantar fascia. Foot Ankle Clin, 19（4）：701-718, 2014.

8）DiGiovanini CW, et al：Isolated gastrocnemius tightness. J Bone Joint Surg Am, 84-A（6）：962-970, 2002.

9）Rosenbaum AJ, et al：The cavus foot. Med Clin North Am, 98（2）：301-312, 2014.

10）Aminian A, et al：The Anatomy of Cavus Foot Deformity. Foot Ankle Clin, 13（2）：191-198, 2008.

11）Manoli A 2nd, et al：The subtle cavus foot, "the underpronator". Foot Ankle Int, 26（3）：256-263, 2005.

12）A. I. Kapandji：カパンディ関節の生理学Ⅱ 下肢. 原著第5版（塩田悦仁, 訳）, p190, 医歯薬出版, 1988.

13）A. S. Keliken：Sarrafian's Anatomy of the Foot and Ankle. 3rd edition, p550-670, Wolters Kluwer-Lippincott Williams & Wilkins, 2011.

14）Weindel S, et al：Subtalar instability：a biomechanical cadaver study. Arch Orthop Trauma Surg, 130（3）：313-319, 2010.

15）Michaud TC：臨床足装具学－生体工学的アプローチ（加倉井周一, 訳）：p1-151, 医歯薬出版, 2005.

16）Leland RH, et al：Calcaneocuboid Stability：A Clinical and Anatomic Study, Foot Ankle Int, 22（11）：880-884, 2001.

17）Crary JL, et al：The effect of plantar fascia release on strain in the spring and long plantar ligaments. Foot ankle Int, 24（3）：245-250, 2003.

18）Perez HR, et al：The effect of frontal plane position on first ray motion: forefoot locking mechanism. Foot ankle Int, 29（1）：72-76, 2008.

19）Otis JC, et al：Peroneus brevis is a more effective evertor than peroneus longus. Foot ankle Int, 25（4）：242-246, 2004.

20）橋本健史：足アーチのキネマティクス. 関節外科, 34（1）：28-32 2015.

21）Murley GS, et al：A protocol for classifying normal- and flat-arched foot posture for research studies using clinical and radiographic measurements. J Foot Ankle Res, 2：22, 2009.

22）Lamm BM, et al：Normal foot and ankle radiographic angles, measurements, and reference points. J Foot Ankle Surg, 55（5）：991-998, 2016.

23）Nawoczenski DA, et al：The effect of foot structure on the three-dimensional kinematic coupling behavior of the leg and rear foot. Phys Ther, 78（4）：404-416,1998.

24）Latey PJ, et al ： Relationship between foot pain, muscle strength and size: a systematic review. Physiotherapy, 103（1）：13-20, 2017.

25）Ventura A, et al：Lateral ligament reconstruction with allograft in patients with severe chronic ankle instability. Arch Orthop Trauma Surg, 134（2）：263-268, 2014.

26）Santilli V, et al：Peroneus Longus Muscle Activation Pattern During Gait Cycle in Athletes Affected by Functional Ankle Instability：a surface electromyographic study. Am J Sports Med, 33（8）：1183-1187, 2005.

27）井樋栄二, ほか編：標準整形外科学. 第13版（中村利孝, ほか監修）. p110, 706, 888, 医学書院. 2016.

28）Orchard J：Plantar fasciitis. Bmj, 345：e6603-e6603, 2012.

29）Cole C, et al：Plantar fasciitis：evidence-based review of diagnosis and therapy. Am Fam Physician, 72（11）：2237-2242, 2005.

30）McKeon PO, et al：The foot core system：a new paradigm for understanding intrinsic foot muscle function. Br J Sports Med, 49（5）：290, 2015.

Ⅲ 機能障害別マネジメント

7 足趾機能の障害（開張足・外反母趾）

Abstract
■ 足趾機能障害は足部アライメント異常や足趾自体の変形などによって生じ，立位や歩行といった基本的動作に支障をきたす。

■ 足趾機能障害の種類を理解するとともに，足部アーチ機能との関連を整理する必要がある。

■ 足趾機能障害に対しては，横アーチの再獲得を目的とした足部アライメントや筋機能の改善のほか，他関節の影響も考慮に入れたアプローチが必要である。

はじめに

　足趾機能はさまざまな活動に寄与しており，歩行の推進力やバランス機能における足趾の重要性が示されている。例えば，足趾障害の1つである浮足は，足趾に荷重ができないことで支持基底面が狭まり，バランス能力を低下させる要因とされる[1]。足趾機能障害は足趾自体の問題だけでなく，足部アーチ構造や前足部の機能障害との関わりが強い。そのため，足趾障害に関連する組織・関節は多岐にわたる。代表的な足趾機能障害である外反母趾を含め，足趾の機能障害は変形や疼痛を伴い，能力障害へつながることが多い。足趾障害の改善には，先天性の異常や構造的・機能的異常，近位関節からの運動連鎖，日常生活上の活動量や履物の影響など，さまざまな要因を考慮する必要がある。本項では，足趾機能に影響を与える前足部アライメントやアーチ構造を中心に基本的知識を整理し，足趾機能障害に対する評価や治療法を提案する。

基本的知識

▶足趾障害にかかわる関節

●リスフラン関節（足根中足関節）

　リスフラン関節は，中足部（内側・中間・外側楔状骨，立方骨）と前足部（第1〜5中足骨）を連結する関節である。主な運動方向は底背屈であり，底背側方向へ約5mm程度の並進運動の可動性を有するとされる[2]。また，背屈時には内がえし，底屈時に外がえしを伴う（**図1**）[3,4]。第1リスフラン関節は内側楔状骨と第1中足骨底から構成される独立した関節であるが，第2〜5リスフラン関節は，半関節から構成される共通の関節包をもつ関節である。第2中足骨は中間楔状骨，第3中足骨は外側楔状骨，第4〜5中足骨は立方骨とそれぞれ対応する。

　第1リスフラン関節の運動軸は，前額面および矢状面に対して約45°の傾きをもち，水平面に対してほぼ平行である（**図2**）[5]。これは，距骨下関節アライメントや楔状骨可動性にも影響を受けることを意味しており，第1趾列の運動は，距骨下関節外がえし位では増大し，内がえし位では減少する。第1リスフ

ラン関節の運動は，底足根中足靱帯や足根楔状靱帯，足底腱膜により制御される[6]。第1リスフラン関節の運動は，横アーチや内側縦アーチに関与し，足趾機能のなかでも非常に重要である。この関節の運動に関与する筋を**表1**に整理する[4,7]。第2リスフラン関節の軸は水平であり，底背屈方向に可動性を有するが，対応する中間楔状骨は小さく，内外側楔状骨により挟み込まれるように固定されているため，可動性は非常に小さい。第3・4リスフラン関節の運動軸も水平であり，背側および底側足根中足靱帯や骨幹楔中足靱帯が運動を制御する。第5リスフラン関節の運動軸は距骨下関節と同じく矢状面に対して約35°，水平面に対して約20°の傾きを有する[5,8]。そのため，背屈時には外がえし，底屈時には内がえしが生じる。第1～4リスフラン関節同様，背側および底側足根中足靱帯や骨幹楔中足靱帯により制御される[4]（**図2**）。

図1 第1リスフラン関節の運動

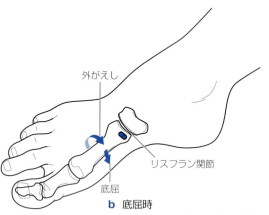

a 背屈時　　b 底屈時

（文献4より改変引用）

図2 リスフラン関節における第1趾，第5趾の運動軸

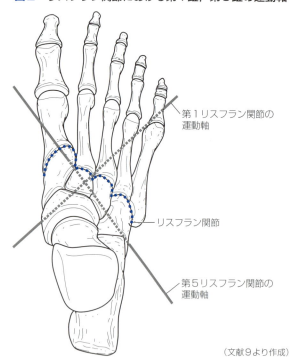

（文献9より作成）

表1 第1趾列の運動に関与する筋の運動学的役割

筋名	役割
前脛骨筋	主に第1リスフラン関節の背屈・内がえし
後脛骨筋	主に第1リスフラン関節の内がえし
長腓骨筋	主に第1リスフラン関節の外がえし・底屈
母趾内転筋	主に第1中足骨の内転
母趾外転筋	主に第1中足骨の外転・底屈
短母趾屈筋	主に第1中足骨の底屈・外がえし

（文献4, 25より作成）

MTP関節：
metatarsophalan-
geal joints

IP関節：
interphalangeal
joints

PIP関節：
proximal
interphalangeal
joints

DIP関節：
distal
interphalangeal
joints

● 中足趾節関節（MTP関節）

　第1～5中足骨頭とそれに対応する基節骨底にて構成される。静的安定化機構としては，底側靱帯や背側の伸筋腱膜，側面の深層中足靱帯が存在する。底背屈および内外転方向への可動性を有するが，後者の可動性は非常に小さい[4]。MTP関節の動的安定性は主に足部内在筋によって担保される。なかでも，背側骨間筋と底側骨間筋が代表的である。これらの筋はMTP関節を内転させ，荷重時に足部剛性を高め，足部アーチ機能を最大限発揮させる作用を有する。

● 趾節間関節（IP関節）

　第1～5趾節骨頭とそれに対応する趾節骨底にて構成される。静的安定化機構として伸筋腱膜や側副靱帯により補強され，主に底背屈方向の運動のみを行い，内外転は生じない[4]。近位趾節間関節（PIP関節）と遠位趾節間関節（DIP関節）に分かれ，DIP関節のほうが可動性は小さい。長趾伸筋，長趾屈筋および短趾屈筋により動的安定性および可動性が担保されている。

▶足部のアーチ機能と足趾機能障害の関連

　足部には内側縦アーチ，外側縦アーチ，横アーチが存在し，それぞれ足部の安定性や機能向上に役立っている。足部アーチ機能の破綻は足趾の機能障害につながることが多いため，足部アーチの機能不全がどのように足趾障害につながるかを理解することは重要である。内側縦アーチの異常は第1趾列，外側縦アーチの異常は第5趾列の異常を誘発することが多いが，これらの異常に関しては，「Ⅲ章-5 足部アーチの過剰低下（扁平足）」の項（p110）および「Ⅲ章-6 足部アーチの低下障害（ハイアーチ）」の項（p134）を参照いただきたい。ここでは特に足趾障害との関連が強い横アーチについて整理する。

● 横アーチの概要

　横アーチの主な役割は荷重動作における衝撃緩衝であり，中足部後列では舟状骨と立方骨が立方舟関節を形成する[5]。中足部前列では内側・中間・外側楔状骨が楔間関節と楔立方関節を形成し，中間楔状骨が頂点となる[4]。さらに，第1～5中足骨頭が前足部における横アーチを形成し，第2中足骨を頂点とする[5]（**図3**）。また，第1中足骨は前足部横アーチの保持に加えて，地面の凹凸に対応する役割も担う[4]。中足部横アーチを支持する靱帯として，主に背側楔間靱帯，背側楔立方靱帯，底側楔間靱帯，底側楔立方靱帯，骨間楔間靱帯，骨間楔立方靱帯があり，主な筋として前脛骨筋，後脛骨筋，長腓骨筋が挙げられる。前足部横アーチを支持する靱帯としては，主に背側中根中足靱帯，底側足根中足靱帯，骨間楔中足靱帯および深層中足靱帯が挙げられる。一方，動的な安定化作用を有する筋としては，主に前脛骨筋，後脛骨筋，長腓骨筋，母趾内転筋横頭がある。また，足底腱膜も足部横アーチの安定化に寄与する[9]。

● 横アーチの機能低下と足趾障害

　横アーチの機能低下は足趾障害の原因となるが，横アーチの機能を低下させ

図3 足部横アーチの構造

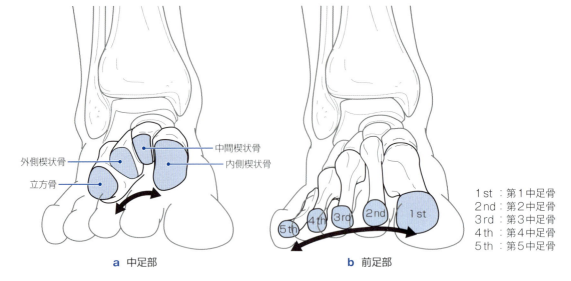

a 中足部
b 前足部

1st：第1中足骨
2nd：第2中足骨
3rd：第3中足骨
4th：第4中足骨
5th：第5中足骨

る要因はいくつか挙げられる。1つ目にウインドラス機構の破綻，2つ目に外側縦アーチの過剰な低下，最後に横アーチを支持する靱帯構造の破綻と筋機能の低下である。

ウインドラス機構（「Ⅲ章-5」の**図9**（p116）参照）の破綻は，内側縦アーチとともに横アーチの過剰低下を生じさせる。歩行立脚後期における足趾背屈時には，母趾内外転筋の同時収縮によって母趾中足骨および基節骨の安定性を担保する。しかし，ウインドラス機構が破綻すると，立脚後期における足部剛性の低下と前足部の不安定性増大に伴い中足骨が内転し[10]，横アーチ低下によって外反母趾などの足趾障害の原因となる。

トラス機構の破綻などによる立方骨降下は，外側縦アーチの破綻につながるため，第5中足骨の外転を引き起こし，内反小趾に代表される足趾障害の原因となる（詳細は「Ⅲ章-6 足部アーチの低下障害（ハイアーチ）」の項（p134）を参照）。また，立方骨の過剰な降下が生じた場合は楔舟関節の不安定性が増大すると推測され，それにより第1リスフラン関節の過剰な底屈・外転を引き起こす可能性がある。この異常アライメントに伴う不均等な軸回旋が母趾外転筋と母趾内転筋の拮抗力を破綻させる[5]。その結果，第1中足骨が内転・外がえしし，外反母趾の原因となりうる。

前足部横アーチを保持する靱帯（背側中足靱帯，底側中足靱帯，深層中足靱帯）の破綻は前足部横アーチを低下させる。横アーチの頂点となる第2中足骨は内外側楔状骨に挟まれる形状で骨性安定性に優れるが，一方で，リスフラン関節は脱臼なども生じやすい関節であり，この部位における靱帯組織の損傷は横アーチを破綻させる。横アーチの安定性に貢献する代表的な外在筋は前脛骨筋，後脛骨筋，長腓骨筋である。後脛骨筋機能不全は，内側縦アーチだけでなく，横アーチ低下の原因にもなる（詳細は「Ⅲ章-5 足部アーチの過剰低下（扁平足）」の項（p110）を参照）。また，長腓骨筋の収縮は中足部横アーチに圧縮力を加えることでアーチを安定させる[11]（**図4**）。一方，足部内在筋としては，第1

趾列では母趾内外転筋，第2〜5趾列では底背側骨間筋が足部剛性に貢献する。これら内在筋群の機能低下は中足骨同士の張力を低下させ，前足部横アーチの低下につながる[12]。特に第1趾・第5趾列は筋による動的安定性の影響を受けやすい。

図4 長腓骨筋の走行

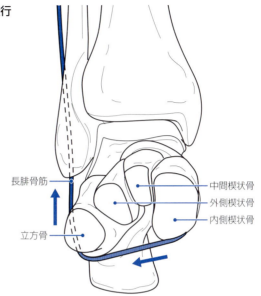

内側楔状骨，中間楔状骨，外側楔状骨そして立方骨の下を通っているため収縮することで横アーチおよび第1足趾列の安定化に寄与している。

(文献9より作成)

Clinical Hint

外反母趾(hallux valgus)

外反母趾とは，母趾MTP関節における母趾の外反変形であり，わが国では外反母趾角(HV角：hallux valgus angle)20°以上を外反母趾とする[13]。外反母趾は，第1基節骨の外側変位と第1中足骨の内側変位を伴う。Coughlinら[14]は，第1中足骨の内反のほか，足部内在筋(短趾屈筋・母趾外転筋・母趾内転筋)や足底腱膜の外側変位，基節骨の回内および外側逸脱，種子骨の外側亜脱臼などを外反母趾の病態とした。しかし，これらは病態の結果因子と推測され，外反母趾に至る詳細なメカニズムは不明な点が多い[15]。わが国のガイドラインでは，外反母趾の特徴を①第1中足骨の内反，②母趾MTP関節部の突出，③母趾基節骨の外転・回内変形，④開張足としている[13]。

解剖学・運動学的要因としては，扁平足では荷重時に母趾回内方向への軸回旋ストレスを高めるとする報告がある[16]。その他，外反母趾患者の77％で第1中足骨が第2中足骨よりも長く，第1中足骨頭の形状は円形が多いとの研究結果も報告されている[17]。わが国のガイドラインでは，内的・外的要因含め，現時点で外反母趾の原因として確定できるものはないとされる[13]。外反母趾患者の歩行時の特徴として，外側荷重の増大を認め[18]，重症なほど外側荷重傾向が強くなると報告された[19]。また，三次元動作解析による歩行解析では，後足部内がえし位と脛骨の外旋減少，母趾の背屈減少と過回内を認めた[20]。

内反小趾(digitus minimus varus)

第5中足骨頭外側の異常な突出と第5趾の内反変形を特徴とした前足部疾患である。病因としては，第5中足骨頭の解剖学的変異(Ⅰ型：中足骨頭の肥大，Ⅱ型：中足骨遠位骨幹部外側への弯曲，Ⅲ型：第4・5中足骨間の開大)が挙げられる。主な症状は，第5中足骨頭部の疼痛と第5趾の内反変形である。疼痛は靴による圧迫や摩擦によって生じ，腫脹や熱感を伴うこともある。慢性例では有痛性胼胝の形成も認める。

▶足趾の構造および機能不全による足趾障害

足趾障害は足部の機能障害により生じることが多いが，足趾自体の構造や機能不全に起因する足趾障害も存在する。足趾の変形は足部アーチ機能の異常を伴うことが多いが，重度の母趾MTP関節の変性である強剛母趾やFreiberg病に代表される中足骨頭壊死は，足趾障害の原因となる。また，骨間筋や虫様筋などの足部内在筋機能不全によるMTP関節の変形も足趾障害の原因となる[4]。代表的な疾患として，槌趾（PIP関節の屈曲とDIP関節の伸展）やマレット趾（DIP関節の屈曲），鷲爪趾（槌趾変形にMTP関節伸展が合併）が挙げられる。また，Morton病は神経症状を伴う代表的な足趾疾患であり，横アーチの過剰な低下（開張足）との関連が示唆されている。

Memo

強剛母趾（hallux rigidus）

母趾MTP関節の変形性関節症であり，軟骨変性や骨棘形成による腫脹，疼痛，可動性制限が生じる疾患である。母趾中足骨頭背側の骨棘の増殖により，母趾背屈制限を生じ，歩行時痛を引き起こす。臨床症状は，MTP関節における発赤・腫脹，骨性膨隆の触知と圧痛，可動性制限（特に伸展），運動時痛（伸展最終域の疼痛）である。歩行では，母趾の疼痛による外側荷重や推進期における股関節外旋を認めやすい。

Freiberg病

中足骨頭の無腐性壊死である。第2中足骨（68%），第3中足骨（27%），第4中足骨（7%）に好発し，思春期の女性に多い[21]。一般的に第2中足骨は最も長く，第2中足骨と第3中足骨は足根骨と強固に連結しているため，歩行推進期に大きな力が加わりやすい。臨床症状は，運動中や運動後の中足骨頭背側の疼痛，MTP関節周囲の腫脹・圧痛・変形・可動性制限などである。

Morton病

中足骨頭間の深横中足靭帯下での総足底神経の絞扼性神経障害と定義される。臨床症状は，灼熱痛やしびれ，感覚低下，足趾への放散痛などが挙げられる。足部内側縦アーチの低下（延長）による神経へのストレスや第3～4中足骨間の過可動性との関与が考察されている[22]。

足趾機能障害の評価

足趾機能障害のための評価では，画像所見による定量的評価に加え，足部および各部アーチのアライメント評価，足趾可動性評価，足趾筋機能などの臨床的評価がある。本項ではこれらを整理する。

▶足趾アライメント評価

●単純X線評価（荷重位足部背底像）

■外反母趾角（HV角）（図5）

母趾基節骨の長軸と第1中足骨の長軸のなす角度で，母趾の外反変形の程度を表す。正常は9～15°であり，軽度20～30°，中等度30～40°，重度40°以上である[13]。

IMA：
intermetatarsal angle

■ 第1〜2中足骨間角（IMA1-2）（図5）

第1中足骨の長軸と第2中足骨の長軸のなす角度で、第1中足骨の内反の程度を表す。平均は9〜10°とされる[23]。

■ 第1〜5中足骨間角（IMA1-5）（図5）

第1中足骨の長軸と第5中足骨の長軸のなす角度で、開張足の程度を表す。正常の平均値は25°であり、30°以上が異常とされる[23]。

■ 第4〜5中足骨間角（図6）

第4中足骨の長軸と第5中足骨の長軸のなす角度で、開帳足の程度や内反小趾の指標の1つである。正常の平均値は6°とされ、8°以上で開帳足が示唆される[24]。

■ 内反小趾角（第5中足趾節角）（図6）

第5中足骨の長軸と第5基節骨軸のなす角度で、主に内反小趾の指標として用いられる。正常の平均値は10°とされ、12°以上で異常とされる[23]。

図5　荷重位の足部背底像

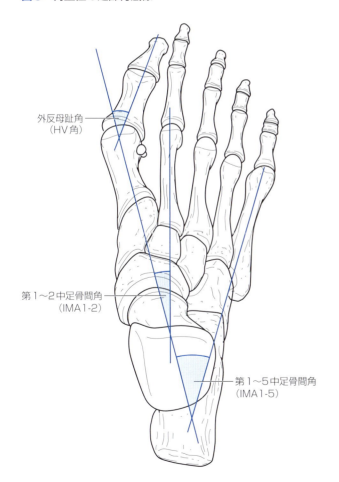

外反母趾角（HV角）
第1〜2中足骨間角（IMA1-2）
第1〜5中足骨間角（IMA1-5）

図6　第4〜5中足骨間角・内反小趾角（第5中足趾節角）

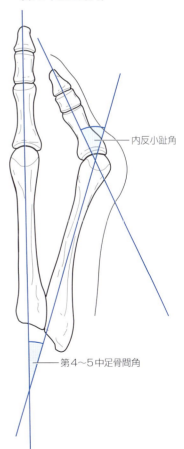

内反小趾角
第4〜5中足骨間角

● フットプリント

　足底面にインクを塗り，紙の上で左右均等に荷重した両脚立位姿勢から足のアライメントを推定する方法である．足部内側・外側・横アーチの形状（荷重量）のほか，外反母趾や浮足が確認できる（図7）．

● 母趾伸展テスト（ウインドラス効果の評価）

　詳細は「Ⅲ章-5 足部アーチの過剰低下（扁平足）」の項（p110）を参照．ウインドラス効果の評価によって足趾機能障害の有無を推測できる．母趾伸展による足部内側縦アーチの挙上を認めない場合（absent），足趾の可動性低下や内在筋群の機能不全が推測される．

▶ 前足部アライメント評価

　The Foot Posture Index©によって，前足部アライメント（内外転）の評価が可能である．詳細は「Ⅲ章-5 足部アーチの過剰低下（扁平足）」の項（p110）を参照いただきたい．

▶ リスフラン関節のアライメント評価

　第3中足骨と踵骨を中心とした足部長軸との位置関係により，中間位，内転位，外転位に分類する（図8）[26]．

図7　フットプリント

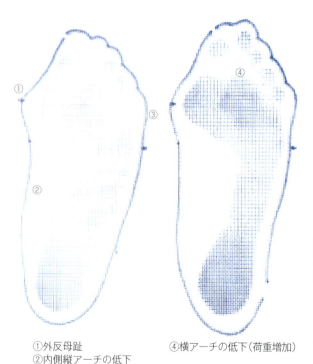

①外反母趾
②内側縦アーチの低下
③第5趾浮き指
④横アーチの低下（荷重増加）

図8　リスフラン関節の水平面におけるアライメント評価

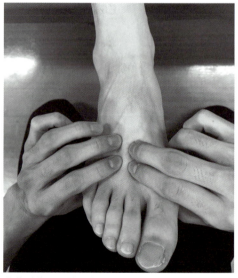

非荷重位にて第3中足骨と踵骨を中心とした足部長軸（踵骨と第2中足骨頭を結ぶ）との位置関係により，中間位，内転位，外転位に分類する．

中間位	足部長軸と第3中足骨長軸が一致する
内転位	足部長軸に対して第3中足骨長軸が内転している
外転位	足部長軸に対して第3中足骨長軸が外転している

▶第1趾列のアライメント・不安定性評価

第1趾列のアライメント異常および不安定性は，横アーチの低下や足趾障害と関連する．臨床的に簡便な評価方法と分類を図9，10に整理する[25]．

▶足趾の筋機能評価

足趾の筋機能評価として，主にMTP関節の屈曲・伸展・外転の筋力を評価する．屈曲筋力は，MTP関節全体を屈曲できるかどうかを確認する[12]．DIPまたはPIP関節だけの屈曲の場合，足趾屈筋の機能不全が疑われる（図11）．伸展筋力は，足部の背屈で代償していないかを確認し，MTP関節全体を伸展

図9 第1趾列の矢状面におけるアライメント評価

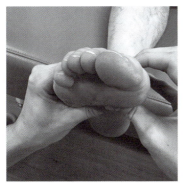
a 正常

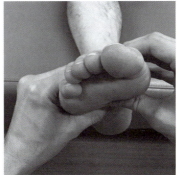
b 背屈位

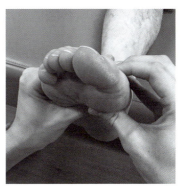
c 底屈位

第2～5趾（中足骨）に対し，第1中足骨の位置を評価する．

正常	第1中足骨頭が第2～5趾の間に位置する
背屈位	第1中足骨頭が第2～5趾に比べて背側に位置する
底屈位	第1中足骨頭が第2～5趾に比べて底側に位置する

図10 第1趾列の可動性評価

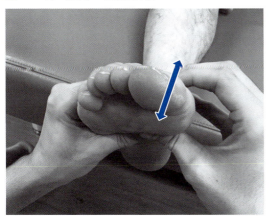

示指と母指にて第2～5趾（中足骨）を把持し，もう一方の手で第1中足骨を上下（背側－底側）に動かした際の可動性を評価する．

正常	第1中足骨頭の動きが背屈と底屈で同程度
過可動性	背屈方向の動きが底屈方向より大きい
可動性低下	底屈方向の動きが背屈方向より大きい

図11 MTP関節屈曲

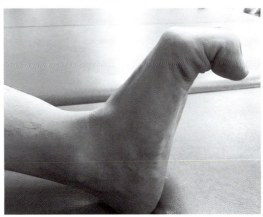

MTP関節全体を屈曲できるかどうかを確認する．DIPまたはPIP関節だけの屈曲の場合，足趾屈筋の機能不全が疑われる．

できているかを確認する(**図12**)[12]。外転筋力は足趾の開排動作にて評価する。自動運動にて足趾の間に隙間ができるかを確認する。この運動ができない場合，虫様筋などの内在筋の機能不全が疑われる(**図13**)。

足趾機能障害の治療

足趾機能の改善には，正常な足部アーチ機能の獲得が不可欠である。足部には内側縦アーチ・外側縦アーチ・横アーチの3つのアーチがあるため，それぞれに対する適切なアプローチが求められる。内外側縦アーチに対するアプローチは「Ⅲ章-5 足部アーチの過剰低下（扁平足）」の項（p110）および「Ⅲ章-6 足部アーチの低下障害（ハイアーチ）」の項（p134）を参照いただき，ここでは横アーチ機能改善を目的としたアプローチを中心に解説する。また，足趾運動に影響する内在筋に対するアプローチも紹介する。足部内在筋は手内在筋のような細かな運動ではなく，立位バランスの補助や歩行推進期における足部安定性に貢献する。

● 横アーチ機能の改善

横アーチ低下に関連する問題の1つとして中足骨の内転が挙げられる。第1中足骨の内転による前足部の開帳が横アーチの低下を招く（開張足）。この第1中足骨内転に対しては，楔舟関節や第1リスフラン関節の可動性改善が必要となる。具体的な方法としては，舟状骨と内側楔状骨もしくは内側楔状骨と中足骨を把持し，徒手的に底背屈方向の可動性を図る（**図14**）。特にリスフラン関節の可動性改善の際には，中足骨の回旋アライメントを整えたうえで底背屈方

図12　MTP関節伸展

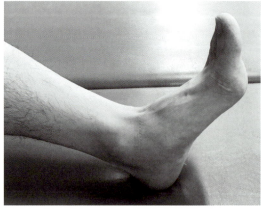

足関節による代償の有無や，MTP関節全体を伸展できているかを確認する。

図13　MTP関節外転

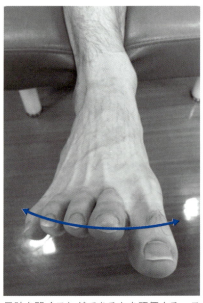

足趾を開くことができるかを評価する。この運動ができない場合，虫様筋などの内在筋の機能不全が疑われる。

向の可動性改善を図ることが必要である。

　筋機能による横アーチ機能の改善としては，内外側縦アーチを支持する後脛骨筋や長腓骨筋のトレーニングで横アーチの向上を図るとともに（「Ⅲ章-5」(p110)，「Ⅲ章-6」(p134)参照），前足部レベルにおける横アーチ向上を目的とした虫様筋などの足部内在筋の活性化も重要である。代表的な方法として，足部内在筋の活性化による中足骨アライメント改善を目的としたMTP関節の屈曲運動がある（**図15**）[26)]。この方法により前足部レベルにおける横アーチ形成を促す。中足骨アライメントを含む横アーチ機能を正常化した後に足趾機能の改善を図る。

図14　楔舟関節・リスフラン関節の可動性改善エクササイズ

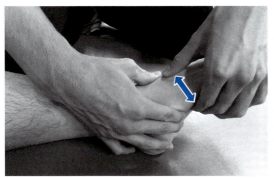

a

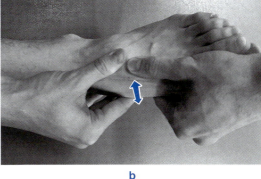

b

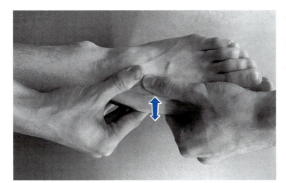

c

a：楔状骨と舟状骨を把持し背屈/底屈方向の可動性を図る（外側から見た図）。
b：楔状骨と舟状骨を把持し背屈/底屈方向の可動性を図る（上方から見た図）。
c：楔状骨と中足骨を把持し背屈/底屈方向の関節可動性改善を図る。

図15　MTP関節の屈曲運動

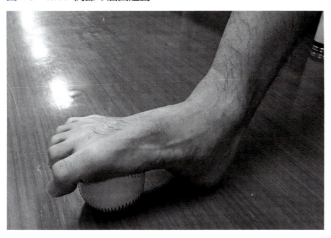

テニスボールなどを用いてMTP関節の屈曲を意識し行う。DIPまたはPIP関節の屈曲による代償に注意し実施する。

● 足趾機能の改善

横アーチ機能の正常化を図った後に，足趾の可動性や筋機能の改善を行う。MTP関節やIP関節の可動性改善は，基本的に徒手にて行うが，特に外反母趾や内反小趾などのアライメント異常を有する場合には，関節面を一致させた状態で可動性改善を図ることに注意する。足趾機能に関連する筋としては，母趾外転筋や母趾内転筋，小趾外転筋などの筋のほか，足趾の屈筋・伸筋群，足部内在筋群などがある。

母趾外転筋は内側縦アーチの保持にも貢献するため，重要な筋の1つである。母趾外転筋トレーニングは，母趾外転可動性の低下や，筋力低下を認める場合には自動運動から開始し，収縮が得られなければ低周波治療器などで筋収縮を促すことも有効である（図16）。小趾外転筋は，外側縦アーチの保持にも貢献する。方法としては，母趾外転筋トレーニングと同様に可動域や筋力に応じて外転運動を実施する（図16）。母趾内転筋横頭は横アーチの保持を担う。母趾内転筋エクササイズは，非荷重位で母趾を第2～3趾の底側に動かすように内転する（図17）。その他，足趾屈筋群のエクササイズとしてはタオルギャザーが代表的である（図18）。また，ショートフットエクササイズは骨間筋や虫様筋などの足部内在筋の促通に有効である（図19）[27]。

● 補装具

前述したエクササイズでも機能改善が認められない場合は，横アーチを含めた足部アーチの支持を目的とした装具などの使用も考慮する。アーチサポート付きのインソール（図20）や中足骨部サポーター（図21）によりアライメントの修正と足部アーチを保持することによって，足趾機能の補助を図る。

図16　母趾・小趾の外転筋エクササイズ

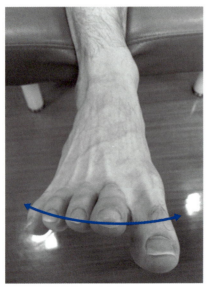

筋出力に合わせて自動介助や低周波治療器を用いて行う。

図17　母趾内転筋エクササイズ

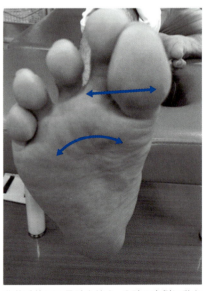

非荷重位にて母趾を第2・3趾の底側に動かすように内転する。母趾の屈曲による代償に注意する。

足趾機能の障害(開張足・外反母趾)

図18 タオルギャザー

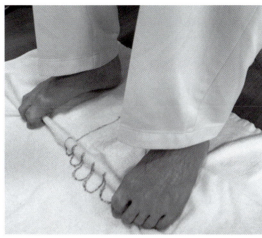

足趾の外転とともにMTP・PIP・DIP関節の屈曲を行うことで足趾屈筋のトレーニングを行う。

図19 ショートフットエクササイズ

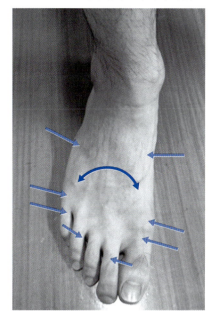

PIP・DIP関節が屈曲しないように注意しMTP関節の屈曲を行う(イメージとしては,横アーチをドーム状に持ち上げるように)。

図20 足部アーチサポート付きインソール

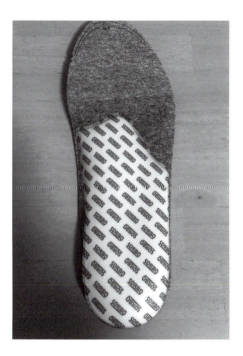

図21 中足骨サポーターの使用によるアーチ部のサポート

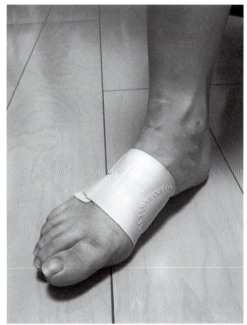

文献

1) Craik RL, et al：Gait Analysis：Theory and Application. 1st ed, Mosby, 1995.

2) Root MI：Biomechanical examination of the foot. J Am Podiatry Assoc, 63(1)：28-29, 1973.

3) Ebisui JM：The first ray axis and the first metatarsophalangeal joint：an anatomical and pathomechanical study. J Am Podiatry Assoc, 58(4)：160-168, 1968.

4) Neumann DA：カラー版 筋骨格系のキネシオロジー 原著第2版(嶋田智明, ほか監修), 医歯薬出版, 2012.

5) 伊藤浩充：足関節と足部の運動学, 身体運動学(市橋則明 編), p274-329, メジカルビュー社, 2017.

6) Thordarson DB, et al：Dynamic support of the human longitudinal arch. A biomechanical evaluation. Clin Orthop Relat Res, (316)：16-72, 1995.

7) Wanivenhaus A, et al：First tarsometatarsal joint：anatomical biomechanical study. Foot Ankle, 9(4)：153-157, 1989.

8) Mishaud TC：臨床足装具学：生体工学的アプローチ(加倉井周一 訳), 医歯薬出版, 2005.

9) Martin RL：The ankle and Foot Complex. Joint Structure and Function：A Comprehensive analysis(4th ed；Levangie PK, et al eds), p437-477, F.A. Davis Co, 2005.

10) Liu A, et al：Foot and ankle biomechanics. in: International Gait Analysis Symposium, 7(1)：67-74, 2010. Available from：http://usir.salford.ac.uk/20688/

11) Czerniecki JM：Foot and ankle biomechanics in walking and running. A review. Am J Phys Med Rehabil, 67(6)：246-252, 1988.

12) 湯浅惠朗：外反母趾の機能解剖学的病態把握と理学療法. 理学療法, 31(2)：159-165, 2014.

13) 日本整形外科学会, ほか監修：外反母趾診療ガイドライン2014, p1-2, 2014.

14) Coughlin MJ：Hallux valgus. J Bone Joint Surg Am, 78(6)：932-966, 1996.

15) Glasoe WM, et al：Hallux Valgus and the First Metatarsal Arch Segment：A Theoretical Biomechanical Perspective. Phys Ther, 90(1)：110-120, 2010.

16) Inman VT：Hallux valgus：a review of etiologic factors. Orthop Clin North Am, 5(1)：59-66, 1974.

17) Mancuso JE, et al：The zero-plus first metatarsal and its relationship to bunion deformity. J Foot Ankle Surg, 42(6)：319-326, 2003.

18) Yavuz M, et al：Forefoot plantar shear stress distribution in hallux valgus patients. Gait Posture, 30(2)：257-259, 2009.

19) Kernozek TW, et al：Clinical and biomechanical risk factors of patients diagnosed with hallux valgus. J Am Podiatr Med Assoc, 93(2)：97-103, 2003.

20) Canseco K, et al：Motion of the multisegmental foot in hallux valgus. Foot ankle Int, 31(2)：146-152, 2010.

21) Sarrafian SK：Anatomy of the foot and ankle：Descriptive, Topographic and Functional. 2nd, ed, p79-85, JB Lippincott, 1993.

22) Nunan PJ, et al：Management of Morton's neuroma in athletes. Clin Podiatr Med Surg, 14(3)：489-501, 1997.

23) 生駒和也, ほか：外反母趾の診察・画像診断. MB Orthop, 29(4)：17-23, 2016.

24) Fallat LM, et al：An analysis of the tailor's bunion by radiographic and anatomical display. J Am Podiatry Assoc, 70(12)：597-603, 1980.

25) Shirk C, et al：Reliability of first ray position and mobility measurements in experienced and inexperienced examiners. J Athl Train, 41(1)：93-101, 2006.

26) 小林 匠：足部アライメント不良に対する運動療法. 足部スポーツ障害治療の科学的基礎(福林 徹, 蒲田和芳 監修), p144-158, ナップ, 2012.

27) Jung DY, et al：A comparison in the muscle activity of the abductor hallucis and the medial longitudinal arch angle during toe curl and short foot exercises. Phys Ther Sport, 12(1)：30-35, 2011.

Ⅳ

機能障害別ケーススタディ

Ⅳ 機能障害別ケーススタディ

1 足関節底背屈可動性障害①

Abstract

■ 本症例は，荷重位での足関節背屈時に外果前方に疼痛を認め，足部内がえし強制にて疼痛の増強を認めた。

■ 足関節最大背屈時に足部の外転が生じており，距腿関節における回旋アライメントの異常が，荷重位足関節背屈動作時の疼痛の原因と考えられた。

■ 下腿・距腿関節・距骨下関節の可動性改善を行った後，長母趾屈筋腱を含めたアキレス腱周囲組織の滑走性改善により，足関節背屈可動性の改善と疼痛消失を認めた。

■ 荷重動作を想定した，各関節のアライメント・可動性評価に基づき，予測される機能障害に対するアプローチが重要である。

症例情報

➤一般的情報

年齢：17歳（高校2年生）

性別：女性

身長：162cm

体重：57kg

BMI：
body mass index

BMI：21.7

主訴：ターンやストップ動作，強く踏み込んだときに外果前方が痛い。体重移動の際などに足首が抜ける感じがする。

スポーツ活動：サッカー（ディフェンダー，小学2年生～），練習は週6回で3時間/回程度

利き足：右

➤医学的情報

診断名：左足関節外側靱帯損傷

既往歴：左足関節外果骨折（約2年前）

➤画像情報

荷重位単純X線足関節前後像および側面像にて，骨・軟骨損傷の所見は認めない。また，徒手による前方・内反方向へのストレスX線画像においても，顕著な不安定性や明らかな左右差を認めない（図1）。

➤現病歴

約2年前に左足関節外果骨折の診断にて2カ月間の装具装着。受傷から3カ月後よりスポーツ活動に復帰。復帰当初より外果前方の疼痛はあったが，自制内でスポーツ継続。約3カ月前から疼痛が増悪。他院にて左足関節外側靱帯損

図1 ストレスX線画像

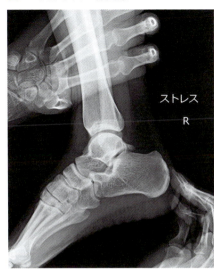
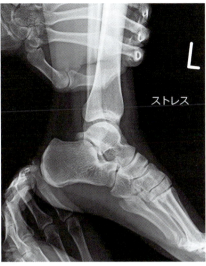

a 距骨前方変位

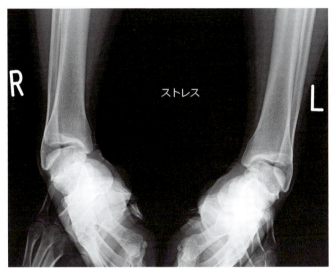

b 距骨傾斜

傷の診断で筋力トレーニングを中心としたリハビリテーションを行うが，疼痛の改善が認められず，約1カ月前より練習休止し，当院受診となる．リハビリテーション開始2週後からランニング再開，4週後から段階的に練習に復帰．現在は，練習は行えているものの，ターンやストップ動作，踏み込み動作にて外果前方に疼痛が生じ，疼痛は練習後まで継続するが，翌日には落ち着いている．

理学療法評価

▶問診

ターンやストップ動作，踏み込み動作にて外果前方にNRS 5〜6程度の痛みが出現する．テーピング（ヒールロック）にて距骨下関節を外反誘導することで疼痛が軽減されるため，テーピングをして練習を行っている．

NRS：
numeric rating scale

▶視診・触診

左足外果前方に若干の浮腫を認め，前距腓靱帯の距骨付着部（距骨頸部外側）および二分靱帯周囲に圧痛を認める（図2）。

▶アライメント評価

●非荷重位（図3a）

■ 膝・股関節
- 骨盤帯右回旋・左寛骨前傾，左股関節内旋，両下腿外旋位（Rt＜Lt）

■ 足部・足関節
- 距骨（RCSP・NCSP）：RCSPにて左距骨は右と比較してより内旋位であり，他動的に距骨頭を中間位（NCSP）とすると，足部は内がえしする。
- 距骨下関節（leg-heel alignment）：両側ともに軽度内がえし位だが，左のほうが内がえし角度は小さい（図4a）。
- ショパール関節：距骨下関節を中間位に保持した際，前足部は左のほうが右よりも外がえし位となる（図5）。

●荷重位（立位）（図3b）

■ 膝・股関節
- 背臥位から大きな変化なし。

RCSP：
relaxed calcaneal stance position

NCSP：
neutral calcaneal stance position

図2 圧痛部位

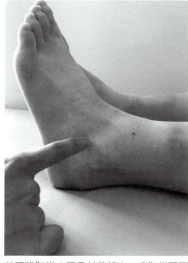

前距腓靱帯の距骨付着部や二分靱帯周囲に圧痛を認める。

図3 背臥位・立位姿勢

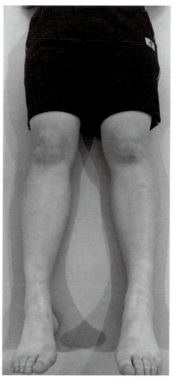　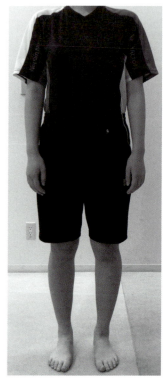

　　　　a 背臥位　　　　　　　　b 立位

背臥位（a）・立位（b）ともに股関節内旋と下腿外旋を認める。立位では両側ともに外反母趾があり，左足の外転と足趾屈曲傾向がみられる。

■ 足部・足関節
- 距骨下関節（leg-heel alignment）：両側ともに軽度外がえし位だが，左のほうが外がえし角度が大きい（図4 b）。
- ショパール関節：母趾球への荷重を意識した際，左のほうが足部の外転が大きい（図3 b）。
- 内側縦アーチ：左のほうが低下している（図6）。

■ 足趾
- 両側ともに外反母趾・内反小趾を認め，左では足趾屈曲傾向が観察される（図3 b）。

図4　leg-heel alignment

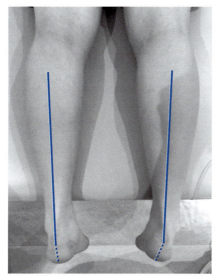
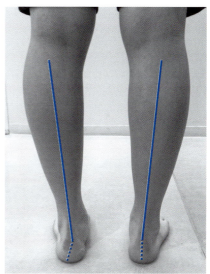

a　非荷重位　　　　　　　　　　b　荷重位

非荷重位（a）・荷重位（b）ともに左足のほうが距骨下関節の外がえしが大きい。

図5　ショパール関節アライメント（非荷重位）

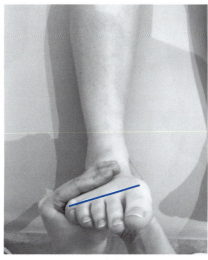
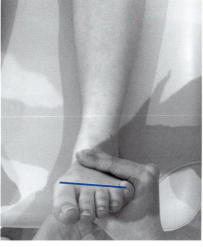

a　右足　　　　　　　　　　b　左足

距骨下関節を中間位に保持すると，左足のほうが右足よりも外がえしとなる。

図6 足部内側縦アーチ

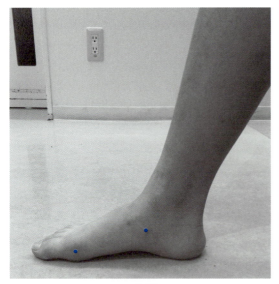 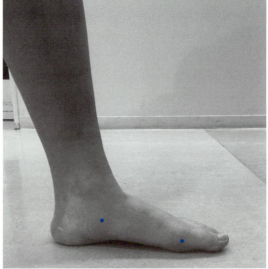

a 右足　　　　　　　　　　　　　　b 左足

左足(b)のほうが内側縦アーチが低下している(●は舟状骨結節と第1中足骨頭)。

▶可動性評価

- 足部・足関節(Rt/Lt，単位：°)
- 距腿関節
  - 背屈：10/5(膝伸展位)
    ＊足部内外転中間位での背屈では，足部の内がえしを認め，外果前方に疼痛を訴える。足部外転位では足の内がえしは減少し，疼痛も消失する(図7)。
  - 底屈：45/40(膝屈曲位)
    ＊足関節底屈時には足部の内がえしを認め，徒手にて内がえしが生じないように誘導しながら底屈すると可動性は減少する(図8)。
- 距骨下関節
  - 外がえし：Rt＜Lt
- ショパール関節
  - 外がえし：Rt＜Lt
  - 外転：Rt＜Lt
- MTP関節
  - 伸展：20/0(図9)

- 膝・股関節(Rt/Lt，単位：°)
- 膝関節
  - 内旋：Rt＞Lt
- 股関節
  - 伸展：20/10(膝伸展位)
  - 外旋：45/30(腹臥位)

MTP関節：
metatarsophalan-geal joint

図7 足関節背屈時のアライメント

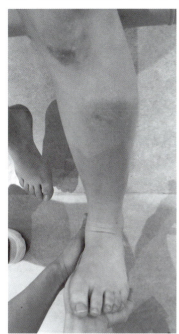
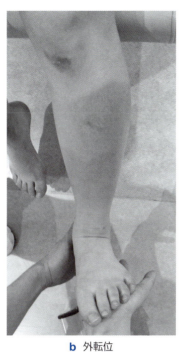

a 中間位
足部中間位では足部が内がえしして疼痛を認める。

b 外転位
足部外転位では足部の内がえしが軽減し，疼痛も消失する。

図8 足関節底屈時のアライメント

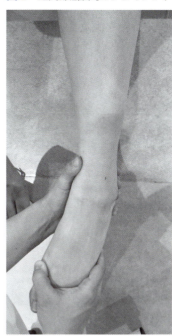

足関節底屈時にも足部の内がえしが観察される。

図9 MTP関節伸展可動性

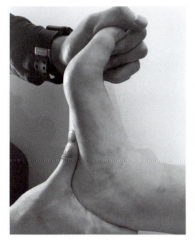
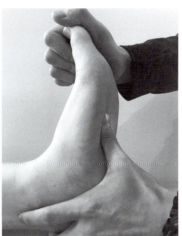

a 右足

b 左足

左足ではMTP関節の著明な伸展制限を認める。

MMT：
manual muscle testing

▶筋機能評価

- 足部・足関節（Rt/Lt，数値はMMTの基準に準じる）
  - 足関節
    - 背屈（前脛骨筋）：5/5
    - 底屈（下腿三頭筋）：右足は片脚での最大底屈が可能だが，左足は足趾を屈曲させなければ最大底屈することができない。また，足趾を屈曲させずに最大底屈させた状態で踵骨を下方に引いた際，右足は最大底屈位を保

持可能だが，左足は抵抗に耐えることができず，踵骨が下がる（**図10**，**Clinical Hint**参照）。

- 内がえし（後脛骨筋）：5/4
- 外がえし（腓骨筋群）：5/5

■ 足趾
- 屈曲（長趾屈筋）：5/5
- 伸展（長趾伸筋）：5/5

▶関節不安定性の評価
● 距腿関節（Rt/Lt）
- 前方引き出しテスト：陰性（−）/陰性（−）
- 距骨傾斜テスト：陰性（−）/陰性（−）

▶基本動作観察
● 片脚立位

左では，両脚立位と比べて足部の外がえしが著明となり，下腿の外旋と外方傾斜，股関節の内転・内旋が生じ，骨盤が左方へ傾斜する（**図11**）。

図10 足関節底屈筋機能評価

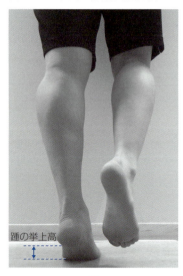
a

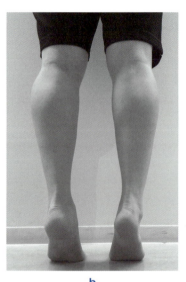
b

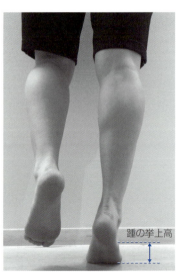
c

両足での最大底屈（**b**）と比較して，右足（**c**）は片足でも最大底屈可能だが，左（**a**）は踵の挙上高が下がり，最大底屈することができない。

> **Clinical Hint**
>
> **plantar flexion break test（PFBT）**
>
> 本症例に用いた足関節底屈筋の筋力測定法は，従来のMMTよりも簡便に測定可能な方法である。著者は，この筋力測定法をPFBTと命名し，高い検者内信頼性（κ係数0.92）を有することを報告した[3]。この研究では，PFBT陽性者（踵骨を下方に引いた際に抵抗に耐えられない者）で有意に足関節底背屈可動域が小さいこと，従来のMMTに準じた踵挙上回数が少ないことが示された。

足関節底背屈可動性障害①

● 前方ランジ

右と比べて，左は足関節背屈可動域（下腿前傾）が制限され，内側縦アーチの低下が大きい。また，足趾屈曲傾向を認める。股関節は内旋し，下腿外旋が生じる。患者の主観では，左のほうが足部外側に荷重が掛かっているとのことである（図12）。この状態から，膝を外方に移動させ（knee-out），下腿外旋と足部内がえしを強制すると，外果前方に疼痛を訴える。

図11 片脚立位姿勢

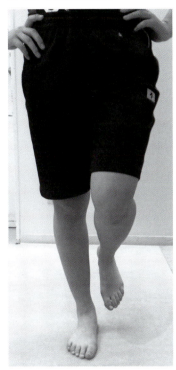
a 右片脚立位

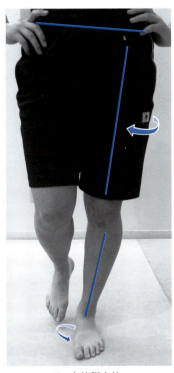
b 左片脚立位

左片脚立位（b）では，右片脚立位（a）と比べて骨盤の傾斜と股関節の内旋，下腿外方傾斜，足部の外がえしが著明となる。

図12 前方ランジ肢位

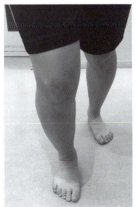
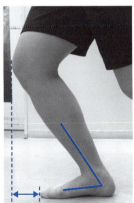
a 右足

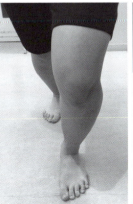
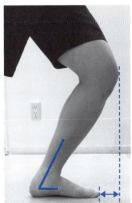
b 左足

右足（a）と比較して，左足（b）では，足関節背屈（下腿前傾）が減少し，内側縦アーチが過剰に低下する。また，足部外側への荷重が強く，母趾球へのスムーズな荷重が妨げられているため，足趾屈曲の代償が生じる。

●統合と解釈

　本症例は足関節背屈時に外果前方に疼痛を訴えており，足関節背屈可動性の障害が疑われた。圧痛は前距腓靱帯の距骨付着部で最も強く，背屈動作時にも同部位の疼痛を認めた。下肢アライメントおよび足関節背屈可動性の評価結果から，距腿関節における水平面上でのアライメント異常（下腿の外旋と距骨の内旋による関節面の不一致）が生じていることが示唆された。また，足部外転に伴う距骨外旋によって背屈時の疼痛が消失したことから，このアライメント異常が疼痛発生の原因となっている可能性が高いと推測された。

　足部の可動性評価では，距骨下関節の外がえしやショパール関節の外がえし・外転可動性が健側よりも増加しており，後脛骨筋の筋力低下も認められた。そのため，荷重時には足部内側縦アーチが健側よりも低下し，足部を外転させたtoe-out肢位での足関節背屈動作が習慣化していた。足部内外転中間位での足関節背屈動作では，母趾球へのスムーズな荷重が妨げられ，足趾の屈曲が見られた。この足趾屈曲の代償は片脚立位や片脚でのカーフレイズ（足関節底屈）でも認め，特に片脚での足関節最大底屈は足趾を屈曲しなければ行うことができず，下腿三頭筋の筋力低下も著明であった。

　以上の評価結果から，足部外転位（toe-out）での動作の習慣化が足部内側縦アーチの低下と下腿外旋アライメントを招いたと推測された。距腿関節のアライメント異常によって足部内外転中間位での足関節背屈では足部が内がえし位となるため，母趾球へのスムーズな荷重が行えず，足趾屈筋群の過剰収縮が起きたと考えられた。このような動作の繰り返しが，長母趾屈筋腱を含めたアキレス腱周囲組織の滑走不全を生じさせ，距骨の後方滑りの制限の原因となったと推測され，下腿三頭筋の筋力低下も加わって足関節の可動性障害が慢性化したと考えられた。

　本症例でも足関節捻挫後には，腫張などの炎症に伴う可動性障害や筋力低下が生じていた可能性は高く，これらの機能障害が残存したままでスポーツ活動を再開したことが，今回の症状を招いたと思われる。

Memo **足関節外側靱帯損傷後の異常アライメント**

　足関節外側靱帯損傷後には，後足部（距腿・距骨下関節）の内がえしや内旋が増大する傾向がみられる[1,2]。距腿・距骨下関節の内がえし増大は，ショパール関節の内がえしや下腿の外旋を生じやすくする。下腿の外旋や足部の内がえしは，足部外側への荷重を増大させ，足関節背屈時の母趾球へのスムーズな荷重の妨げとなり，足趾屈曲による代償を招く。一方，距腿関節における内旋の増大は，底側踵舟靱帯（バネ靱帯）を伸張させ，ショパール関節の過外転を生じさせる。結果的に，足部内側縦アーチの過剰な低下と足部外転(toe-out)が起こりやすくなる（詳細は「Ⅲ章-1 足関節背屈可動性障害」の項(p36)を参照)。

治療および治療効果

▶治療プログラムと治療方針

●治療プログラム
① 股関節内旋可動性改善(中殿筋後部線維)
② 下腿内旋可動性改善(鵞足部・腓腹筋内側頭)
③ アキレス腱周囲滑走性改善(長母趾屈筋)
④ 後脛骨筋エクササイズ
⑤ カーフレイズ
⑥ バランスエクササイズ

●治療方針

　評価結果に基づき，荷重位での足関節背屈動作における距腿関節の回旋アライメントを改善し，正常な足関節背屈動作の獲得を目標とした．まず，下腿外旋アライメントを改善させるため，股関節・下腿内旋可動性改善を目的に，中殿筋後部線維や鵞足部・腓腹筋内側頭に対して徒手的にアプローチした(「Ⅲ章-1」の図25(p50)参照)．下腿内旋アライメント改善後も距骨後方滑りや足関節底屈に制限を認め，長母趾屈筋を含めたアキレス腱周囲組織の癒着が疑われた．そのため，Kager's fat padの踵骨方向への誘導(「Ⅲ章-2」の図15(p64)参照)や足関節底屈運動に伴う長母趾屈筋腱の滑走性改善を徒手的に行った(図13)．その後，足部内側縦アーチ保持を目的とした後脛骨筋エクササイズ(「Ⅲ章-2」の図14a(p64)参照)と足関節底背屈可動性の維持を目的としたカーフレイズによる下腿三頭筋トレーニングを実施した(「Ⅲ章-3」の図18(p79)参照)．最後にバランスマット上で足趾を屈曲させない状態での安定した片脚動作の獲得を目指した(「Ⅲ章-4」の図20(p104)参照)．

図13　長母趾屈筋腱の滑走性改善を意図した徒手療法

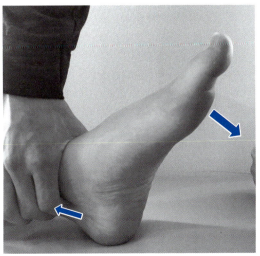

アキレス腱と長母趾屈筋腱の間に指を滑り込ませ，足関節底屈に伴う腱の上方への滑走を促す．

▶治療効果と治療経過

●アライメント（立位）

骨盤・股関節の水平面上でのアライメントは修正され，明らかな左右差はなくなった。下腿外旋も明らかな左右差を認めない。左足部の外がえしは残存しており，内側縦アーチは右よりも左で低下した。

■ 足関節底背屈可動性（介入前→介入後，単位：°）
- 背屈：5 → 10（膝伸展位）
- 底屈：40 → 45（膝屈曲位）

＊介入前に認めた足部内外転中間位での背屈時の疼痛は消失した。

●筋機能
- 左足関節底屈：片脚カーフレイズ時の足趾屈曲傾向は改善し，母趾球への荷重は増加したが，最大底屈位を保持することはできない。
- 左足関節内がえし（介入前→介入後，数値はMMTの基準に準じる）：4→4

●基本動作
- 片脚立位：介入前と比較して，下腿の外旋，外方傾斜，骨盤傾斜は改善。足部の外がえしは改善を認めるも残存（図14）。
- 前方ランジ：足関節背屈可動域（下腿前傾）が改善し，過度な内側縦アーチの低下は認めない。股関節内旋や下腿の外旋は軽減し，母趾球への荷重が増加（図15）。また，knee-out 時の疼痛も消失した。

図14　治療前後の片脚立位姿勢

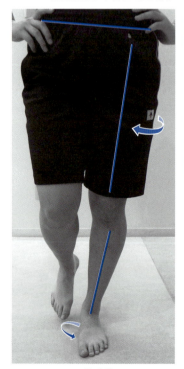
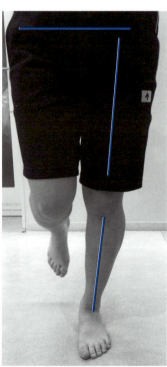

治療前（a）と比較して，治療後（b）には下腿の外旋・外方傾斜と骨盤傾斜に伴う股関節内転・内旋は改善した。足部の外がえしは改善傾向だが残存している。

a 治療前　　　b 治療後

図15 治療前後の前方ランジ肢位

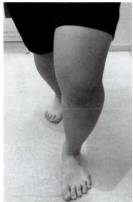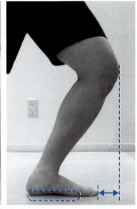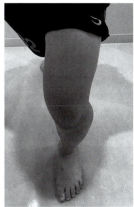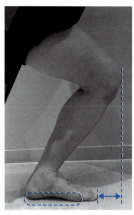

a 治療前　　　　　　　　　　　　　b 治療後

治療前（a）と比較して，治療後（b）には足関節背屈（下腿前傾）が増大し，過度な内側縦アーチの低下を認めない。また，下腿内旋可動性の改善に伴い，母趾球へ荷重しやすくなり，足趾屈曲の代償が消失した。

▶治療経過

　治療介入時点（リハビリ開始後4週）では，ターンやストップ動作などで外果前方に疼痛を訴えていたが，介入2週後（リハビリ開始後6週）で練習に完全復帰し，終了後に若干の疼痛を訴えるのみまで改善。介入4週後（リハビリ開始後8週）で試合に復帰し，圧痛以外の症状は消失した。

まとめ

　足関節底背屈可動性障害は，さまざまな疾患でみられる機能障害である。可動性障害の原因は多数存在し，足部・足関節のみならず，膝・股関節も含めた関節のアライメントや可動性，筋機能などを的確に評価する必要がある。それらの評価結果と問診から得られた情報（現病歴・既往歴など）をもとに症状発生のメカニズムを推測し，アプローチする。的確な評価とメカニズムの推測が効率的な治療につながる。

文献

1) Kobayashi T, et al：In vivo kinematics of the talocrural and subtalar joints during weightbearing ankle rotation in chronic ankle instability. Foot Ankle Spec, 7(1)：13-19, 2014.
2) Caputo AM, et al：In vivo kinematics of the tibiotalar joint after lateral ankle instability. Am J Sports Med, 37(11)：2241-2248, 2009.
3) 小林　匠, ほか：新たな足関節底屈筋力評価法の信頼性と有用性. 日本アスレティックトレーニング学会誌.

IV　機能障害別ケーススタディ

2　足関節底背屈可動性障害②

Abstract

■ 本症例は左足関節外果骨折後，長期間にわたって階段降段時に母趾MTP関節と踵立方関節部に疼痛を生じていた。

■ 前足部に荷重した際に疼痛を認め，距腿関節の背屈可動性制限を前足部で代償しきれなかったことが疼痛の原因と推測された。

■ 近位・遠位脛腓関節，距腿関節の可動性改善を行った後，ショパール関節および第1趾列と，足部内側縦アーチに関連した筋機能へのアプローチで疼痛の消失を認めた。

■ 症状や病態を有している部位を起点として，周辺関節へ視点を移すことで，病態への影響を推察することができる。

症例情報

MTP関節：
metatarsophalan-geal joint

➤一般的情報

年齢：40歳代前半

性別：女性

身長：156cm

体重：70kg

BMI：
body mass index

BMI：28.8

主訴：階段降段動作の左立脚時に母趾MTP関節および踵立方関節部が痛い。

スポーツ活動：趣味でバレーボールを2回/月の頻度で実施。競技歴は中学生から。週に1〜2回ジムでエアロビクス，ヨガも実施している。

職業：保育士

➤医学的情報

診断名：左足関節外果骨折，左距骨滑車軟骨障害

既往歴：めまいにて他院耳鼻科に2カ月に1回の頻度で通院

➤画像情報

受傷後に単純X線画像（**図1a**），3D-CT画像（**図2a**），MRIを撮像し，左足関節外果骨折，左距骨滑車軟骨障害を認めた。MRIのT2強調画像では距骨滑車部の高信号を認めず，CTでやや骨硬化を認めたため，今回の受傷に起因するものではないと判断された。そのため，主に外果骨折に対しての治療を行う方針となった。受傷後171日目の単純X線画像（**図1b**）と受傷後89日目の3D-CT画像も示す（**図2b**）。

図1 単純X線画像

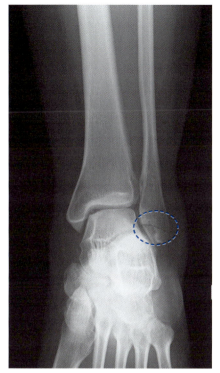
a 初回

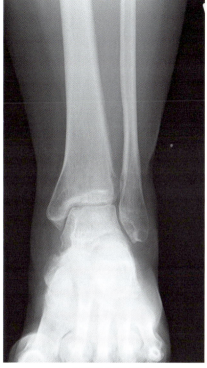
b 受傷後171日目

図2 3D-CT画像

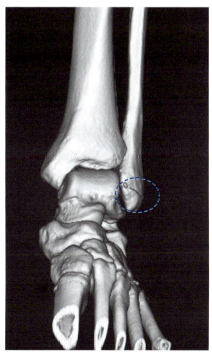
a 初回

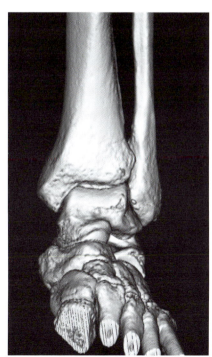
b 受傷後89日目

●現病歴

　バレーボールの着地で味方の足に乗った際に，足関節が内がえし強制され受傷。A病院を受診し，左足関節外果骨折の診断でギプス固定。その後B病院でCT，MRIを撮像して距骨滑車部に骨軟骨骨折を認め，C病院紹介。受傷後31日目に当院受診。やや底屈位でシーネ固定されていた。

- 受傷後45日目：アンクルサポートへ移行し，足関節可動域運動を開始。
- 受傷後89日目：全荷重開始。時折外果部に荷重時痛を認め，片松葉杖にて歩行。CT画像にて骨萎縮を認める。
- 受傷後136日目：足関節背屈制限によって足部外転位の歩容。階段降段時に母趾MTP関節と踵立方関節部に疼痛を認める。
- 受傷後157日目：足関節背屈可動性の改善を認めないため，担当理学療法士より引き継ぎ，治療開始。

理学療法評価

➤問診

NRS：
numeric rating scale

　階段の降段時に母趾MTP関節と踵立方関節部にNRS 4の痛みが出現することが最も気になる。

➤視診・触診

　左足関節周囲に若干の浮腫を認めるが，圧痛はない。

➤アライメント評価

●非荷重位

■足部・足関節

NCSP：
neutral calcaneal stance postion

- 距骨：距骨頭を中間位（NCSP）にすると，足部全体が内がえし位となる。
- 第1趾列：左のほうが背屈位（**図3**）。
- ショパール関節（前足部）：距骨下関節を中間位に保持した際，左のほうの前足部が内がえし位となる。

●荷重位（ランジ肢位）

■膝・股関節

- 左のほうが股関節内転・内旋位，膝関節外反・外旋位

■足部・足関節（**図4**）

- 距腿関節：左足に軽度の浮腫を認め，皮線が少なく，背屈可動性が小さい。
- ショパール関節（前足部）：左のほうで皮線が少なく，背屈可動性が小さい。
- 第1趾列：股関節，膝関節の肢位によって左のほうが背屈回外位。
- 内側縦アーチ：左のほうが低下。
- 足趾：左母趾の外反・回内。

図3　自然下垂での第1趾列

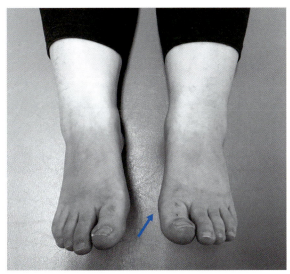

左第1趾列のほうが背屈位にある。

図4　初期評価時の前方ランジ肢位

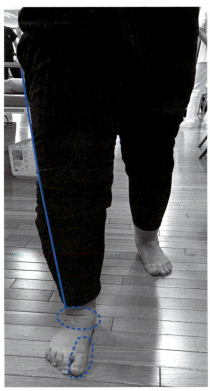　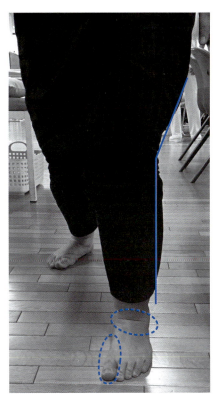

　　a　右荷重　　　　　　　　　　　b　左荷重

左のほうが膝が外反し，距腿関節およびショパール関節の背屈が少ない。また，足部内側縦アーチの低下と母趾の外反・回内を認める。

▶可動性評価

- ●足部・足関節（Rt/Lt，単位：°）
  - ■近位脛腓関節
    - ・膝関節屈曲時の腓骨の前方移動：Rt＞Lt
  - ■遠位脛腓関節
    - ・腓骨可動性（後方）：Rt＞Lt
  - ■距腿関節
    - ・背屈：10/5（膝屈曲位）
      ＊自動背屈時，左は距骨外側のほうが内側よりも後方滑りが大きい（**図5**）。
    - ・底屈：左右差なし（膝伸展位）
      ＊可動性に差は認めないが，自動底屈時に左は第1趾列が背屈位（**図6**）。
  - ■ショパール関節（前足部）
    - ・外がえし（距骨下関節中間位）：Rt＞Lt
    - ・背屈：Rt＞Lt
  - ■第1趾列
    - ・底屈：Rt＞Lt
  - ■母趾MTP関節
    - ・伸展：左右差なし

▶筋機能評価

MMT：
manual muscle testing

- ●足部・足関節（Rt/Lt，数値はMMTの基準に準じる）
  - ■足関節
    - ・背屈（前脛骨筋）：5/5
    - ・底屈（下腿三頭筋）：両足でのカーフレイズでも疼痛のため最終域まで実施不可
    - ・内がえし（後脛骨筋）：5/5
      ＊左は足底内側から軽く指で押した際の筋反応が遅い（**図7a**）（**Clinical Hint**参照）

図5 距腿関節背屈可動性

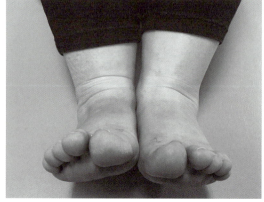

左足で制限を認める。

図6 足関節底屈時の第1趾列

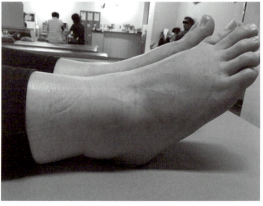

距腿関節の底屈可動性に左右差はないが，左のほうが第1趾列は背屈位。

- 外がえし(長腓骨筋):5/5
  * 左は足底外側から軽く指で押した際の筋反応が遅い(図7b)(Clinical Hint参照)

後脛骨筋と長腓骨筋の反応評価

本症例に対する後脛骨筋と長腓骨筋の評価では,足底から軽い負荷を加えた際の筋反応の速度をみた(図7)。歩行時,初期接地から立脚初期において,後脛骨筋と長腓骨筋の筋活動が高まる[1]。この評価では,前足部へ荷重が移行する前段階を模して,その際の筋反応を評価する。

図7 後脛骨筋と長腓骨筋の筋反応評価

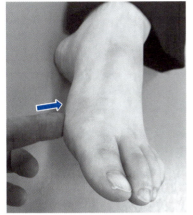
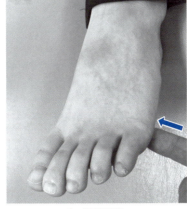

足底部から指先で軽い負荷をかけた際に足部を固定できるかを評価する。

a 後脛骨筋　　b 長腓骨筋

▶基本動作観察

●前方ランジ動作

左足は右と比べて足関節背屈可動性(下腿前傾)の制限とショパール関節の背屈および外がえし制限を第1趾列の背屈・回外で代償し,母趾の外反・回内を認めた。また,股関節は内旋し,膝関節は外旋する。膝を内方へ誘導すると,後足部の外がえしと前足部の内がえしが生じ,疼痛が増強した(図8a)。膝を外方へ誘導させると後足部の内がえしと前足部の外がえしが生じて疼痛は軽減した(図8b)。

図8 後足部と前足部の運動連鎖

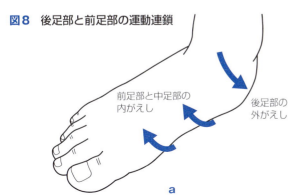
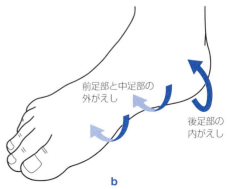

a 後足部の外がえしによって,前足部が相対的に内がえしする。

b 後足部の内がえしによって,前足部が相対的に外がえしする。

● 階段昇降

降段動作の左前足部荷重時に前方ランジ動作と同様のアライメントが観察される。

▶ 統合と解釈

本症例は階段降段における足関節背屈時に母趾MTP関節と踵立方関節部の疼痛を訴えており，足関節背屈可動性障害が疼痛に関連していると推測された。

下肢アライメントおよび可動性の評価から，距腿関節の制限のみならず，ショパール関節の背屈・外がえしや第1趾列の底屈制限を認めた。距腿関節の背屈制限をショパール関節で代償することができれば，重心が過度に内側へ偏ることによる第1趾列底屈制限は生じないと考えられる。しかし，本症例ではショパール関節にも可動性制限を有していたため，第1趾列の背屈によって補っていたと推測された。この代償運動と足底腱膜や長母趾屈筋の過度な伸張によって母趾MTP関節の背屈が制限され，同部位の疼痛につながったと考えられた（**Memo**参照）。また，ショパール関節の外がえし制限は，足部の剛性低下による踵立方関節への背屈ストレスを増加させ，疼痛を生じさせていたと推測された。筋機能評価では，足部内側縦アーチの保持作用を有する後脛骨筋と，第1趾列底屈に作用する長腓骨筋の反応遅延を認めた。よって，前足部荷重時に適切なタイミングで活動できなかった可能性が示唆された。基本動作観察でもこれらの異常を認めたため，距腿関節の背屈可動性制限を起点として，ショパール関節の可動性制限とそれに伴う荷重の過度な内側変位が生じ，第1趾列の底屈および母趾MTP関節の背屈を制限したと推測された。

Memo **母趾MTP関節の背屈角度変化**

歩行時，母趾MTP関節の背屈は約65°必要とされる[2]。本症例も非荷重では制限を認めなかったが，前足部荷重時の母趾MTP関節の背屈には，軟部組織の緊張だけでなく，第1リスフラン関節の可動性制限も関与すると考えられる[2]。外反母趾症例では第1趾列の底背側変位量が大きいとする報告もあるため[3]，母趾MTP関節に疼痛を生じないためにも，距腿関節の背屈可動性制限を足部内側縦アーチの過度な低下（第1リスフラン関節背屈）で代償する戦略を取らないように対処することが重要である（図9）。

図9 第1趾列の肢位による母趾MTP関節背屈角度の違い

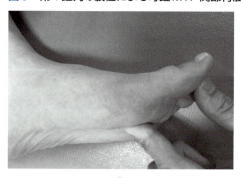 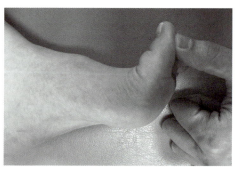

a　第1趾列底屈を止めると背屈制限が生じる。　　b　第1趾列底屈を許容すると背屈可動性が増加する。

足関節底背屈可動性障害②

治療および治療効果

▶治療プログラムと治療方針
● 治療プログラム

①近位・遠位脛腓関節モビライゼーション(「Ⅲ章-1」の図27, 28(p50)参照)
②アキレス腱周囲組織の滑走性改善を目的とした徒手療法(背屈運動+アキレス腱把持)(図10)
③距骨後方滑り改善を目的とした徒手療法(図11)
④ショパール関節外がえし+第1趾列底屈ストレッチ(図12)
⑤ショパール関節背屈ストレッチ(「Ⅲ章-1」の図32(p51)参照)
⑥後脛骨筋・長腓骨筋等尺性収縮エクササイズ(図13)
⑦距骨後方滑り改善を目的とした運動療法(図14)

図10 アキレス腱周囲組織の滑走性改善を目的とした徒手療法

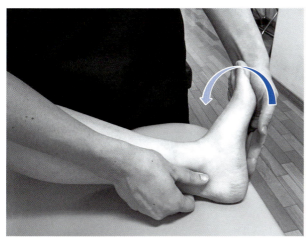

アキレス腱を把持し、足関節底屈位から背屈方向へ繰り返し動かす。

図11 距骨後方滑り改善を目的とした徒手療法

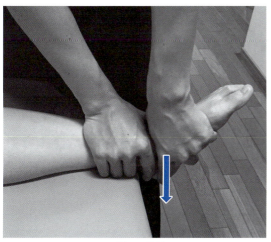 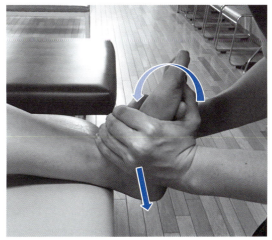

　　　　　a　緩みの肢位　　　　　　　　　　　　　　b　背屈位

内外果の直上に手を置き、手指で脛・腓骨を後方から固定。もう一方の母指と示指の指間で距骨を後方へ繰り返し滑らせる。

小指を距骨にかけて、母指を中足骨頭にかける。足関節を背屈させながら距骨を後方へ繰り返し滑らせる。

図12 ショパール関節外がえしと第1趾列底屈のストレッチ

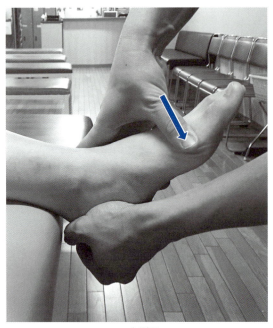
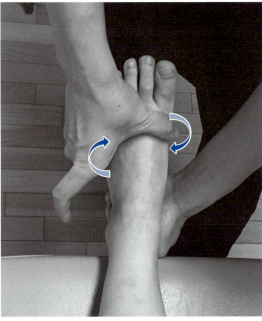

a 内側面　　　　　　　　　　　　　　　　　　　　b 上面

踵骨を固定。ショパール関節は中指を立方骨にかけて外がえし方向へ，第1趾列は底屈（回内）方向へ力を加える。クリープ現象で関節包が伸長された感触が得られるまで穏やかに伸長する。

図13 後脛骨筋・長腓骨筋の等尺性収縮エクササイズ

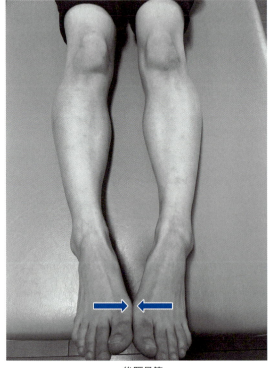
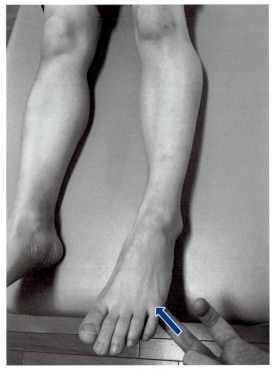

a 後脛骨筋　　　　　　　　　　　　　　　　　　　b 長腓骨筋

左右の母趾同士で穏やかに抵抗をかけて，近位筋と同時に空間的・時間的に促通する。　　指先で小趾球へ穏やかに抵抗をかけて，近位筋と同時に空間的・時間的に促通する。

図14 距骨後方滑り改善を目的とした運動療法

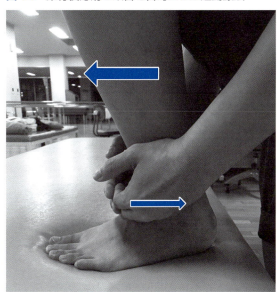

距骨に小指をかけて前方へ体重を移動し，脛骨前傾と距骨後方滑りを行う。

▶治療方針

　距骨後方滑りの改善によって距腿関節の背屈可動性を改善させ，前足部が担う代償の負担を減らすことを目標とした。併せて，ショパール関節の背屈・外がえし可動性および第1趾列底屈可動性を拡大し，筋機能にも働きかけることで動作時の母趾MTP関節背屈の阻害因子を取り除くことを治療方針とした。

　ギプスおよびシーネ固定期間の長かった本症例では，足関節背屈に伴う腓骨の可動性が制限されていたため，近位および遠位脛腓関節に対して徒手的なアプローチを実施した（「Ⅲ章-1」の図27，28（p50）参照）。距骨後方滑りに制限を認めたため，徒手療法にてアキレス腱周囲組織の滑走性を改善させ（図10），その後，距骨後方滑りを徒手的に誘導した（図11）。

　ショパール関節に対しては，足部内側縦アーチの保持および第1趾列底屈への寄与を目的に前足部の外がえしストレッチを実施した（図12）。また，ショパール関節の背屈ストレッチ施行することで（「Ⅲ章-1」の図32（p51）参照），前足部荷重時の踵立方関節部の疼痛へ対処した。

　第1趾列に対しては，ショパール関節のストレッチに合わせて底屈方向へストレッチを行い，可動性の改善を目指した（図12）。その後，末梢部に抵抗を加えて後脛骨筋と長腓骨筋を中心とした等尺性収縮を股関節・膝関節周囲筋も含めて行うことで促通を図った（図13）。これらのアプローチよって，母趾MTP関節背屈を促した。

▶治療効果と治療経過
●治療経過

　上記治療を4回実施した。また，治療プログラムの②，④，⑥，⑦を自主トレーニングとしても実施した（⑥は後脛骨筋（図13a）のみ自主トレーニングとして実施）。

● 治療効果（筆者治療開始47日後）
■ 問診：階段降段時の疼痛は消失。
■ 可動性（介入前→介入後）
- 左足関節背屈可動性（単位：°）
   背屈：5 → 10まで改善，左右差なし（膝屈曲位）
- ショパール関節（前足部）
   外がえし（距骨下関節中間位）：Rt＞Lt → 左右差なし
   背屈：Rt＞Lt → 左右差なし
- 第1趾列
   底屈：Rt＞Lt → 左右差なし
■ 筋機能評価
- 左足関節底屈（下腿三頭筋）：両脚カーフレイズは最大底屈まで挙上可能（疼痛消失）
- 左足関節内がえし（後脛骨筋）：介入前と比べて筋反応時間短縮
- 左足関節外がえし（長腓骨筋）：介入前と比べて筋反応時間短縮
■ 基本動作
- 前方ランジ：足関節背屈可動性（下腿前傾）の改善とショパール関節の背屈・外がえしの改善，第1趾列の背屈・回外での代償が減少し，前方荷重時の母趾の外反・回内が減少した。股関節内旋と膝関節外旋も足部内側縦アーチの改善に伴って改善した（図15）。その結果，自然に前方へ荷重しても

図15 最終評価時の前方ランジ肢位

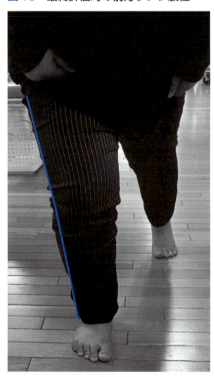 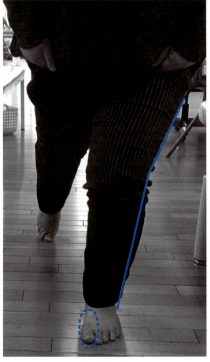

　　　　a　右荷重　　　　　　　　　　　b　左荷重
左は治療前にみられた異常アライメントの改善を認めた。

母趾MTP関節と踵立方関節部の疼痛は生じなくなった。
- 階段昇降：降段時のアライメントは，前方ランジ動作と同じく改善し，疼痛は消失した。

▶今後について

本症例はバレーボールへの復帰を希望しており，運動負荷が増加した際にアライメント不良による疼痛が生じないように対処する必要がある。そのため，股関節外転・外旋筋群のトレーニングを追加し，前足部への負荷が増えるカーフレイズやジャンプ動作の練習へ段階的に移行する予定である。

まとめ

足関節底背屈障害は，距腿関節以外にもさまざまな要因が関連する。そのため，本症例では距腿関節のみにアプローチしていたことが，疼痛を遷延させた一因と推測された。症状や病態を有する部位に生じている制限や推測される力学的負荷に着目しながら，周辺関節へも視点を移すことで，疼痛発生のメカニズムを推察し，適切にアプローチすることが可能となる。

文献

1) Murley GS, et al : Electromyographic patterns of tibialis posterior and related muscles when walking at different speeds. Gait Posture, 39(4) : 1080-1085, 2014.
2) Glasoe WM, et al : Anatomy and biomechanics of the first ray. Phys ther, 79(9) : 854-859, 1999.
3) Greisberg J, et al : Mobility of the first ray in various foot disorders. Foot Ankle Int, 33(1) : 44-49, 2012.

IV 機能障害別ケーススタディ

3 足関節底屈機構（heel cord）の障害

Abstract

■ 本症例は，足関節底屈運動時にアキレス腱実質部の疼痛を認め，著明な下腿三頭筋（特にヒラメ筋）の機能不全と筋腱複合体の力学的特性（スティフネス，ヤング率）の低下を認めた。

■ ヒラメ筋の筋力低下と筋腱複合体の伸張性・滑走性の低下によりアキレス腱に過剰な負荷が加わり炎症症状が誘発されたことで疼痛が出現し，筋腱複合体のスティフネスやヤング率の低下につながる悪循環に陥っていたと考えられた。

■ 股関節，距腿関節，距骨下関節の可動性改善を行った後，下腿三頭筋（ヒラメ筋）の機能改善，筋腱複合体の力学的特性の改善を図ることで疼痛消失を認めた。

■ 足関節底屈機構の伸張性や滑走性などを改善するだけでなく，筋腱複合体の力学的特性に対するアプローチも行うことが重要である。

症例情報

➤一般的情報

年齢：20歳（大学2年生）

性別：女性

身長：164 cm

体重：53.5 kg

BMI：
body mass index

BMI：19.9

主訴：ダッシュやジャンプ動作で強く蹴りだした際にアキレス腱の内側が痛い。疲労時に特に痛みが増強する。

スポーツ活動：バレー（リベロ，小学3年生〜），練習は週6回，3時間/回程度。

利き足：右

➤医学的情報

診断名：右アキレス腱症

既往歴：右ヒラメ筋肉ばなれ（約9カ月前）

➤画像情報

● 単純X線画像

足関節前後像および側面像にて，骨・軟骨損傷の所見は認めない。

● 超音波画像（アキレス腱）

• 長軸像，ドプラ画像にて右アキレス腱実質部に局所の肥大と血流を認めた（**図 1**）。

• ヒラメ筋（肉ばなれ発生部位）に異常所見はなし。

足関節底屈機構(heel cord)の障害

図1 右アキレス腱の超音波画像

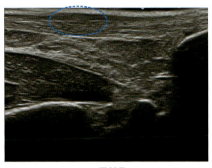
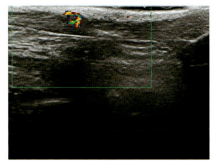

a 長軸像
アキレス腱実質部に局所の肥大(○)を認め、fibrillar patternが不鮮明となっていた。

b 長軸像ドプラ画像
肥大部に血流を認めた。

▶現病歴

約9カ月前にジャンプトレーニング時に右ふくらはぎに強い痛みが発生し、近位整形外科を受診し、ヒラメ筋の肉ばなれと診断を受けた。2週間ほど温熱療法や外用剤の処方のみで対応していた。その後、歩行時痛はなくなったため、運動量を調整しながら痛みを我慢して練習に復帰していた。3カ月ほど経過すると右ふくらはぎの痛みは消失したが、レギュラーとなったことで練習量や試合数が増え、徐々に右アキレス腱痛が出現してきた。3カ月ほど我慢しながら練習を行っていたが、増悪傾向であるため当院を受診した。

理学療法評価

▶問診

ランニングやダッシュ動作で強く蹴りだすとアキレス腱実質部(内側)にNRS 7～8程度の痛みが出現する。アイシングにて若干疼痛が軽減される。

NRS：numeric rating scale

▶視診・触診

右アキレス腱実質部(内側)に軽度の肥厚と圧痛を認めた(図2)。圧痛部位はヒラメ筋の停止腱部であった(「Ⅲ章-3」の図11(p75)参照)。

▶周径

- 下腿最大部(Rt/Lt, 単位：cm)：26.5/29.0

▶可動性評価

- 股・膝関節(Rt/Lt, 単位：°)
- 股関節
  - 屈曲：120/130
  - 内転：Rt＜Lt(股関節90°屈曲位)
  - 外旋：20/45(股関節90°屈曲位・膝関節90°屈曲位)
  - SLR：70/80
  - Ober test：＋/－

図2 アキレス腱

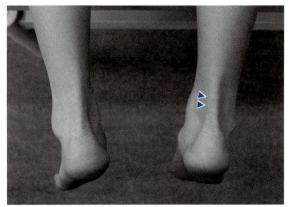

右アキレス腱実質部(内側)に軽度の肥厚を認めた(▶)。

- 膝関節
  - 内旋：Rt＜Lt

● 足関節・足部(Rt/Lt，単位：°)
- 距腿関節
  - 背屈：10/15(膝伸展位)，20/30(膝屈曲位)
  - 底屈：45/45
- 距骨下関節
  - 外がえし：Rt＜Lt

▶筋機能評価

MMT：
manual muscle testing

● 股関節(Rt/Lt，数値はMMTの基準に準じる)
- 伸展：4/5
- 外転：4/5

● 足部・足関節(Rt/Lt，数値はMMTの基準に準じる)
- 足関節
  - 底屈(下腿三頭筋)：膝関節伸展位・屈曲位ともに右は片脚での最大底屈不可(**図3**)。
    ＊距骨下関節を徒手的に外がえし位にすると足関節底屈の筋出力は向上するが，すぐに筋の震えとアキレス腱実質部の疼痛が出現する。
    ＊BIODEX測定〔足関節底屈筋力体重比(Rt/Lt，単位：%)〕
       30°/s：81/120，120°/s：51/72
  - 内がえし(後脛骨筋)：4/5
    ＊後足部を徒手的に外がえし位にすることで筋出力が向上。
  - 外がえし(腓骨筋群)：4/5
    ＊後足部を徒手的に外がえし位にすることで筋出力が向上。

■ 足趾
- 屈曲(長趾屈筋):4/5
  ＊後足部を徒手的に外がえし位にすることで筋出力が向上。

▶アキレス腱の捻れのタイプ

左右ともにアキレス腱の捻れのタイプは，中等度の捻れのタイプと判断した(図4)。

図3 片脚カーフレイズ(膝屈曲位)

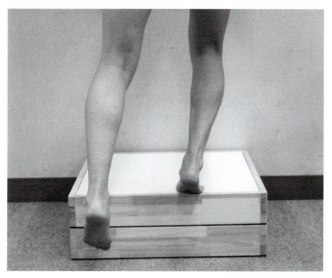

図4 踵骨隆起の形状

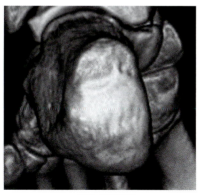
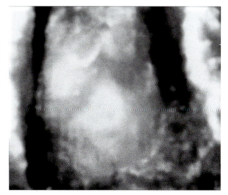

a 3D-CT画像　　　　　　　　　b 超音波3D画像
踵骨隆起の形状から中等度の捻れのタイプと判断(図5参照)。

Memo　アキレス腱の捻れ構造

アキレス腱の3つの捻れのタイプ(軽度，中等度，重度の捻れ)を1側ずつ(固定遺体3側)使用して，三次元的に再構築してシミュレーションを行った研究[1]では，どのタイプにおいても踵骨を外がえしすると，腓腹筋内側頭・外側頭は短縮し，ヒラメ筋は伸張し，内がえし時には腓腹筋内側頭・外側頭は伸張，ヒラメ筋は短縮した。従って，どのタイプにおいてもヒラメ筋の伸張性低下により踵骨は内がえし位を呈しやすいと考えられた。

アキレス腱の捻れ構造と踵骨隆起の形状の関係

　日本人遺体130足を用いてアキレス腱の踵骨隆起付着部を検討した研究[2)]により，捻れのタイプで踵骨隆起の形状が異なることが示された。軽度の捻れのタイプと重度の捻れのタイプでは踵骨隆起のアキレス腱付着部上縁の形状が類似しているが，中等度のタイプでは異なる形状を呈していた（図5）。

図5 踵骨隆起の形状

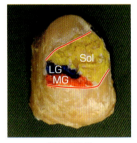
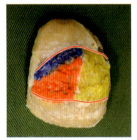
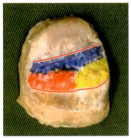
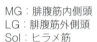

MG：腓腹筋内側頭
LG：腓腹筋外側頭
Sol：ヒラメ筋

軽度の捻れ　　中等度の捻れ　　重度の捻れ
a　各タイプの踵骨隆起（ご遺体）

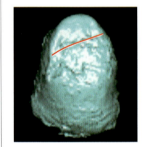
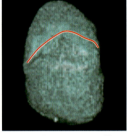
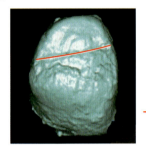

──：踵骨隆起のアキレス腱の付着部の上縁

b　a図の3D-CT画像

▶筋腱複合体の力学的特性
- スティフネス（Rt/Lt，単位：N/mm）：305/350
- ヤング率（Rt/Lt，単位：MPa）：905/1100

▶筋腱複合体の伸張性・滑走性
- 腓腹筋内側頭の筋腱移行部の移動量（Rt/Lt，単位：mm）：1.1/1.2
- アキレス腱の伸張性
  - 内外側方向：Rt＜Lt
  - 水平方向：Rt＜Lt
  - 外がえし＜内がえし

▶アキレス腱周囲組織の伸張性・柔軟性
- パラテノン
  - 頭尾方向：Rt＜Lt
  - 内外側方向：Rt＜Lt
- Kager's fat pad
  - 内外側方向：左右差なし

▶足底腱膜の伸張性
- 右母趾の背屈可動域：15/30
- 圧痛：あり
  ＊後足部を徒手的に外がえし位にすることで右母趾の背屈可動性が向上，足底腱膜の圧痛が低下した。

▶アライメント評価・基本動作観察
■ 立位
　右では後足部が軽度内がえし位であり，足関節背屈角度の低下，足部外側荷重，足趾屈曲位を認めた。
　＊距骨下関節（leg-heel alignment）：右軽度内がえし位。
■ 片脚立位
　右では後足部が軽度内がえし位であり，足関節背屈角度の低下，足部外側荷重，足趾屈曲位を認めた。
■ 片脚スクワット
　右では後足部の軽度内がえし位，足関節背屈角度の低下，足部外側荷重，足趾屈曲位。肢位の保持が難しく，右体幹側屈，左股関節外転の代償動作が出現した（**図6a，b**）。

▶統合と解釈
　本症例では，足関節底屈動作時にアキレス腱実質部（内側）の疼痛を訴えており，足関節底屈機構の障害が疑われた。特に下腿三頭筋の機能不全と筋腱複合体の伸張性・滑走性の低下が著明であった。既往歴としてヒラメ筋の肉ばなれがあり，機能低下が残存した状態で競技復帰していたことから，慢性的な下腿

図6　片脚スクワット

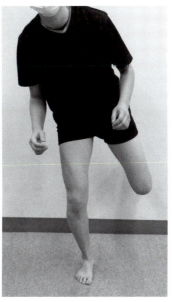
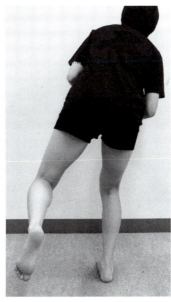

a　治療前（前方）　　　　　　　b　治療前（後方）

三頭筋の機能不全が根底にあると推察された。

評価結果から，股関節周囲の筋力低下と可動性制限も認められた。股関節屈曲，内転，外旋可動域低下とOber testの結果から，中殿筋前部線維，大腿筋膜張筋，腸脛靱帯の柔軟性低下が考えられた。該当組織に対してストレッチングを施行することで即時的に股関節の可動性は改善し，Ober testは陰性となった。その結果，股関節伸展筋力も改善したが，立位や基本的動作におけるアライメントは変化しなかった。そのため，足関節底屈機構を構成する組織の機能障害が主要因であることが推察された。

アキレス腱実質部(内側)の圧痛部位はヒラメ筋の停止腱部であり，アキレス腱の伸張性は後足部の外がえし方向で特に低下していた。また，立位や基本的動作時にも後足部は内がえし位であった。これらの所見から，アキレス腱のなかでも特にヒラメ筋の停止腱の伸張性や滑走性が低下していると考えられた。筋機能に関しても，周径やBIODEX測定値から下腿三頭筋の著明な筋力低下を認め，カーフレイズでも最大底屈位まで挙上することができなかった(膝関節屈曲位で著明)。徒手操作にて距骨下関節を外がえし位に誘導すると足底腱膜の伸張性の向上や圧痛の低下，足関節周囲筋群の筋出力向上を認めたことから，ヒラメ筋の筋機能低下と伸張性・滑走性の低下による足部アライメント異常が二次的に足関節底屈機構全体の機能低下を招いたと推察された。

以上の評価結果から，下腿三頭筋(ヒラメ筋)の機能不全と筋腱複合体の伸張性・滑走性の低下が足部アライメント異常につながり，不良姿勢での動作の繰り返しが足底腱膜を含めたアキレス腱周囲組織の滑走不全や，足関節周囲筋群の機能不全を生じさせたと考えられた。この機能障害がアキレス腱の炎症症状を誘発し，筋腱複合体のスティフネスやヤング率の低下を招く悪循環に陥ってしまったと考えられた。

治療および治療効果

▶治療プログラム

●治療開始〜2週
①股関節屈曲，内転可動性の改善・維持(中殿筋前部線維・大腿筋膜張筋の柔軟性改善)
②アキレス腱周囲組織(パラテノン)，足底腱膜の伸張性・滑走性改善
③筋腱複合体(特にヒラメ筋停止腱)の伸張性・滑走性の改善

●2〜6週
①ヒラメ筋の筋収縮トレーニング(非荷重位⇒座位⇒立位の順番)
②カーフレイズ(両脚⇒片脚)

●6〜14週
①下腿三頭筋の遠心性収縮トレーニング(両脚⇒片脚)

▶治療方針

　評価結果に基づき，まずは二次的に生じている股関節周囲の柔軟性の改善を図り，セルフトレーニングにて管理が可能となったら，次にパラテノン（「Ⅲ章-3」の**図14**（p77）参照），足底腱膜（「Ⅲ章-3」の**図19**（p80）参照），アキレス腱（特にヒラメ筋の停止腱，「Ⅲ章-3」の**図12, 13**（p76）参照）の伸張性・滑走性の改善を図った。距骨下関節と距腿関節の可動性を獲得後，ヒラメ筋の筋機能再教育を図った。疼痛が出ないように，非荷重位から開始して座位⇒立位へと負荷量を徐々に増加していった（「Ⅲ章-3」の**図17**（p78）参照）。両脚立位でのカーフレイズが可能になってから，アキレス腱に対する遠心性収縮トレーニング（「Ⅲ章-3」の**図18**（p79）参照）を開始し，筋腱複合体の力学的特性の改善を図った。

▶治療経過（治療開始2週後）

　股関節の可動性，筋力の改善・維持が図れた。また，パラテノン，足底腱膜，アキレス腱（特にヒラメ筋の停止腱）の伸張性を改善することで足関節背屈可動性と距骨下関節の外がえしの可動性や足関節周囲筋群の筋力が改善した。ヒラメ筋の筋収縮トレーニングを段階的に開始した。この時期からウォーキング（徐々にジョギングへ）を開始した。

● 可動性
■ 股関節（Rt/Lt，単位：°）
- 屈曲：130/130
- 内転：左右差なし（股関節90°屈曲位）
- 外旋：40/45（股関節90°屈曲位・膝関節90°屈曲位）
- Ober test：－／－
■ 足関節・足部（Rt/Lt，単位：°）
- 距腿関節
　背屈：15/15（膝伸展位），25/30（膝屈曲位）
- 距骨下関節
　外がえし：左右差なし

● 筋機能（Rt/Lt，数値はMMTの基準に準じる）
■ 股関節
- 伸展：5/5
- 外転：5/5
■ 足関節・足部
- 内がえし（後脛骨筋）：5/5
- 外がえし（腓骨筋群）：5/5
■ 足趾
- 屈曲（長趾屈筋）：5/5

▶治療経過(治療開始6週後)

　ヒラメ筋の筋機能改善を図ることで両脚カーフレイズがスムーズに可能となり，片脚カーフレイズも数回であるが可能となってきた。足関節底屈筋力(30°/s)も改善を認めた。筋腱複合体の力学的特性については変化を認めなかった。アキレス腱の遠心性収縮トレーニングを開始した。この時期からランニングを開始し，段階的に練習参加を開始した。

Clinical Hint

アキレス腱に対する遠心性収縮トレーニング
　アキレス腱症(実質部)の保存治療として遠心性収縮トレーニングが有用であることは数多くのレビュー論文において報告されている[3,4]。主な効果としては除痛，筋力の向上，新生血管の減少などがある。しかし，遠心性収縮トレーニングがどのような機序でアキレス腱症(実質部)の症状を改善させるのかについてはいまだ不明である。適切なプロトコルについても確立していないが，高強度で12週間のプロトコルが多く用いられている。

● 筋機能
■ 足関節(Rt/Lt，数値はMMTの基準に準じる)
　• 底屈：4/5
　　＊BIODEX測定〔足関節底屈筋力体重比(Rt/Lt，単位：％)〕
　　　30°/s：95/120，120°/s：55/71
■ 筋腱複合体の力学的特性
　• スティフネス(Rt/Lt，単位：N/mm)：310/355
　• ヤング率(Rt/Lt，単位：MPa)：910/1110

▶治療経過(治療開始14週後)

　筋腱複合体の力学的特性の左右差は軽度残存しているが，介入前に比べると大幅な改善を認めた。また，持久性は不十分であるが，基本的動作のアライメントの改善も図れた。この時期から徐々に練習に完全復帰をした。トレーニングは継続しながら，その後も疼痛なく競技復帰できている。

● 画像情報
• 超音波画像(アキレス腱，長軸像)：右アキレス腱実質部の肥大は変化ないが，ドプラ反応は消失した(図7)。

● 周径
• 下腿最大部(Rt/Lt，単位：cm)：29.0/29.5

● 筋機能
  ■ 足関節（Rt/Lt, 数値はMMTの基準に準じる）
    • 底屈：5/5
      ＊母趾球荷重での最大位までの挙上が可能（図8）。
      ＊BIODEX測定〔足関節底屈筋力体重比（Rt/Lt, 単位：％）〕
        30°/s：115/125, 120°/s：68/74

● 筋腱複合体の力学的特性
  • スティフネス（Rt/Lt, 単位：N/mm）：360/374
  • ヤング率（Rt/Lt, 単位：MPa）：1100/1150

図7　アキレス腱の超音波画像

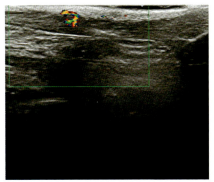 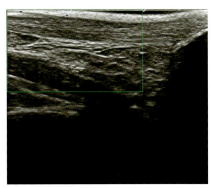

a　治療前　　　　　　　　　　b　治療後14週経過
　　　　　　　　　　　　　　　　ドプラ反応が消失した。

図8　片脚カーフレイズ（膝屈曲位）

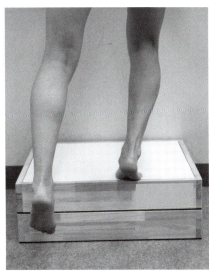 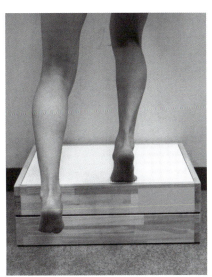

a　治療前　　　　　　　　　　b　治療開始6週後

治療前に比べて治療開始6週では小趾球荷重が改善し, 母趾球荷重にて最大底屈位まで挙上が可能となった。

●基本動作

■片脚スクワット

　治療前と比べて治療12週経過時には後足部の外がえし，足関節背屈が増大し，足部外側荷重も改善した．また，右体幹側屈や左股関節外転動作も改善した（図9）．

図9　片脚スクワット

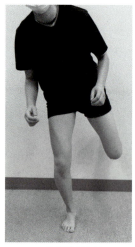 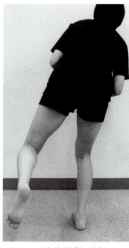 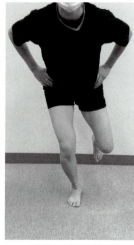 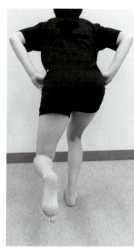

a 治療前（前方）　　**b** 治療前（後方）　　**c** 治療12週後（前方）　　**d** 治療14週後（後方）

治療前と比べて治療14週経過時には後足部の外がえし，足関節背屈が増大し，足部外側荷重も改善した．また，右体幹側屈や左股関節外転動作も改善した．

まとめ

　足関節底屈機構（heel cord）は下腿三頭筋，アキレス腱，踵骨，足底腱膜で構成される．各構成組織は非常に特徴的な形態学的特徴を呈しており，機能障害と密接に関係している．そのため，どの組織が損傷しても他の構成要素の機能障害を引き起こしてしまう．さらに，運動連鎖の影響により多関節にも影響を及ぼす．また，スポーツ現場では，十分な機能回復が得られないままでの競技復帰をすることで，原因と結果が混在した症状を呈する場合が多いため，足関節底屈機構だけでなく，他の関節との要因も慎重に評価する必要がある．現病歴や既往歴などの情報と詳細な評価を行うことで効率的なアプローチにつながると考える．

文献

1) Edama M, et al : Differences in the degree of stretching applied to Achilles tendon fibers when the calcaneus is pronated or supinated. Foot Ankle Online J, 9(3) : 5, 2016.
2) Edama M, et al : Structure of the Achilles tendon at the insertion on the calcaneal tuberosity. J Anat, 229(5) : 610-614, 2016.
3) Magnussen RA, et al : Nonoperative treatment of midportion Achilles tendinopathy : a systematic review. Clin J Sport Med, 19(1) : 54-64, 2009.
4) Sussmilch-Leitch SP, et al : Physical therapies for Achilles tendinopathy: systematic review and meta-analysis. J Foot Ankle Res, 5(1) : 15, 2012.

Ⅳ 機能障害別ケーススタディ

4 足関節安定性障害

Abstract

■ 本症例は，前下脛腓靱帯の急性損傷と慢性足関節不安定症により足関節の機能的・構造的な障害を認めた。

■ 問診や質問紙による患者立脚型評価，遠位脛腓関節・距腿関節の構造的障害の評価，バランス・筋機能などの機能的障害の評価を行った。

■ 急性期には急性症状の管理と足部・足関節に対する局所的アプローチを主とし，徐々に動的なバランストレーニングやスポーツ動作練習を行った。

■ 局所的アプローチなどによって前下脛腓靱帯損傷による機能障害はおおむね改善したものの，慢性足関節不安定症による機能障害は一部残存したと考えられた。

症例情報

➤一般的情報

年齢：16歳（高校2年生）

性別：男性

身長：170 cm

体重：65 kg

BMI：22.5

主訴：足首を強く捻ってしまい，足首が痛い。

スポーツ活動：サッカー（ゴールキーパー），練習は週6日で3時間/回程度

利き足：右

BMI：
body mass index

➤医学的情報

診断名：右前下脛腓靱帯損傷

既往歴：右足関節内がえし捻挫を3回以上

➤画像情報

MRI水平断像（プロトン密度強調画像）にて前下脛腓靱帯の損傷（**図1a**），前距腓靱帯の肥厚（直径：3.92 mm）を認めた（**図1b**）。骨損傷は認めなかった。

➤現病歴

サッカー中に，セービングした後のステップにてつま先で踏ん張った際に足首を捻り受傷。捻った方向は覚えていない。当科受診し，右前下脛腓靱帯損傷と診断され，骨折はないことから保存療法となった。受傷後1週間はシーネによる関節固定と松葉杖による免荷が処方された。その後は，内がえし・外がえしを制動するストラップが付いた装具が処方され，荷重が許可された。受傷3カ月後の試合復帰を目標とし，理学療法が開始となった。

図1　遠位脛腓関節と距腿関節のMRI水平断像（プロトン密度強調画像）

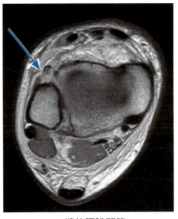

a　遠位脛腓関節　　　　　　　　b　距腿関節

前下脛腓靱帯の損傷を認め(a)．また，前距腓靱帯の肥厚を認めた(b)．

理学療法評価

▶問診

以前より右足関節の捻挫を繰り返しており，過去1カ月以内に右足関節のgiving wayは5回以上経験していた．受傷後からは荷重や歩行で痛みないが，前方に踏み込むような動作で右足関節が痛むことがある．

▶視診・触診

右足関節前外側近位部に腫脹を認め（最小下腿周径の左右差2 cm），踵部外側や後方から内側，足趾にかけて軽度の内出血が観察された．遠位脛腓関節の圧痛範囲は縦4.5 cmに認めた．

▶患者立脚型評価（「Ⅲ章-4」の表3，4（p95，96）参照）

- CAIT（Rt/Lt，単位：点）[1]：14/30
  - 右足関節の主観的な不安定感を認めた．
- FAAM ADLスケール（Rt/Lt，単位：%）[2]：69/100
  - 右足部・足関節の主観的な機能障害を認めた．

CAIT：
Cumberland ankle instability tool

FAAM：
foot and ankle ability measure

▶アライメント評価

●股・膝関節
- 両股関節軽度外旋位，両下腿軽度外旋位（左右差なし）．

●足部・足関節（図2）
- 距腿関節：右距骨は左より内旋位．
- 距骨下関節：両側とも内がえし位（Rt＜Lt）．
- 内側縦アーチ：過度の低下は認めず，左右差なし．

▶可動性評価

- 足関節（Rt/Lt）
  - 非荷重背屈（膝伸展位，単位：°）
    - 受傷後1週：−10/15
    - 受傷後2週：10/15

  - 荷重位背屈（膝屈曲位，単位：cm）（図3）
    - 受傷後2週：6.5/10.0
      ＊足関節背屈や内がえしによって遠位脛腓関節痛を認めた。

  - 非荷重底屈（膝伸展位，単位：°）
    - 受傷後1週：35/60
    - 受傷後2週：50/60
      ＊足関節底屈時には内がえしが同時に観察された（図4a）。

図2　非荷重安静位の足部・足関節アライメント

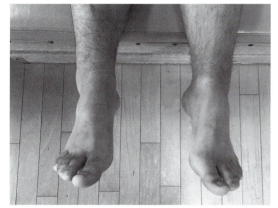 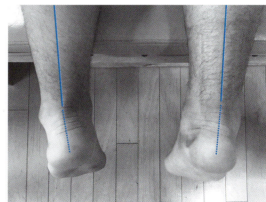

左足と比較して右足関節の内がえしが少ない。

図3　荷重位の背屈可動性評価

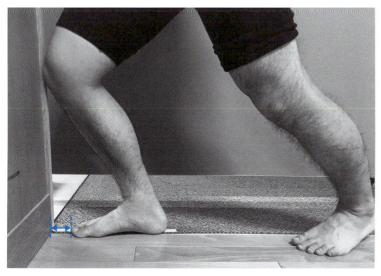

床と壁の同一線上に足部と膝中心をまっすぐ位置させる。踵を浮かせずに最大背屈し，膝が壁に接する肢位において足趾先端から壁までの距離を計測する。

図4 足関節底屈アライメント

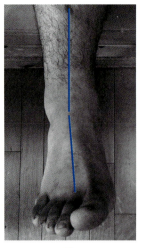 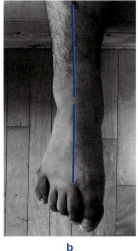 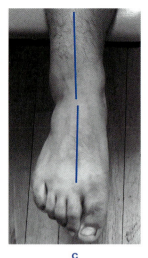

　　　　a　　　　　　　　　b　　　　　　　　　c

a：受傷後1週における足関節底屈に伴う内がえし。
b：可動域運動・ストレッチによる即時的な底屈可動域の増大と内がえしの減少。
c：受傷後8週における底屈には内がえしは認めない。

 Clinical Hint

荷重位での背屈可動性と足関節捻挫の発生リスク

　荷重位での背屈可動性は図3に示した測定方法で評価される。これは，床と壁の同一線上に足部と膝中心をまっすぐ位置させ，踵を浮かせずに最大背屈し膝が壁に接する肢位において，足趾先端から壁までの距離，もしくは下腿の前傾角度を計測する。この下腿前傾角が34°の場合，平均角度である45°に比べ，足関節捻挫の発生リスクが約5倍高くなる[3]。一方で，下腿前傾角が49.5°より大きい場合も足関節内がえし捻挫の再発リスクが1.12倍高くなるとされており[4]，背屈可動性の制限だけでなく過可動性にも注意が必要である。

MMT：
manual muscle testing

▶**筋機能評価(Rt/Lt，数値はMMTの基準に準じる)**

●股関節
- 伸展(大殿筋・ハムストリングス)：4/4
- 外転(中殿筋)：4/4

●足部・足関節
- 背屈(前脛骨筋)：4/5
- 底屈(下腿三頭筋)：3/5
- 内がえし(後脛骨筋)：3/5
- 外がえし(腓骨筋群)：3/5

▶**バランス評価**
- balance error scoring system(Rt/Lt)(「Ⅲ章-4」の図12(p97)参照)
- 硬い床上での片足立位時のエラー回数：6/2(受傷2週後)
- 右片足立位時には明らかな体幹・下腿の外方傾斜が観察された(図5a)。

206

図5 片脚立位時の体幹・下腿の外方傾斜

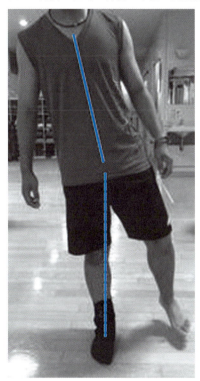
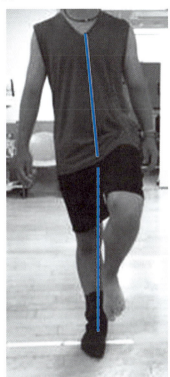
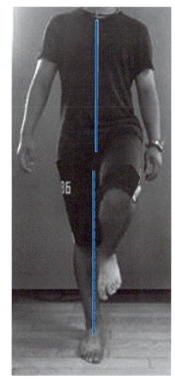

a b c

a：受傷2週後における右片脚立位時の体幹・下腿の外方傾斜は明らかに認められた。
b：足関節可動域運動，距腿関節モビライゼーション，足底マッサージを行った後では即時的な体幹・下腿傾斜の改善を認めた。
c：受傷8週後ではさらなる改善を認めた。

▶関節不安定性検査

● **遠位脛腓関節**（Rt/Lt）（「Ⅲ章-4」の**図8**（p91）参照）
- external rotation test：陽性（＋）/陰性（－）
- squeeze test：陽性（＋）/陰性（－）
- cotton test：陽性（＋）/陰性（－）
- fibular translation test：陽性（＋）/陰性（－）

● **距腿関節**（Rt/Lt）（「Ⅲ章-4」の**図9**（p92）参照）
- 前方引き出しテスト：陽性（＋）/陰性（－）
- 前外方引き出しテスト：陽性（＋）/陰性（－）
- 内がえしストレステスト：陰性（－）/陰性（－）

▶基本動作観察

● スクワット

　背屈時に遠位脛腓関節に疼痛を認め，膝関節屈曲・足関節背屈角度に左右差を認めた。この疼痛によって右膝関節の屈曲は60°までしか行えなかった。

● カーフレイズ

左に比べて踵の挙上高は低く，弱い徒手抵抗に耐えられない。踵挙上時，後足部は内がえしして遠位脛腓関節に疼痛が生じた。内がえしを修正すると疼痛は消失した。

● 歩行

荷重が許可された日から歩行可能であったが，右足関節背屈の減少と足部外転の増大が観察された(図6)。また，右立脚期で体幹の右傾斜が観察された。

▶統合と解釈

本症例は前下脛腓靱帯損傷の診断であったが，主観的な不安定感やgiving wayなどの既往歴から，足関節内がえし捻挫の後遺症である慢性足関節不安定症(CAI)を以前から有していたと考えられた。前下脛腓靱帯損傷による急性症状を認め，特殊テストはすべて陽性であった。さらに，CAIの特徴である前距腓靱帯の肥厚も認め[5]，徒手検査からも距腿関節の構造的な前外方不安定性を認めた。歩行時の足部外転の増大は足関節背屈可動性障害の代償と考えられ，脛腓間への離開ストレスを増大させるため[6,7]，可及的速やかな修正が必要と考えた。また，カーフレイズ時の内がえしも脛腓間への離開ストレスを生じさせていると推測され[7]，底屈時のアライメント修正も必要と考えられた。歩行だけでなく片脚立位でも明らかな体幹側方傾斜を認め，全身的な姿勢制御不良に加え，片脚立位バランス機能の低下も推測された。股関節筋力に左右差がないことを考慮すると，足部・足関節の構造的・機能的障害が不良動作やバランス機能低下の原因と考えられた。

急性期における治療方針としては，前下脛腓靱帯損傷による炎症所見を速や

CAI：
chronic ankle instability

図6 足部外旋位での歩行

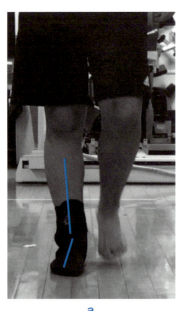
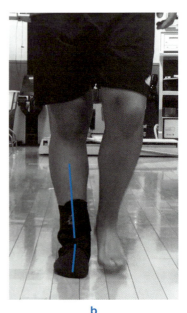

a
受傷後2週における足部外旋位での歩行。

b
背屈可動性改善後に即時的に認められた足部外旋の減少。

かに改善し，足関節の可動性・アライメント・筋機能に対する局所的なアプローチによって，不良動作の改善やバランス機能の向上を目標とした。また，以前より繰り返している足関節のgiving way予防のための関節安定化は患部保護のため必須であると考えられた。前下脛腓靱帯損傷による急性症状が寛解し，歩行などの基本動作が改善された後，徐々にスポーツ動作への復帰とCAIに対する機能的なアプローチが必要と考えられた。

治療および治療効果

▶治療内容

● 各関節アライメント・可動性に対するアプローチ

■ 遠位脛腓関節

　炎症・腫脹の改善のために日常的にアイシングを徹底するよう指導した。処方された装具を用いて距腿関節の日常的なgiving wayを予防し，前下脛腓靱帯を保護するための遠位脛腓関節へのテーピングを毎日施すよう指導した（「Ⅲ章-4」の**図16**(p101)参照）。種々のトレーニング時にもテーピングを試行した。

■ 距腿・距骨下関節

　足関節背屈可動性制限の改善には自動・他動での背屈運動，距骨後方滑りモビライゼーション（「Ⅲ章-4」の**図18**(p102)参照），下腿三頭筋ストレッチ，徒手的な長母趾屈筋の滑走性改善を行った。非荷重での足関節背屈可動域の左右差がほぼ消失した後に，荷重下での背屈制限の改善を図った。これらの介入は遠位脛腓関節へのテーピング下で行った。

　足関節底屈時には遠位脛腓関節へストレスが加わらないため，積極的な可動域拡大と足関節底屈に伴う内がえしの改善を図り，自動・他動での底屈可動域運動や前脛骨筋・長母趾伸筋のストレッチ，徒手的な滑走性改善を行った。これらの運動時には距骨下関節を徒手的に中間位に矯正して行った。

● 機能障害に対するアプローチ

■ 筋機能障害に対するアプローチ

　受傷2週以内では足関節可動性や腫脹を可能な限り改善させてから，疼痛が生じない範囲で非荷重位での筋機能トレーニングを行った。両足でのカーフレイズは初期から行い，徐々に片足に移行した。カーフレイズは足部外側での荷重や足関節の内がえしが生じないよう指導・修正しながら実施した。片足でのカーフレイズが可能になってからもトゥウォークで踵部の降下や動揺を認め，衝撃力に対する足関節底屈筋群の反応が不十分と推測された。そのため，トゥウォークやトゥサイドステップ，ゴムチューブにて側方への負荷を加えた状態でのカーフレイズを積極的に行った（「Ⅲ章-4」の**図22，23**(p105，106)参照）。

■ バランス障害に対するアプローチ

　受傷2週以内では局所へのアプローチとして距骨後方滑りモビライゼーショ

ン（「Ⅲ章-4」の**図18**（p102）参照），足底マッサージ，足関節後方の筋・腱に対するセルフストレッチ（「Ⅲ章-4」の**図21**（p104）参照）を行った。その後，床上での片足立位，バランスマット上での片足立位，バランスディスク上での片足立位と段階的に難易度を上げて実施した。受傷後6週から動的なバランストレーニングとしてhop to stabilizationトレーニングを垂直方向から始め，徐々に前後左右・斜め方向を行い，ホップの距離を伸ばすことで段階的に難易度を上げた（「Ⅲ章-4」の**図19**（p103）参照）。

■ スポーツ動作に対するアプローチ

受傷後3週からジョギングやジャンプ着地動作を開始した。受傷後6週から片足ジャンプやサイドステップの練習を開始した。動作時の異常アライメントに対しては繰り返し指導した。これらの動作時には主観的な足関節不安定感や蹴り出し（足関節底屈）時の遠位脛腓関節痛を認めたため，距腿・距骨下関節に対してもsubtalar sling tapeを主としたテーピングを施行した（「Ⅲ章-4」の**図17**（p102）参照）。

▶治療効果

● 問診・視診・触診・患者立脚型評価

■ 問診

試合に問題なく出場可能となった。再発予防目的でテーピングと装具を使用してサッカーを実施。日常生活やサッカー中に足関節giving wayは発生していない。

■ 視診・触診

遠位脛腓関節周囲の腫脹は改善（最小下腿周径の左右差0.5cm）。遠位脛腓関節部の圧痛範囲は徐々に狭小化し，受傷後3カ月で消失した。

■ 患者立脚型評価

• CAIT：受傷後8週で20点，受傷後3カ月で26点まで改善。
• FAAM：受傷後8週でADLスケール：96％，sportsスケール：84％
　　　　　＊受傷後3カ月でADL：99％，sports：100％まで改善。

■ アライメント・可動性

• 距骨内旋および距骨下関節内がえしの左右差は改善。
• 足関節背屈可動性：非荷重位での左右差は消失。荷重位での可動性の左右差は5mmまで改善。
• 足関節底屈可動性：非荷重位での左右差は消失。底屈に伴う距骨内旋・距骨下関節内がえしも改善（**図4b，c**）。

■ 筋機能

足関節周囲筋のMMTはすべて5に改善したものの，片脚立位や端座位での

カーフレイズに対する徒手抵抗では，わずかに踵部の降下や動揺を認めた．

■ バランス機能
- balance error scoring system
  - 硬い床上での片足立位時のエラー回数：初期の局所的なアプローチのみによって，即時的に6回から3回まで改善．片足立位時の体幹・下腿の外方傾斜も局所的なアプローチで即時的に改善し，受傷後8週ではさらなる改善を認めた（図5b，c）．
  - バランスマット上での片足立位時のエラー回数（Rt/Lt）：6/7（受傷後8週）．

■ 関節不安定性
- 遠位脛腓関節：受傷後8週でexternal rotation test・squeeze testは陰性となったものの，cotton test・fibular translation testは陽性であった．
- 距腿関節：前方および前外方引き出しテストは陽性のままであった．

■ 基本動作
- スクワット：遠位脛腓関節部の痛みなく，膝関節屈曲90°以上可能となった．
- 片足カーフレイズ：踵挙上高に左右差はなく，わずかに足関節の内がえしを認めるものの，初期よりも改善．
- 歩行：足部外転や体幹側方傾斜は認めなくなった．
- 片足ジャンプ着地動作：ジャンプ高の不足と，着地時の安定性不良や体幹・下腿の外方傾斜は残存（図7）．遠位脛腓関節部の痛みなく連続の片足ジャンプ動作が可能となった．

図7 片脚ジャンプ着地時の体幹・下腿の外方傾斜

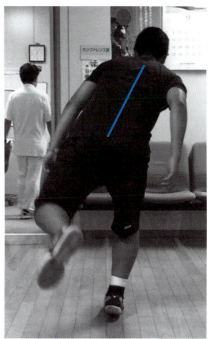

受傷後8週における右片脚ジャンプ着地時に認められた体幹・下腿の外方傾斜．

まとめ

　本症例は受傷後6週から練習に部分復帰し，受傷3カ月後の試合にフル出場できた。受傷後早期は炎症管理とテーピングによる保護，足部・足関節に対する局所的なアプローチを中心とし，徐々にスポーツ動作練習や動的なバランストレーニングを行った。受傷後8週で前下脛腓靱帯損傷による症状は構造的不安定性を除きおおむね改善し，主観的・機能的な問題も改善したが，機能的な障害は一部残存した。

　受傷後早期は足部・足関節への局所的アプローチを中心に行うことで，バランス機能や基本動作におけるアライメント改善を認めた。これは足関節のアライメントや可動性，固有受容感覚の改善が，全身に波及したと推測される[8]。急性期症状改善後にバランスや筋機能改善を目的にトレーニング強度を上げ，スポーツ動作の練習も行った。結果として前下脛腓靱帯損傷による障害はおおむね改善したものの，CAIによる不十分な足関節底屈筋機能や動作時の不安定性など，機能的障害が一部残存した。足関節捻挫の再発予防を考慮すると，継続的な足関節底屈筋群の強化や動的バランストレーニングが必要であると考えられる。

 足関節靱帯損傷によって障害された姿勢バランスに対する治療戦略

　足関節の靱帯損傷によって姿勢バランスの障害が生じる。この姿勢バランス障害は関節固有受容感覚や足底感覚の低下，可動性制限や筋力低下などによって生じる。靱帯損傷後早期における腫脹・炎症は足関節周囲の筋活動を抑制させる傾向にあるため，これも姿勢バランス障害に影響する。そのため，姿勢バランス機能を改善させるためには，単純なバランストレーニングだけではなく，足部・足関節に対する局所へのアプローチも重要となる（詳細は「Ⅲ章-4 足関節安定性障害」の項（p83）を参照）。

文献

1) Kunugi S, et al：Cross-cultural adaptation, reliability, and validity of the Japanese version of the Cumberland ankle instability tool. Disabil Rehabil, 39(1)：50-58, 2017.
2) Uematsu D, et al：Evidence of validity for the Japanese version of the foot and ankle ability measure. J Athl Train, 50(1)：65-70, 2015.
3) Pope R, et al：Effects of ankle dorsiflexion range and pre-exercise calf muscle stretching on injury risk in Army recruits. Aust J Physiother, 44(3)：165-172, 1998.
4) Kobayashi T, et al：Intrinsic predictive factors of noncontact lateral ankle sprain in collegiate athletes：A case-control study. Orthop J Sports Med, 1(7), 2013.
5) Liu W, et al：Quantitative magnetic resonance imaging (MRI) analysis of anterior talofibular ligament in lateral chronic ankle instability ankles pre- and postoperatively. BMC Musculoskelet Disord, 18(1)：397, 2017.
6) Beumer A, et al：Effects of ligament sectioning on the kinematics of the distal tibiofibular syndesmosis：a radiostereometric study of 10 cadaveric specimens based on presumed trauma mechanisms with suggestions for treatment. Acta Orthop, 77(3)：531-540, 2006.
7) Teramoto A, et al：Three-dimensional analysis of ankle instability after tibiofibular syndesmosis injuries：a biomechanical experimental study. Am J Sports Med, 36(2)：348-352, 2008.
8) McKeon PO, et al：Sensory-targeted ankle rehabilitation strategies for chronic ankle instability. Med Sci Sports Exerc, 48(5)：776-784, 2016.

IV 機能障害別ケーススタディ

5 足部アーチの過剰低下（扁平足）

Abstract

■ 本症例は，足底腱膜炎と診断されたバレーボール選手であり，足部内側縦アーチの過剰低下との関連が示唆された。

■ 足部内側縦アーチの過剰低下という構造的な問題だけではなく，荷重時の後脛骨筋および足部内在筋の機能不全という機能的な問題も認められた。

■ また，健側にも機能的問題が存在し，足圧中心の総軌跡長の増大を認めた。

■ 機能障害に対する治療とカスタマイズインソールにて負荷の軽減を図った結果，比較的短期間で症状の沈静化が得られた。

症例情報

➤一般的情報

年齢：28歳

性別：男性

身長：180 cm

体重：80 kg

体脂脂肪率：10 %

BMI：
body mass index

BMI：24.7

主訴：半年前から起床時，右踵部内側に歩行時の違和感が生じていた。その後，出現頻度が増し，毎朝・毎練習直後の強い痛みへと変化した。

スポーツ活動：プロバレーボール選手

ポジション：セッター

➤医学的情報

診断名：右足底腱膜炎

既往歴：約5年前　右足関節内反捻挫（Ⅰ度）

約3年前　左足関節内反捻挫（Ⅱ度）・左距骨内側骨軟骨損傷

左脛骨過労性骨膜炎（シンスプリント）

約1年前　左足関節内反捻挫（Ⅱ度）

➤画像情報

超音波画像にて明らかな骨変形所見は認めず，右足底腱膜の踵骨付着部内側に血管新生像を認める（**図1**）。

➤現病歴

5年前に右足関節内反捻挫を受傷し，その後，3年前・1年前と2度にわたり左足関節内反捻挫を受傷（いずれもブロック時に味方と接触）。その後，制限な

図1　足底腱膜超音波画像(右：長軸)

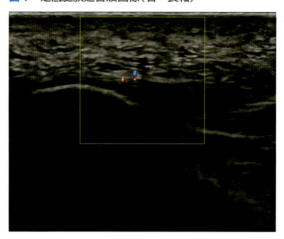

足底腱膜の肥厚と踵骨付着部の血管新生を認める。

くプレー可能であったが，左足関節には骨軟骨損傷や滑膜炎といったトラブルが頻出し，足趾筋力やバランス能力の低下が生じていた。

右足は足底腱膜炎の診断に至るまでトラブルはなかったが，半年前から右踵部に起床時の違和感が生じていた。その後，徐々に痛みへと変化し，毎朝・毎練習後に痛みが生じるようになったため受診した。

理学療法評価

▶問診・視診

股関節・下腿ともに外旋傾向であり，踵部外側および母趾球/母趾頭内側には厚く肥厚した胼胝が形成されている。練習中，左足には常に違和感があり，右荷重優位にジャンプの踏み切り/着地をしている。

▶アライメント評価(Lt/Rt)(図2)

- The Foot Posture Index©：4点/6点
- arch height index(10% PWB)：0.342/0.347
  　　　　　　　　(90% PWB)：0.289/0.311
- too many toes sign：+ / +

PWB：
partial weight bearing

▶可動性評価
● 足部・足関節(Lt/Rt，単位：°)
■ 距腿関節
- 背屈：5/5
  * 母趾伸展を伴う背屈では，左5°・右0°であり，母趾伸展テストでも右は強い抵抗感を感じる。
  * 大工谷[1]が提唱した「足関節背屈運動軸変位」の分類に基づくと，本症例の右足関節は背屈中間域から足部外転を伴って足先を外に向けていた(図3)。
- 底屈：55/55

図2 足部アライメント

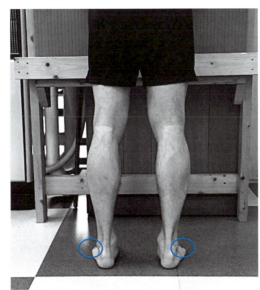
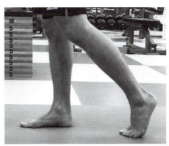
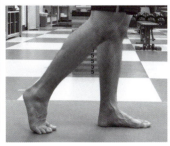

図3 足関節背屈中間域での運動軸変位

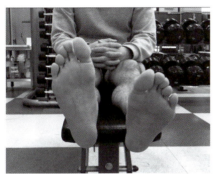
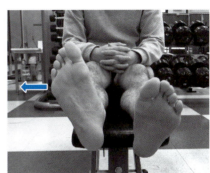

背屈中間域から足部の外転が生じる。

- ショパール関節
  - 外転：Lt＜Rt
- 第1リスフラン関節
  - 背屈：Lt＜Rt
- 第5リスフラン関節
  - 背屈：Lt≒Rt
    ＊第5リスフラン関節の背屈可動性には左右差を認めないが，左右ともに可動性は過剰。

● 股関節（Lt/Rt，単位：°）
- 内転：10/5
- 内旋：10/10

Clinical Hint

足関節背屈運動軸変位の分類

　足関節背屈可動性を評価する際は，単なる関節角度変化の増減にとどまらず，「どのように背屈しているか」といった運動軸の質的評価も重要である。大工谷は[1]，背屈運動軸変位の原因を6つに分類している（D point）。足関節背屈運動軸変位は荷重動作時に他関節の代償を生じさせる原因となりやすいため，足関節背屈可動性への治療介入では，足関節背屈運動から波及する他関節運動を推測しながら関わることが重要である。

MMT：
manual muscle testing

MTP関節：
metatarsophalan-geal joint

▶筋機能評価（Lt/Rt，数値はMMTの基準に準じる）

- 足部・足関節
  - 足関節
    - 内がえし：4/4
  - 足趾（MTP関節）
    - 屈曲：4/4
    - 伸展：3/4

▶関節不安定性の評価（Lt/Rt）

- 距腿関節
  - 前方引き出しテスト：＋／−
  - 内反ストレステスト：＋／−

- 基本動作観察
  - 片脚立位（図4）

　片脚立位時（開眼）の足圧中心の総軌跡長は，左が574 mm，右が357 mmであり，左のほうが右よりも長かった。

図4　片脚立位時の足圧分布（Lt/Rt）

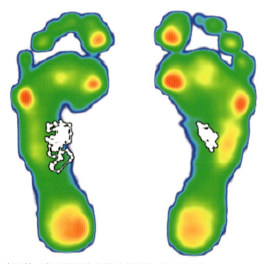

右に比べ左の足圧中心軌跡がばらついている。

■フロントランジ(図5, 6)

右フロントランジでは足関節背屈(下腿前傾)の中間域から股関節の内転・内旋が生じ、足圧は母趾側荷重優位で小趾は荷重圧が消失している。左ではそのような特徴は認めない。

■カーフレイズ(図7)

両側ともに後足部外がえし位での挙上を認める。

図5 フロントランジ動作

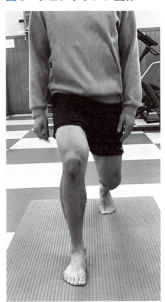
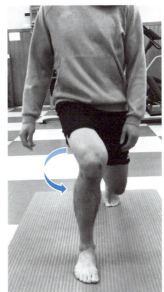

足関節背屈(下腿前傾)中間域で股関節の内転・内旋が生じる。

図6 右フロントランジ動作時の足圧分布

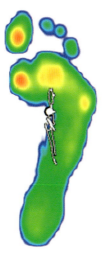

母趾側への荷重が優位で、小趾の荷重圧が消失している。

図7 カーフレイズ

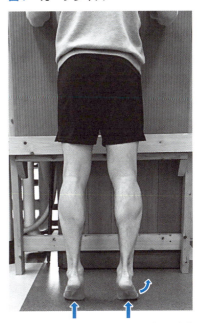

母趾側への荷重が優位で、後足部の外がえしを認める。

▶統合・解釈

評価結果から，右足関節では背屈運動軸の変位と扁平足，後脛骨筋や足部内在筋の筋力低下，左足関節では後脛骨筋や足部内在筋の筋力低下とバランス機能低下を認めた。右フロントランジ動作では足関節背屈（下腿前傾）の中間域で股関節の内転・内旋が生じており，足関節背屈軸の変位が股関節の代償や母趾側優位の荷重を生じさせていると推測された。また，両側ともにカーフレイズは外がえし位のまま挙上し，後脛骨筋の機能不全が考えられた。以上より，荷重位での右足関節背屈動作時に，足底腱膜内側への伸張ストレスが増大し，踵骨付着部に疼痛を発生させていると考えた。加えて，左足は中等度の足関節内反捻挫を2度経験しており，足関節の構造的・機能的不安定性を認める。その結果，プレー中に右側荷重が優位となっていた。

これらの統合・解釈の結果から，右足関節の背屈運動軸および後脛骨筋・足部内在筋機能の改善，左足関節の後脛骨筋・足部内在筋機能およびバランス機能改善を治療目標とした。

治療および治療効果

▶治療内容

①長母趾屈筋ストレッチング（足関節背屈運動軸の改善）
②後脛骨筋トレーニング
③足部内在筋トレーニング
④カスタマイズインソール

▶治療方針

足関節背屈運動の中間域において右は足部外転を伴うため，距腿関節における距骨内側関節面の滑り運動を妨げる長母趾屈筋の短縮を改善する必要があると考えた。そのため，足関節最大背屈位での母趾伸展ストレッチを実施した（図8）。後脛骨筋群の機能改善には，主に自動運動から段階的にゴムチューブを用いた抵抗運動トレーニングを行った（詳細は「Ⅲ章-5 足部アーチの過剰低下（扁平足）」の項（p110）を参照）[2]。足部内在筋トレーニングでは，足部内在筋の活動を促すため，足関節底屈位とし「正座」を利用して自動運動を実施した（図9）。インソールは，踵骨内側突起から立方骨にかけて厚さ3mmのポロン素材を利用し，踵骨内側および立方骨を挙上して後足部の内がえしを誘導した。また，第1趾列を中心に第3趾列まで中足部横アーチを形成し，中足部から前足部における安定性を補う目的で作成した。

治療頻度は週2回とし，それ以外の日は後脛骨筋および足部内在筋のトレーニング，母趾伸展位での（タオル等を利用）足関節背屈ストレッチをセルフメニューとして行ってもらった。荷重動作時の足底腱膜内側への伸張ストレスに関してはインソールでコントロールした。

図8 長母趾屈筋ストレッチ（足関節背屈位）

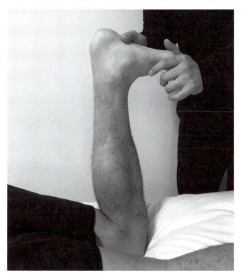

図9 足部内在筋トレーニング

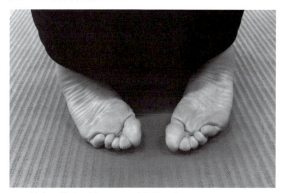

足関節底屈位（正座）での足趾自動運動。

▶治療結果（治療後2週後）

● アライメント・可動性
■ 距腿関節（介入前 → 介入後，単位：°）
- 背屈：5/5 → 10/10
  ＊母趾伸展を伴う背屈は，右5°・左10°に改善。
  ＊右足関節背屈中間域からの足部外転は消失（図10）。
- 底屈：55/55 → 55/55

● 筋機能（介入前→介入後，数値はMMTの基準に準じる）
■ 足関節
- 内がえし：4/4 → 5/5
■ 足趾（MTP関節）
- 屈曲：4/4 → 5/5
- 伸展：3/4 → 4/5

図10 介入前後の足関節背屈運動

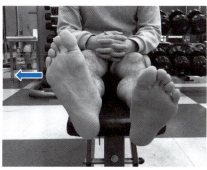
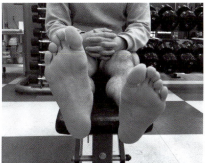

a 治療前　　　　　　　　　b 治療後

介入前に認めた足関節背屈中間域からの足部外転の異常運動は消失した。

● 基本動作
■ 片脚立位(図11)
　片脚立位時(開眼)の足圧中心の総軌跡長は，左184 mm・右135 mmに改善した。
■ フロントランジ動作(図12)
　右フロントランジで認められていた股関節内転・内旋運動は消失した。
■ カーフレイズ(図13)
　両側ともに後足部は軽度内がえし位での挙上が可能となった。

図11　治療後の片脚立位時の足圧分布(Lt/Rt)

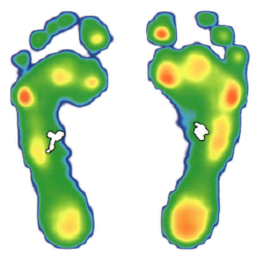

左右ともに足圧中心軌跡のばらつきが少ない。

図12　介入前後のフロントランジ動作

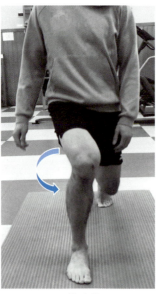
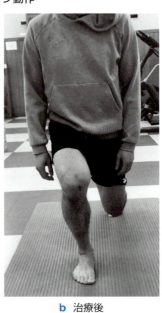

a　治療前　　　　　b　治療後

介入前に認めた股関節の代償が消失。

図13 治療前後のカーフレイズ

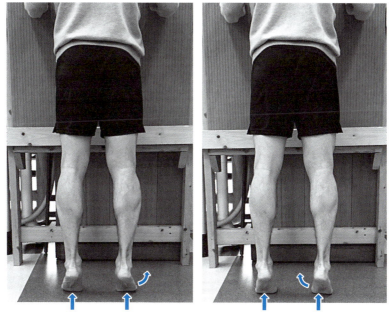

a 治療前　　　　b 治療後
治療後は後足部の軽度内がえしを認める。

まとめ

　本症例は，主に長母趾屈筋の短縮に伴う右足関節の背屈運動軸の変位と後脛骨筋や足部内在筋の筋力低下によって，荷重位背屈動作時に母趾側への荷重が優位となり，足底腱膜内側への伸張ストレスが増大した結果，踵骨付着部に痛みが生じたものと推測した．また，既往歴から左足関節の構造的・機能的不安定性が生じていたことが，右足への荷重ストレスをより増大させたと考える．いくつかの研究によって，カスタムインソールの使用が足部アーチ機能の低下を防ぐ可能性が示唆されている[3,4]．インソールの適切な使用は，構造的・機能的安定性の代償効果を生むため，本症例のような足部アーチ機能の障害に対しては，運動療法や徒手療法との併用が効果的と考える．

文献

1) 大工谷 新一：足関節背屈制限に対する理学療法．関西理学療法,6：21-26, 2006.
2) Akuzawa H, et al：The influence of foot position on lower leg muscle activity during a heel raise exercise measured with fine-wire and surface EMG. Phys Ther Sport, 28：23-28, 2017.
3) Akuzawa H, et al：Calf muscle activity alteration with foot orthoses insertion during walking measured by fine-wire electromyography. J Phys Ther Sci, 28：3458-3462, 2016.
4) Murley GS, et al：Do foot orthoses change lower limb muscle activity in flat-arched feet towards a pattern observed in normal-arched feet?, Clin Biomech(Bristol, Avon), 25：728-736, 2010.

Ⅳ 機能障害別ケーススタディ

6 足部アーチの低下障害（ハイアーチ）

Abstract

■ 本症例は，歩行時に中足部外側に疼痛を認め，踵立方関節の内がえし強制によって疼痛の増強を認めた。

■ 立位にて，距骨下関節の過度な内がえしと足部外側縦アーチの低下を認めた。加えて，踵立方関節および外側リスフラン関節の不安定性と腓骨筋群の機能低下が歩行時痛の原因と推測された。

■ 距骨下関節の外がえし可動性と腓骨筋機能の改善を目的にアプローチすることで，足部外側縦アーチ機能が改善し，疼痛が消失した。

■ 足部外側縦アーチを構成する静的・動的支持組織を考慮し，可動性や筋機能，アライメント評価から疼痛の原因を推測し，機能障害に対する的確なアプローチを行うことが重要である。

症例情報

▶一般情報

年齢：27歳

性別：男性

身長：162cm

体重：65kg

BMI：
body mass index

BMI：24.0

主訴：足の痛みを改善してほしい。

職歴：アパレル店員

▶医学的情報

診断名：左立方骨骨折，外側リスフラン関節損傷

既往歴：特記事項なし。

● 画像情報

　単純X線画像では立方骨の骨折線は不明瞭であったが（**図1**），足部内外転ストレステストにて外側リスフラン関節の離開を認め（**図2**），水平面でのCT画像にて立方骨の骨折を認めた（**図3**）。

● 現病歴

　バイク停車中に乗用車に挟まれ受傷。足部の腫脹，疼痛が強く当院へ救急搬送となる。単純X線画像では骨折や関節脱臼は認めず，X線ストレス撮影にて外側リスフラン関節の離開を認める。CT画像では立方骨に骨折線を認め，立方骨骨折および外側リスフラン関節損傷の診断となる。骨折部の転位も少ないため，保存治療が選択され，受傷後6週間の免荷（受傷後6週から足底挿板を使用して部分荷重開始）の指示。受傷翌日から理学療法開始となったが炎症症状，

足部アーチの低下障害（ハイアーチ）

図1　受傷時の単純X線像

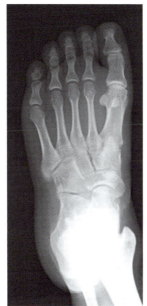
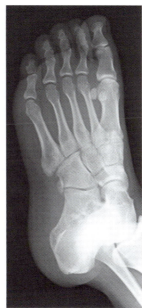

立方骨の骨折線は不明瞭であった。

図2　足部内外転ストレステスト

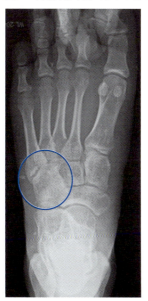

外側リスフラン関節の離開を認めた。

図3　受傷時のCT（水平面）

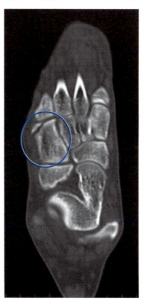

立方骨に骨折線を認めた。

腫脹が強く，受傷直後よりも疼痛が増強していたため，患側下肢の挙上，弾性包帯による可及的圧迫を行い，速やかに腫脹が軽減するよう指導した．6週経過後，単純X線画像で骨折部の転位を認めなかったため，部分荷重開始となり，受傷後10週で全荷重開始となった．しかし，荷重時の中足部外側痛が残存し，職場復帰が困難な状態である．

理学療法評価(受傷後10週,全荷重開始)

NRS：
numeric rating scale

▶ 問診

歩行時に足部外側にNRS 7/10程度の疼痛がある。

▶ 視診・触診

中足部周囲に浮腫を認め，二分靱帯や背側踵立方靱帯，外側リスフラン関節部に圧痛を認める。

▶ アライメント評価

● 背臥位

両股関節および膝関節外旋位(Rt＜Lt)で，距骨下関節およびショパール関節は，両側とも内がえし位だが，右足よりも左足のほうがより内がえし位である（図4, 5）。

図4 非荷重位でのleg-heel alignment

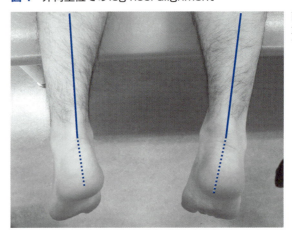

両足ともに内がえし位だが，左足のほうがより内がえし位である。

図5 ショパール関節のアライメント

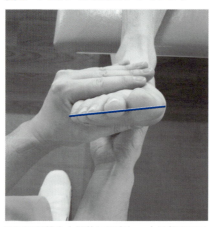
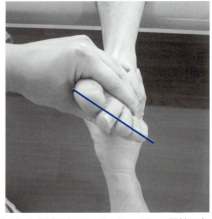

距骨下関節を中間位に固定し，中足部のアライメントを確認している。ショパール関節の角度は両足ともに内がえし位だが，左足のほうがより内がえし位である。

● 立位

背臥位と同じく，両股関節および膝関節外旋位（Rt＜Lt）で，距骨下関節は両側ともに内がえし位（Rt＜Lt）（図6）で，左は踵部の内側への突出が観察される（the 'peek-a-boo' heel sign陽性）（図7）。足部内側縦アーチは左で上昇を認める。（図8）。

▶フットプリント

左右ともに足底外側荷重傾向を認めるが，左足はより外側への荷重が強い（図9）。

▶arch height index

右：0.39，左：0.41

▶Coleman block test

左足は距骨下関節の内がえしの増大を認める（図10）。

図6　立位後方からの観察

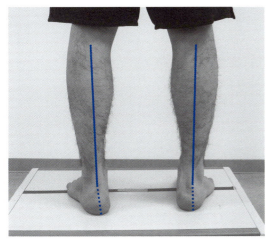

左距骨下関節が内がえし位となっている。

図7　自然立位（前額面正面）

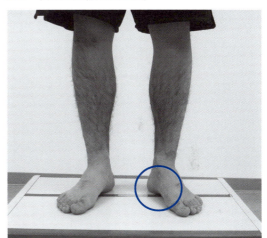

左では，踵部がより内側に突出しており，the 'peek-a-boo' heel sign陽性となる。

図8　内側縦アーチ

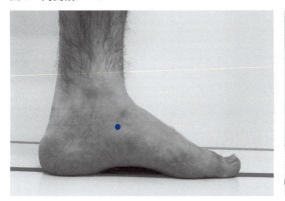 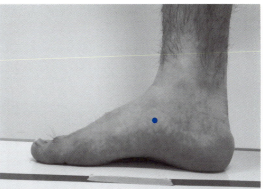

左足のほうが内側縦アーチが高い。

図9 フットプリント

左右とも足底外側荷重傾向だが，左足のほうがその傾向が強い。

図10 Coleman block test

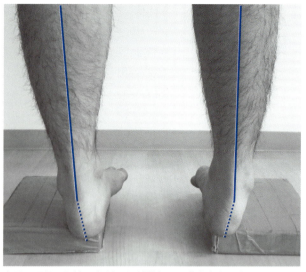

左足は距骨下関節の内がえしが増大し，疼痛も出現する。

▶可動性評価

● 足部・足関節（Rt/Lt，単位：°）

■ 距腿関節
- 背屈：10/0（膝伸展位），15/5（膝屈曲位）
  ＊左足は下腿三頭筋の伸張時痛を認める。

■ 距骨下関節
- 外がえし：Rt＞Lt
  ＊後脛骨筋の伸張時痛を認める。
- 内がえし：Rt＜Lt

■ ショパール関節
- 外がえし：Rt＞Lt
- 内がえし：Rt＜Lt
  ＊立方骨周囲（二分靱帯外側線維，背側踵立方靱帯）に疼痛を認める。

■ 外側リスフラン関節
- 背屈：Rt＜Lt
  ＊外側リスフラン関節部に疼痛を認める。
- 底屈：Rt＞Lt

■ 第1リスフラン関節
- 背屈：Rt＞Lt
- 底屈：Rt＜Lt

● 膝・股関節（Rt/Lt，単位：°）

■ 膝関節
- 内旋：Rt＞Lt

足部アーチの低下障害(ハイアーチ)

- 股関節
  - 内旋：30/25(腹臥位)

MMT：
manual muscle testing

▶筋機能評価(Rt/Lt，数値はMMTの基準に準じる)
- 背屈(前脛骨筋)：5/5
- 底屈(下腿三頭筋)：5/2
  *カーフレイズ時に足部外側の疼痛が増強し，距骨下関節の内がえし増大を認める(図11)。
- 内がえし(後脛骨筋)：5/3
- 外がえし(長腓骨筋)：5/2

▶母趾伸展テスト
左母趾で抵抗感が強い。

▶関節不安定性の評価
- 踵立方関節(Rt/Lt)
  内がえしテスト：陰性(−)/陽性(＋)

- 外側リスフラン関節(Rt/Lt)
  背屈テスト：陰性(−)/陽性(＋)

▶基本動作観察
- 片脚立位
  左足は両脚立位よりも距骨下関節の内がえしが増大し，下腿も外旋する。また，ショパール関節の内がえし，外側リスフラン関節の背屈も増強する。

図11 カーフレイズ

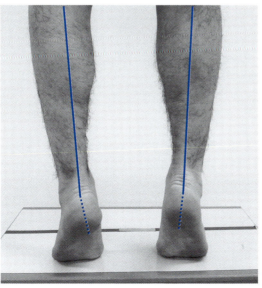

左足で距骨下関節内がえしの増大を認める。

227

●歩行

　踵接地時に過度な距骨下関節内がえしを認め，この過度な内がえしは立脚中期にかけて観察される。

➤統合と解釈

　本症例は，立方骨の骨折と外側リスフラン関節を損傷し，歩行時に足部外側痛を訴えた症例である。

　可動性評価より左足の距骨下関節外がえし制限，関節不安定性テストから踵立方関節の内がえし不安定性を認め，二分靱帯外側線維，背側踵立方靱帯に圧痛を認めた。立位アライメントやColeman block testの結果から，荷重位で左足の距骨下関節・踵立方関節の過度な内がえしが観察され，足部外側荷重傾向にあった。また，足関節底屈（カーフレイズ）時には距骨下関節の内がえしは増大し，腓骨筋群の機能低下も示唆された。

　以上の評価結果から，踵立方関節を制動する静的支持機構（二分靱帯外側線維，背側踵立方靱帯）の損傷と腓骨筋群などの動的支持機構の機能不全によって，足部外側縦アーチの過度な低下が生じていると考察した。歩行時痛は距骨下関節・踵立方関節の過度な内がえしによる衝撃緩衝作用の低下も関連していると推測した。

治療および治療効果

➤治療プログラムと治療方針

●治療プログラム

①距骨下関節可動性改善（バネ靱帯・後脛骨筋，受傷後10週から開始）

②足関節背屈可動性改善（腓腹筋・ヒラメ筋，受傷後10週から開始）

③長・短腓骨筋エクササイズ（受傷後10週から開始）

④テーピング（踵立方関節内がえし・外側リスフラン関節背屈の制動，受傷後10週から15週まで）

⑤外側縦アーチ挙上目的のランジ動作（受傷後12週から開始）

⑥カーフレイズ（受傷後12週から開始）

●治療方針

　評価結果に基づき，距骨下関節・踵立方関節外がえし可動性と腓骨筋群の機能改善を最優先とした。さらに静的支持機構への介入として，テーピングによる踵立方関節の内がえし制動を図り，荷重時の過度な踵立方関節の内がえしの修正を図った。これらによって，足部外側縦アーチの理想的なアライメントを保持しながら動的支持機構である長・短腓骨筋の機能向上を目指すことが可能になると考えた。最終的には荷重動作における距骨下関節・踵立方関節の内がえしから外がえし運動の獲得と足部外側縦アーチの保持を目標とした。

　上記を踏まえ，はじめに距腿関節の背屈と距骨下関節の外がえし可動性を改善させるため，プログラム①・②を行った。その後，テーピングを施行しなが

ら（プログラム④），動的支持機構改善を目的に長・短腓骨筋エクササイズ（プログラム③）（「Ⅲ章-6」の**図30**（p151）参照），治療後12週目からは，足部外側縦アーチの上昇を目的に立方骨直下にタオルを入れたスクワット（プログラム⑤）（「Ⅲ章-6」の**図28**（p150）参照）を追加した。これらのエクササイズにより，距骨下関節・踵立方関節の外がえし運動と足部外側縦アーチ上昇を促した。加えて，足関節底屈位での内がえし制動のためカーフレイズ（プログラム⑥）を追加し，さらなる筋機能の改善を目指した。

▶治療効果と治療経過（受傷後16週）

●アライメント
■立位

距骨下関節内がえし傾向は残存も the 'peek-a-boo' heel sign は消失。足部内側縦アーチの過度な上昇も認めなくなった。

●可動性（介入前→介入後，単位：°）
■距腿関節
- 背屈：0→10（膝伸展位），5→15（膝屈曲位）

■距骨下関節
- 外がえし：左右差が消失

■踵立方関節
- 内がえし：Rt＜Lt
  ＊介入前と同程度の左右差

●不安定性評価
■踵立方関節（Rt/Lt）
- 内がえしテスト：陰性（−）/陽性（＋）

■外側リスフラン関節（Rt/Lt）
- 背屈テスト：陰性（−）/陽性（＋）

●筋機能（介入前→介入後，数値はMMTの基準に準じる）
- 底屈（下腿三頭筋）：2→3
  ＊カーフレイズ時の距骨下関節内がえしは減少し，疼痛も軽減。母趾球への荷重が可能となった（**図12**）。
- 外がえし（長腓骨筋）：2→3

●母趾伸展テスト

左母趾伸展時の抵抗感は減少。

●Coleman block test

距骨下関節が中間位に近づき，疼痛も軽減（**図13**）。

図12 介入後のカーフレイズ（受傷後16週）

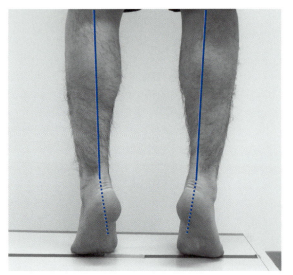

距骨下関節内がえしが減少し，母趾球への荷重が可能となった。

図13 介入後のColeman block test

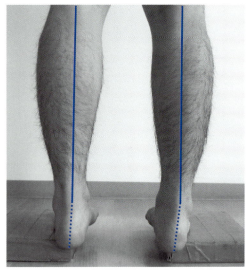

距骨下関節が中間位に近づき，疼痛も軽減。

- arch height index（介入前 → 介入後）
  右：0.39→0.39，左：0.41→0.40

- フットプリント
  外側荷重傾向が軽減し，足部内側への荷重も認める（**図14**）。

- 基本動作
  ■ 歩行

  踵接地時の過度な距骨下関節内がえしは減少し，立脚中期にかけての距骨下関節外がえし運動も観察される。疼痛はNRS 2まで改善（この時点で職場へ復帰）。

まとめ

　足部アーチ低下障害は，比較的見逃されやすい機能障害である[1]。本症例は足部外側縦アーチを構成する静的支持組織・動的支持組織の機能低下を認め，これらの影響で荷重時の衝撃緩衝作用が低下し，疼痛が誘発されていたと推測された。本症例は治療経過中も静的支持機構（踵立方関節と外側リスフラン関節）の不安定性が残存していた。この関節不安定性の影響で荷重時に踵立方関節や外側リスフラン関節に疼痛症状が出現していると判断されたため，テーピングを施行した。動的支持機構の機能低下に対しては，骨折部周囲の長・短腓骨筋の機能不全による影響が大きいと推察された。そのため，荷重時に距骨下関節・踵立方関節が過度に内がえししないように筋機能の改善を図った。また，テーピングを施行しながら行うことで疼痛制御と理想的な足部アーチを保った状態での筋機能改善を図ることが可能であった。結果として，受傷後10週か

足部アーチの低下障害（ハイアーチ）

ら15週まではテーピングを要したが，16週からはテーピングがなくても疼痛は認めなかった。これは，動的支持機構の長・短腓骨筋の機能改善が静的な不安定性を補い，正常な関節運動に近づいたことによると考えられた。

図14　介入後のフットプリント

外側荷重傾向が軽減し，足部内側への荷重も認められるようになった。

踵立方関節，外側リスフラン関節の不安定性評価

本症例における踵立方関節や外側リスフラン関節の不安定性は，左右でのショパール関節内がえし，外側リスフラン関節背屈の可動性を比較することで評価した。踵立方関節の不安定性評価では，踵骨を固定して立方骨を内がえし方向へ動かす。踵立方関節の可動範囲は小さいため，ショパール関節全体を内がえし方向に動かした際の踵立方関節可動性で判断してもよい，基本的には健患差をみることで不安定性の有無を判断する（図15）。外側リスフラン関節の不安定性評価では，立方骨を固定して第4・5中足骨を背屈方向に動かす（図16）。関節不安定性評価は疼痛が生じない範囲で愛護的に実施する。

図15　踵立方関節不安定性評価

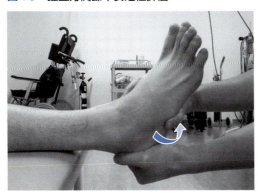

図16　外側リスフラン関節背屈不安定性評価

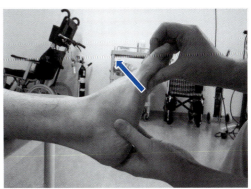

文献

1) Wicart P : Cavus foot, from neonates to adolescents. Orthop Traumatol Surg Res, 98(7) : 813-828, 2012.
2) Manoli A 2nd, et al : The subtle cavus foot, "the underpronator". Foot Ankle Int, 26(3) : 256-263, 2005.
3) DiGiovanni CW, et al : Foot & Ankle : Core knowledge in orthopedics, 1st edition, Elsevier-Mosby, 2007.
4) Nogueira MP, et al : Cavus Foot. Foot Ankle Clin, 20(4) : 645-656, 2015.

IV 機能障害別ケーススタディ

7 足趾機能の障害

Abstract

■ 本症例は，歩行や前足部への荷重時に右第1～2中足骨頭部に疼痛を認めた。

■ 単純X線画像やフットプリントの所見などから，開張足を伴う横アーチの低下が疼痛の原因と推測された。

■ 足趾筋群への運動療法と並行して靴のフィッティングやインソールによる治療を行い，疼痛改善効果を認めた。

■ 量的・質的な評価を基に横アーチ機能低下を予測し，治療・患者指導を行うことが重要である。

症例情報

➤一般情報

年齢：50歳代

性別：女性

身長：156cm

体重：57.5kg

BMI：
body mass index

BMI：23.6（標準）

主訴：歩くと右の足の裏が痛くなる。

職業：立ち仕事，サンダルを履いていることが多い。

➤医学的情報

診断名：両外反母趾

既往歴：両変形性股関節症

➤画像情報（図1）

HV角：
hallux valgus angle

IMA：
intermetatarsal angle

　非荷重位および荷重位の足部背底像より外反母趾角（HV角），第1～2中足骨間角（IMA1-2），第1～5中足骨間角（IMA1-5）を算出した（**表1**）。わが国における外反母趾診療ガイドラインに準じると，荷重位のHV角より左右とも重度の外反母趾に分類される[1]。

➤現病歴

MTP関節：
metatarsophalan-geal joint

　20歳代から外反母趾変形はあった。10年ほど前（40歳代）から登山をするようになり，両側の母趾MTP関節部が痛くなってきたため，整形外科を受診し両外反母趾の診断を受けた。その後，痛みは登山や長距離歩行時のみ出現していたが，2年前から登山をしなくなり，日常生活で疼痛を感じなくなっていた。2カ月ほど前から，誘引なく右足底部に痛みを感じるようになり，整形外科を受診。上記診断によりリハビリ開始となった。

図1 単純X線画像

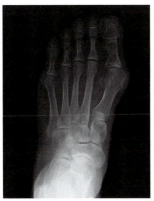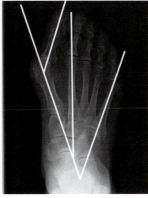

a 非荷重

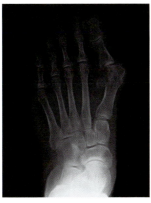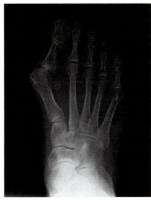

b 荷重

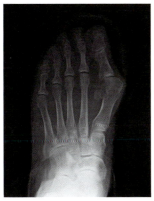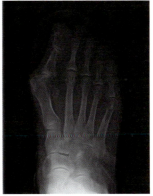

c 靴使用

表1 単純X線画像角度結果（単位：°）

		靴なし		靴あり	
		右	左	右	左
HV角	非荷重	37	33	33	29
	荷重	42	44	38	38
IMA1-2	非荷重	17	16	14	15
	荷重	21	20	17	17
IMA1-5	非荷重	36	30	28	24
	荷重	40	31	34	30

理学療法評価

▶問診

安静時痛は認めず，歩行時にNRS 3～4程度の疼痛が出現する。特に右第1～2中足骨頭付近の足底部に疼痛を認めることが多く，右第3～4中足骨頭付近の足底部にも出現することがある。第1～2中足骨頭部の痛みの質は鈍く，荷重がかかったり爪先で踏ん張るとズキズキ痛くなる。第3～4中足骨頭部はビリビリするような感じがする。仕事中はサンダル履き（図2a）で疼痛が出現するが，通勤中に履いている靴（紐靴のスニーカー，図2b）では疼痛は少ない。

NRS：
numeric rating scale

▶視診・触診（図3）

母趾MTP関節内側部にバニオン形成を認め，関節部に皮膚肥厚（胼胝）があるものの発赤はない。また，第2～3中足骨頭付近の足底部にわずかな皮膚肥厚を認める。母趾と第2趾の重なりは座位ではわずかだが，立位になると母趾基節骨の外反と回内変形が強くなり，増加する。

▶アライメント評価

●フットプリント（図4）

両側ともに，母趾MTP関節部の内側への突出を認め，同部への荷重圧の集中が推測される。また，右第2～3MTP関節部へも荷重圧の集中を認める。さらに，両側の小趾の浮き指がある。

●The Foot Posture Index©（表2）

合計点は左足が6点，右足が4点となり，左足がやや外がえし傾向である。

●足サイズ

座位および立位での足長・足囲・足幅の計測結果を表3に示す。足長は立位でのみ計測した。足幅を足長で除した値を開張率とし，清水らは0.40以上（第1～5中足骨間角25°以上を開張足のカットオフ値とした際の値）を開張足と定義しているが[2]，本症例は右足0.45，左足0.44であった。

図2 使用している履物

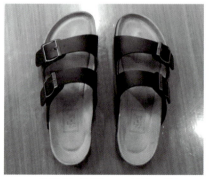 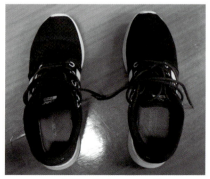

a 仕事中に使用しているサンダル　　　　b 通勤で使用している靴

足趾機能の障害

図3 視診

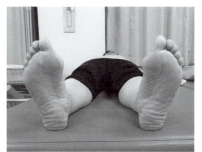
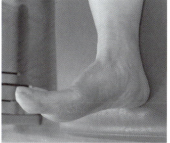
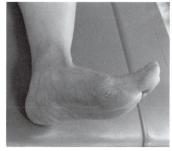

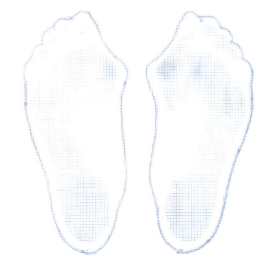
非荷重位（座位）

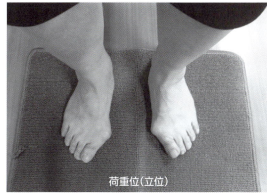
荷重位（立位）

図4 フットプリント

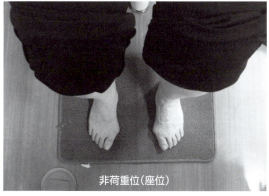

表2 The Foot Posture Index©

	左	右
1. 距骨頭の触診	0	0
2. 外果上下のカーブ	2	1
3. 踵骨の内がえし/外がえし	1	1
4. 距舟関節の突出	1	0
5. 内側縦アーチの形状	1	0
6. too many toes sign	1	2
合計	6	4

表3 足サイズ計測結果

		左		右	
足長		224		223	
足囲	非荷重	216	D	220	D
	荷重	235	EEE	238	EEE
足幅	非荷重	90	D	90	D
	荷重	100	F	102	F↑

単位は（mm）．アルファベット表記は日本工業規格（JIS）の靴の規格に準じる。

Clinical Hint

足のサイズ計測

　足のサイズ計測は人間工学における人体計測学の一部であり，適切な靴サイズを明らかにするために必要な計測項目である．医療現場では足部腫脹の程度を調べる目的にも用いられる．日本工業規格（JIS）では靴のサイズ規格表として，足長および足囲・足幅の計測値が示されており，国際標準化機構（ISO）でも同様の指標が用いられている．一般的な計測は自然立位で計測されるが，著者は歩行遊脚期の影響や足部柔軟性の指標とする目的で非荷重位（座位）でも計測を行っている．測定は，メジャーとフットゲージを用いてアナログ計測し（図5），高い検者内・検者間信頼性が得られている[3]．足囲や足幅は，一般的に非荷重位に比べ荷重位で大きくなる．

図5　足サイズ計測の部位

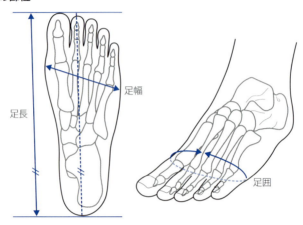

JIS：Japanese industrial standards
ISO：international organization for standardization

- 母趾伸展テスト（図6）

母趾自動伸展時にウインドラス効果による内側縦アーチの挙上が確認される．

▶可動性評価（Rt/Lt, 単位：°）

- 足関節

明らかな可動性の制限や過可動性，左右差は認めない．

- 足部・足趾
  - 第1リスフラン関節
    ・背屈：Rt＜Lt
  - 母趾MTP関節
    ・伸展：60/65
      ＊左右両側ともMTP関節の内外反中間位まで徒手的に矯正することは可能（図7）．

▶筋機能評価

MMT：
manual muscle testing

- 足関節

MMTにおいて底屈/背屈/内がえし/外がえしはそれぞれ5レベルである．

図6 母趾伸展テスト

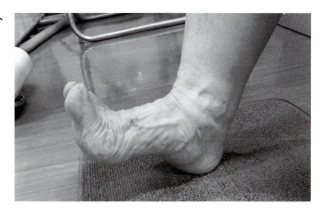

図7 徒手的矯正による母趾の可動性

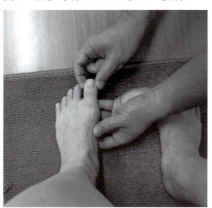
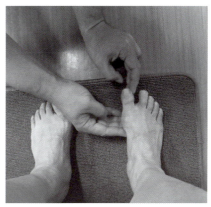

● 足趾
■ 屈曲（図8）

左右ともMTPならびに趾節間関節（PIP・DIP関節）全体での自動屈曲が可能。また，左右とも足趾の重なりは認めない。

■ 伸展

左右とも足関節背屈の代償なく，MTP関節伸展が可能。

■ 外転（図9）

左右とも第2〜5趾は自動外転運動で足趾間に間隙を認めるが，母趾は左右両側とも外転角度が小さく，母趾〜第2趾間はわずかな間隙を認める程度である。

PIP関節：
proximal interphalangeal joint

DIP関節：
distal interphalangeal joint

▶基本動作観察
● 歩行

10m歩行は11.7秒で18歩を要した。右前遊脚期から遊脚期にかけて足関節・足部の外がえしと足部外転が出現。

● カーフレイズ（図10）

踵を上げ前足部荷重となった際，後足部は中間位である。母趾の外反角度増加はみられないが，中足骨頭部の痛みが出現。

図8 足趾自動屈曲

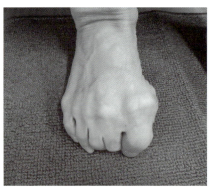
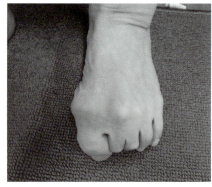

図9 足趾自動外転

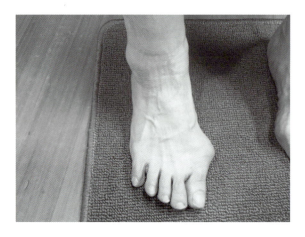

図10 カーフレイズ

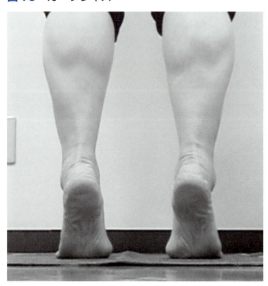
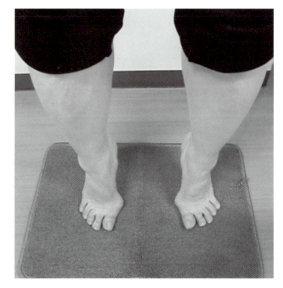

▶統合と解釈

　本症例は歩行時の足底部の痛みを主訴としたが，外反母趾で訴えの多いバニオンによる疼痛は認めなかった。歩行や爪先立ちなど前足部に荷重がかかった際，足底の第1～2および第3～4中足骨頭部に疼痛が出現した。フットプリントによる評価の結果，疼痛部位への荷重の集中を認めたことから，足部横アー

チ低下による開張足変形に起因する中足骨頭部への圧集中が歩行時痛の原因と考えた．また，足サイズ計測による開張率の程度や単純X線画像からもIMA1-5が右足で40°以上と開張足であるといえる[4]．

わが国のガイドラインでは，現時点で開張足と外反母趾の関連は明確にされていないが，いくつかの論文で関連性が指摘されている[5]．本症例でも足部横アーチ低下により，歩行の蹴り出しや爪先立ちのような前足部へ荷重した際に，横アーチが低下して中足骨頭部への圧や靱帯・筋などの伸張ストレスが増加し，疼痛が誘発されたと考えられた．加えて，母趾の外反変形に伴うIMA1-2の増大により，第1〜2中足骨間への伸張ストレスの増大が懸念されたため，開張足と同時に外反母趾変形に対しても介入を行った．一方，足部内側縦アーチの低下や第1リスフラン関節の過可動性は認めず，外反母趾に対する内側縦アーチの過剰低下（扁平足）の影響は少ないと考える．

歩行時には，右前足部荷重の際に疼痛が出現するため，蹴り出しは弱まり，代償的に足部の外転（toe-out）が生じて，結果的に母趾への外反ストレスを増悪させる歩容となっていた．以上より，母趾の外反や前足部の開張の程度は大きいものの，履物によって疼痛が減少することや徒手的に母趾アライメントの矯正が可能な点などから，運動療法と履物の指導を併せた介入によって改善が期待できると考えた．

治療および治療効果

▶治療内容
①母趾外転ストレッチング（ホーマン体操）（図11）
②足趾MTP関節屈曲運動
③母趾外転運動
④靴のフィッティングおよびインソール

図11 ホーマン体操

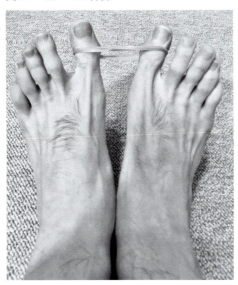

▶治療方針

　ホーマン体操は，母趾外反変形に対する内反可動性改善を目的に自主トレーニングとして指導した．次にテニスボール踏み運動（図12）ならびに床上での足趾押し運動（図13）を行い，短趾屈筋・短母趾屈筋を中心とした足部内在筋トレーニングを行った．随意運動が可能となった段階でショートフットエクササイズ（「Ⅲ章-7」の図19（p165）参照）も加えた．さらに電気刺激療法（EMS）を併用した随意的な母趾外転運動を行い（図14），母趾アライメント修正を図った．また，幅の広い靴ではなく，適度にフィットした靴を選び，紐などで中足骨部を締めて履くことを指導した．屋内や紐がない履物の場合は，テーピング

EMS：
electrical muscle stimulation

図12 テニスボール踏み運動

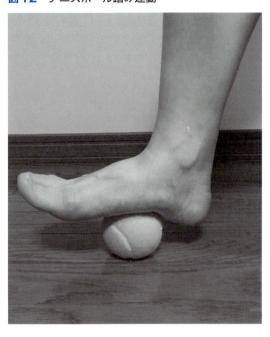

図13 足趾押し運動

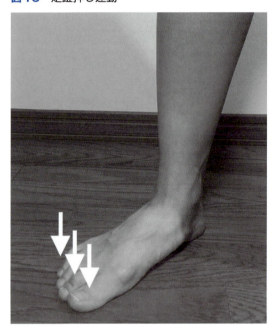

図14 母趾外転運動へのEMS併用

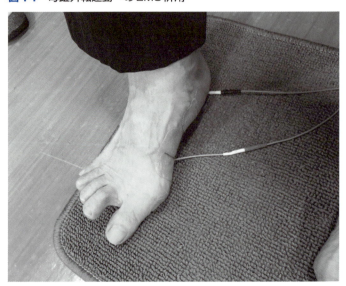

やバンドで中足骨部を圧迫することで荷重時の中足骨部の広がりを抑制し（**図15**），低下した足部アーチの保持を目的としたインソールを装用してもらった（**図16**）。

▶治療効果
●即時効果
■ アライメント（画像所見より）

サイズのフィットした紐靴を履いた状態で単純X線撮影をしたところ，IMA1-5が40°から34°に減少した（**図1，表1**）。

●筋機能
■ 足趾
- 外転：母趾外転角度が治療介入前と比較して，わずかに改善した。

●基本動作
■ 歩行

中足骨部へのテーピングにより歩行時および前足部荷重時の疼痛軽減を認め（介入前：NRS 3～4→介入後：NRS 1），遊脚前期における足部外転が減少した。

●治療経過
■ 介入後3週（計6回）

母趾自動外転運動時の外転角度が改善した（**図17**）。また，10m歩行時間が11.7秒から9.7秒へと短縮，歩数も18歩から16歩へ減少し，歩幅が拡大した。

図15 フットバンド使用

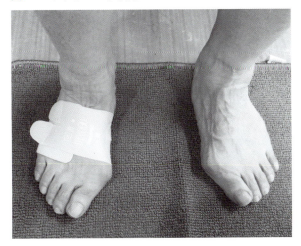

図16 インソール

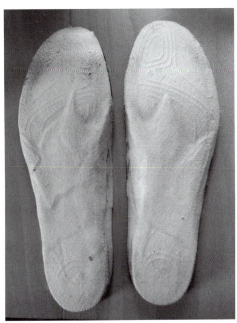

図17 治療効果（母趾自動外転運動）

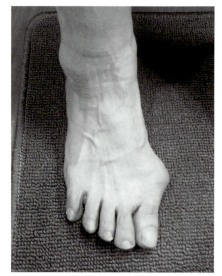
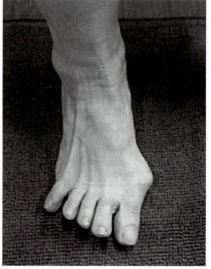

a　治療前　　　　　　　　　　　　　b　治療後

> **まとめ**

　本症例は，外反母趾と開張足を認め，第1〜2中足骨頭部の疼痛を主訴とした．単純X線画像やフットプリントの所見から開張足に伴う横アーチ機能低下を疑い，テーピングや靴のフィッティングによる介入で即時効果を認めた．運動療法としては，変形矯正を目的としたストレッチングと足内在筋トレーニングを実施し，疼痛軽減と歩行機能改善を認めた．

　横アーチ障害に対する運動療法のエビデンスはほとんど存在せず，臨床的な経験に頼るところが大きい．また，靴やインソールの併用が疼痛と機能改善の関係性を不明瞭にしているともいえる．しかし，足部の柔軟性や画像所見，フットプリントなどの量的・質的な評価結果から横アーチ機能の低下を予測し，機能障害に合わせた適切な介入によって効果が得られると考える．

文献

1) 日本整形外科学会・日本足の外科学会：外反母趾診療ガイドライン2014, p1-2, 南江堂, 2014.
2) 清水新悟，ほか：開張足のフットプリント評価指標の検討-X線（M1-M5）と開張角，開張率の比較-. 日本フットケア学会雑誌, 9（1）：15-17, 2011.
3) 仲澤一也，ほか：足サイズ計測法の検者内および検者間信頼性. 靴の医学, 28（2）：10-13, 2015.
4) 生駒和也，ほか：外反母趾の診察・画像診断. MB Orthopaedics, 29（4）：17-23, 2016.
5) 小久保哲郎：足部形態による外反母趾の新しい分類. 日本足の外科学会雑誌, 38（1）：164-168. 2017

索引

- 疾患別索引
- 総索引

■ 疾患別索引

疾患名	主な機能障害	参照ページ
アキレス腱症	足関節背屈可動性障害	Ⅲ章−1（p36） Ⅳ章−1（p168）
	足関節底屈可動性障害	Ⅲ章−2（p54） Ⅳ章−2（p180）
	足関節底屈機構（heel cord）の障害	Ⅲ章−3（p67） Ⅳ章−3（p192）
外脛骨障害	足関節背屈可動性障害	Ⅲ章−1（p36） Ⅳ章−1（p168）
	足部アーチの過剰低下	Ⅲ章−5（p110） Ⅳ章−5（p213）
外反母趾	足部アーチの過剰低下	Ⅲ章−5（p110） Ⅳ章−5（p213）
	足趾機能の障害	Ⅲ章−7（p153） Ⅳ章−7（p232）
距骨下関節不安定症	足関節安定性障害	Ⅲ章−4（p83） Ⅳ章−4（p203）
脛骨内側ストレス症候群 （シンスプリント）	足関節背屈可動性障害	Ⅲ章−1（p36） Ⅳ章−1（p168）
	足部アーチの過剰低下	Ⅲ章−5（p110） Ⅳ章−5（p213）
後脛骨筋機能不全（扁平足障害）	足関節背屈可動性障害	Ⅲ章−1（p36） Ⅳ章−1（p168）
	足関節底屈可動性障害	Ⅲ章−2（p54） Ⅳ章−2（p180）
	足部アーチの過剰低下	Ⅲ章−5（p110） Ⅳ章−5（p213）
Sever病	足関節背屈可動性障害	Ⅲ章−1（p36） Ⅳ章−1（p168）
	足関節底屈機構（heel cord）の障害	Ⅲ章−3（p67） Ⅳ章−3（p192）
足関節インピンジメント症候群	足関節背屈可動性障害	Ⅲ章−1（p36） Ⅳ章−1（p168）
	足関節底屈可動性障害	Ⅲ章−2（p54） Ⅳ章−2（p180）
	足関節安定性障害	Ⅲ章−4（p83） Ⅳ章−4（p203）
足底腱膜炎	足関節底屈機構（heel cord）の障害	Ⅲ章−3（p67） Ⅳ章−3（p192）
	足部アーチの過剰低下	Ⅲ章−5（p110） Ⅳ章−5（p213）
	足部アーチの低下障害	Ⅲ章−6（p134） Ⅳ章−6（p222）

疾患名	主な機能障害	参照ページ
中足骨疲労骨折	足部アーチの過剰低下	Ⅲ章－5(p110) Ⅳ章－5(p213)
	足部アーチの低下障害	Ⅲ章－6(p134) Ⅳ章－6(p222)
	足趾機能の障害	Ⅲ章－7(p153) Ⅳ章－7(p232)
内反小趾	足部アーチの過剰低下	Ⅲ章－5(p110) Ⅳ章－5(p213)
	足部アーチの低下障害	Ⅲ章－6(p134) Ⅳ章－6(p222)
	足趾機能の障害	Ⅲ章－7(p153) Ⅳ章－7(p232)
Freiberg病	足部アーチの過剰低下	Ⅲ章－5(p110) Ⅳ章－5(p213)
	足趾機能の障害	Ⅲ章－7(p153) Ⅳ章－7(p232)
変形性足関節症	足関節背屈可動性障害	Ⅲ章－1(p36) Ⅳ章－1(p168)
	足関節底屈可動性障害	Ⅲ章－2(p54) Ⅳ章－2(p180)
	足関節安定性障害	Ⅲ章－4(p83) Ⅳ章－4(p203)
慢性足関節不安定症	足関節背屈可動性障害	Ⅲ章－1(p36) Ⅳ章－1(p168)
	足関節底屈可動性障害	Ⅲ章－2(p54) Ⅳ章－2(p180)
	足関節安定性障害	Ⅲ章－4(p83) Ⅳ章－4(p203)
Morton病	足部アーチの過剰低下	Ⅲ章－5(p110) Ⅳ章－5(p213)
	足趾機能の障害	Ⅲ章－7(p153) Ⅳ章－7(p232)

■ 総索引

あ

アキレス腱･････････････････････････････････70, 75
　──に対する遠心性収縮トレーニング･･････200
　──の伸張性の評価････････････････････････76
　──の捻れ構造････････････････････････68, 195
　──の捻れ構造と踵骨隆起の形状の関係･･････196
　──の捻れ構造の分類･･････････････････････71
　──の力学的特性･･････････････････････････72
アキレス腱周囲組織の滑走性改善を目的とした
　　徒手療法････････････････････････････････187
アキレス腱周囲組織の伸張性・柔軟性の改善･･･80
アキレス腱症･･･････････････････････････････192
足関節･････････････････････････→「そくかんせつ」
足のサイズ計測････････････････････････････236
アライメント不良の予防････････････････････30

い

インソール･･･････････････････････････････････132

う

ウインドラス機構の破綻････････････････････156
ウインドラス効果･･･････････････････････････115
運動連鎖････････････････････････････････48, 128

え

遠位脛腓関節･･････････････････････････････････85
　──に対するテーピング･･･････････････････101
　──の安定性障害に対する理学療法アプローチ
　　　･･100
　──の可動性評価･･････････････････････････45
　──の靱帯損傷の評価･･････････････････････90
遠位脛腓靱帯の損傷････････････････････････85
炎症期･･･････････････････････････････････････28
炎症反応への対応････････････････････････････29
遠心性収縮トレーニング･･････････････････････79

お

横足根関節･････････････････････→「ショパール関節」
オタワ足関節ルール･･････････････････････････28

か

カーフレイズ･･････････････････78, 106, 129, 147
外果の可動性改善を目的とした徒手療法････50, 63
外脛骨障害･･･････････････････････････････････112

外側側副靱帯

外側側副靱帯･････････････････････････････････10
　──の静止長・断面積・破断強度････････････11
外側縦アーチ･････････････････････････････････110
外側縦アーチ機能改善を目的としたアプローチ
　　　･･151
外側リスフラン関節損傷･･････････････････････222
外側リスフラン関節底屈可動性の評価･･･････147
外側リスフラン関節背屈不安定性評価･･･････231
開張足･･･････････････････････････････････････153
外反母趾････････････････････････153, 157, 232
外反母趾角･･･････････････････････････････････158
開放性運動連鎖（OKC）････････････････････99
荷重位単純X線画像によるアライメント評価
　　　･･140
荷重動作中の足関節運動･･････････････････････13
荷重動作中の足部関節運動････････････････････18
下腿回旋アライメント････････････････････････37
下腿回旋可動性の評価････････････････････････44
下腿三頭筋･･･････････････････････････････････67
　──の機能不全････････････････････････････78
　──の筋力・筋機能改善のためのトレーニング
　　　･･105
　──の構造････････････････････････････････68
　──の伸長性改善･････････････････････････149
下腿三頭筋ストレッチ･･･････････････････････104
下腿内旋可動性改善を目的としたエクササイズ
　　　･･50
可動性制限の予防････････････････････････････30

き

機械的不安定性･･･････････････････････････････83
機能障害に対する思考のプロセス･･････････････3
機能的不安定性･･･････････････････････････････83
急性期における徒手による不安定性検査･･･････93
急性期の生理学的反応････････････････････････28
急性期の疼痛管理････････････････････････････30
急性期のマネジメント････････････････････････28
強剛母趾････････････････････････････････････158
距骨-第1中足骨角･･･････････････････････････140
距骨アライメントの異常･･････････････････････39
距骨下関節･･･････････････････････6, 13, 87
　──・踵立方関節の可動性評価･･･････････････146
　──のアライメント････････････････････････40
　──のアライメント評価････････････････････93
　──の安定性障害に対するアプローチ･･･････102

——の内がえし・外がえしモーメント………57
——の内がえし可動性改善を目的とした後脛骨
　　筋・足趾屈筋群のエクササイズ………64
——の内がえし可動性評価…………126, 144
——の運動………40
——の運動軸の傾斜角度………7
——の運動方向と角度変化量………9
——の外反変形………125
——の可動性改善を目的とした徒手療法………51
——の可動性評価………46
——の外がえし可動性の評価………144
距骨下関節不安定性………87
　　——の検査………93
距骨下関節面のバリエーション………7
距骨滑車軟骨障害………180
距骨滑車の曲率半径比………6
距骨傾斜検査………92
距骨後方滑り改善を目的とした運動療法………189
距骨後方滑り改善を目的とした徒手療法…50, 187
距骨後方滑りを改善させるアプローチ………102
距骨のアライメント評価………45
距舟関節周囲の靱帯………16
距腿関節………5, 13, 86
　　——における距骨位置の評価………86
　　——の運動方向と角度変化量………7
　　——の不安定性………86
距腿関節不安定性評価………91
距腿関節運動軸の傾斜………5
距腿関節モビライゼーション………102
近位脛腓関節の可動性改善を目的とした徒手療法
　　………50
筋腱複合体の伸張性・滑走性………75
筋腱複合体の伸張性の改善………80
筋腱複合体の力学的特性………74
　　——の改善………79
筋のモーメントアーム………11

く

屈筋支帯周囲組織のマッサージ………51

け

脛舟靱帯………10
脛腓関節………7, 10
　　——の形態………8
脛腓靱帯………11
脛腓靱帯損傷………203

楔舟関節の可動性改善エクササイズ………163
楔舟関節の可動性改善を目的とした徒手療法…51
腱張力の算出方法………74

こ

後下脛腓靱帯………11
後距腓靱帯………10
後脛距靱帯………10
後脛骨筋………112
　　——のエクササイズ………64
　　——の機能とアーチ………18
　　——の筋力評価………124
　　——の伸張性評価………145
　　——の等尺性収縮エクササイズ………188
　　——のトレーニング………129
　　——の反応評価………185
後脛骨筋腱機能評価………123
後脛骨筋腱の走行………115
後脛骨筋腱不全症………115, 117
　　——に対する運動療法………131
　　——のステージ分類………124
後脛骨筋腱不全症患者の足部挙動………118
骨間靱帯………11
固有受容感覚機能障害………89
コンタクトキネマティクス………13

し

軸荷重による足部アライメント変化………18
趾節間関節………155
　　——の解剖………23
膝外旋アライメントの評価………44
膝関節外旋筋………38
膝関節周囲筋のマッサージ………50
膝関節内旋筋………38
主観的不安定性………83
踵骨傾斜角………140
踵骨底屈可動性の評価………60
小趾外転筋………139
　　——のエクササイズ………165
踵腓靱帯………10
踵立方関節周囲の靱帯………17
踵立方関節の可動性改善………150
踵立方関節の可動性評価………146
踵立方関節不安定性評価………231
踵立方靱帯………17
ショートフットエクササイズ………165

247

ショパール関節 ……………………………14
　——の内がえし可動性改善を目的とした
　　前脛骨筋エクササイズ ……………………65
　——の内がえし可動性評価 …………61, 127
　——の運動 ………………………………41
　——の外転可動性改善を目的とした短腓骨筋
　　エクササイズ ………………………………52
　——の外転可動性評価 ……………………47
　——の可動性 ……………………………15
　——の可動性改善を目的とした徒手療法……51
　——の外がえし可動性評価 ………………47
　——の内転可動性改善を目的とした後脛骨筋
　　エクササイズ ……………………………65
　——の内転可動性改善を目的とした徒手療法
　　…………………………………………65
　——の内転可動性評価 ……………………127
深横中足靱帯 ………………………………22
シンスプリント ……………………………112
靱帯の機械的性質 …………………………11

す

スタティックストレッチング(SS) ………80
スティフネス ……………………………70, 74
　——の算出方法 ……………………………74

せ

前外方引き出し検査 ………………………92
前下脛腓靱帯 ………………………………11
前距腓靱帯 …………………………………10
前距腓靱帯損傷と距骨アライメント …………39
前脛骨筋エクササイズ ………………………65
前足部アライメントの評価 …………………47
前方引き出し検査 …………………………92

そ

走行中の足部運動 …………………………19
走行立脚期における足関節運動 ……………14
足圧分布 ……………………………………216
足関節安定性障害 ………………………83, 203
　——に対するアプローチ ………………100
　——の評価 ………………………………90
足関節外果骨折 ……………………………180
足関節外側靱帯損傷 ……………………86, 168
足関節外側靱帯損傷後の異常アライメント……176
足関節外側側副靱帯 ………………………10
　——の静止長・断面積・破断強度 …………11

足関節最大底屈動作 ………………………55
　——の安定性評価 ………………………59
足関節周囲筋の平均モーメントアーム ………12
足関節底屈可動性障害 ……………………54
　——で認める代償運動 …………………58
　——の治療 ………………………………62
　——の評価 ………………………………58
足関節底屈機構の障害 …………………67, 192
足関節底屈筋の筋機能評価 ……………78, 174
足関節底屈時に認める代償運動 ……………59
足関節底屈時の脛腓関節運動 ………………56
足関節底背屈中の足部運動 …………………18
足関節内側側副靱帯 ………………………10
　——の静止長・断面積・破断強度 …………11
足関節捻挫の発生リスク …………………206
足関節の機能解剖 …………………………5
足関節のバイオメカニクス …………………13
足関節背屈運動軸変位の分類 ………………216
足関節背屈可動性障害 ……………………36
　——の治療 ………………………………49
　——の評価 …………………………42, 43, 205
足関節背屈時の距骨後方滑り …………………40
足関節背屈時の脛腓関節運動 ………………39
足関節背屈動作に関与する各関節運動 ………37
足趾押し運動 ………………………………240
足趾関節の可動性 …………………………23
足趾機能障害 ……………………………153, 232
　——の治療 ………………………………162
　——の評価 ………………………………158
足趾屈筋群のエクササイズ …………………64
足趾障害 …………………………………158
足趾伸展運動 ………………………………52
足趾伸展制限 ………………………………42
　——と足部内側縦アーチの関係性 …………42
足趾の機能解剖 ……………………………20
足趾の筋機能評価 …………………………161
足底腱膜 ……………………………22, 73, 112
　——の伸張性評価 ………………………77
　——のストレッチング …………………80
足底腱膜炎 ………………………112, 148, 213
足底マッサージ ……………………………104
足部アーチの過剰低下 …………………110, 213
　——の治療 ………………………………129
　——の発生機序 …………………………117
　——の評価 ………………………………119
足部アーチの低下障害 …………………134, 222

──の治療······················148
──の評価······················140
足部内がえし−外がえし中の足部運動··········19
足部外側縦アーチ···················110
足部外側縦アーチ機能改善を目的とした
　アプローチ·····················151
足部外側縦アーチ低下の発生機序··········135
足部関節の運動軸···················14
足部関節の可動性···················15
──の評価······················125
足部内在筋トレーニング···············219
足部内側縦アーチ···············110, 112
──の降下·······················37
足部内側縦アーチ上昇の発生機序··········134
足部のアーチ構造···················110
足部の機能解剖·····················14
足部の靱帯·······················16
足部のバイオメカニクス···············18
足部横アーチ···················110, 155
足部横アーチ機能の改善···············162
組織損傷の治癒過程··················29
足根中足関節··············→「リスフラン関節」

た

第1趾列のアライメント評価············161
第1趾列の運動に関与する筋············154
第1趾列の可動性評価················161
第1リスフラン関節··················153
──の運動······················154
──の可動性改善を目的とした徒手療法······51
──の背屈可動性改善を目的とした治療·····151
──の背屈可動性評価·················47
タオルギャザー··············64, 129, 165
タオル踏みスクワット···············150
単純X線画像によるアライメント評価·······140
短腓骨筋························138

ち

注意の内的・外的焦点化···············103
中足骨間角······················159
中足趾節関節（MTP関節）···············155
──の解剖·······················20
──の屈曲運動····················163
長・短足底靱帯·················112, 138
長趾屈筋························114
長腓骨筋························138

──の機能とアーチ···················18
──の筋力トレーニング··············151
──の走行······················157
──の等尺性収縮エクササイズ···········188
──の反応評価····················185
長母趾屈筋腱の滑走性改善を意図した徒手療法
······························177
長母趾屈筋ストレッチ···············219

て

底側踵舟靱帯··············→「バネ靱帯」
テニスボール踏み運動················240

と

トラス機構······················139
──の破綻······················156

な

内側側副靱帯······················10
──の静止長・断面積・破断強度··········11
内側縦アーチ···················110, 112
内反小趾························157
内反小趾角······················159

に

二分靱帯······················17, 138

は

ハイアーチ··················48, 134, 222
──の治療······················148
──の評価······················140
背側踵立方靱帯····················138
バネ靱帯······················16, 112
──の伸張性改善を目的とした治療········150
パラテノン·······················70
──の伸張性・滑走性の評価············77
──の伸張性・柔軟性の改善············80
バランス障害·····················88
──へのアプローチ·················103
バランス評価·····················97

ひ

膝外旋アライメントの評価··············44
膝関節外旋筋·····················38
膝関節周囲筋のマッサージ··············50
膝関節内旋筋·····················38

腓腹筋 68, 69
――の伸張性改善を目的とした治療 149
病期別マネジメント 28
ヒラメ筋 68
――の構造 69
――の三次元構造 70
――の伸張性改善を目的とした治療 149

ふ

複合性局所疼痛症候群（CRPS） 31
フットプリント 142

へ

閉鎖性運動連鎖（CKC） 99
変形性足関節症 32
扁平足 110, 213
――の発生機序 117

ほ

ホーマン体操 239
歩行時の筋活動 114
歩行中の足部運動 19
歩行立脚期における足関節運動 13
歩行立脚終期の足部運動 57
母趾外転筋エクササイズ 165
母趾外転筋の機能とアーチ 18
母趾外転筋のマッサージ 52
母趾－種子骨複合体 21
母趾伸展テスト 122, 237
母趾内転筋エクササイズ 165

ま

慢性期のマネジメント 32
慢性足関節不安定症（CAI） 32, 83, 105, 208
――における異常キネマティクス 90
――の定義 87
――のバランス評価 99
――の病因・病態 88
――の包含基準および除外基準 84

も

モーメントアーム 11

や

ヤング率の算出方法 74

よ

横アーチ 110, 155
横アーチ機能の改善 162

り

リスフラン関節 15, 153
――のアライメント評価 160
――の運動 42
――の可動性 16
――の可動性改善エクササイズ 163
――の可動性評価 127
リスフラン関節周囲の靱帯 17
リスフラン関節底屈可動性の評価 61
立方骨骨折 222
臨床思考のプロセス 2

A

accessory collateral 靱帯 22
accessory sesamoid靱帯 21
AP Meary's angle 140
arch height index 122, 143
arch index 142

B

balance error scoring system 97

C

chronic ankle instability（CAI） 83, 105, 208
――における異常キネマティクス 90
――の定義 87
――のバランス評価 99
――の病因・病態 88
――の包含基準および除外基準 84
closed kinetic chain（CKC） 99
Coleman block test 141
complex regional pain syndrome（CRPS） 31
cotton test 91
Cumberland ankle instability tool（CAIT） 95

D

digitus minimus varus 157
distal interphalangeal joint（DIP関節） 23
dorsiflexion with compression test 91

E

enthesis organ················72
external rotation test·········91

F

fibrillar pattern···············193
fibular translation test········91
foot and ankle ability measure（FAAM）··········96
foot lift test·················97
Freiberg病·················158
functional instability·········83

G

giving way·················83

H

hallux rigidus···············158
hallux valgus···············157
heel cord障害·············67, 192
　——の評価·············74
heel raise test···············125
hop to stabilizationトレーニング·········103

I

intermetatarsal angle（IMA）·············159
interphalangeal joint（IP関節）·········23, 155
intersesamoidal靱帯···········21

K

Kager's fat pad·············56, 70
　——の滑動性改善を目的とした徒手療法·······64
　——の構造·············72
　——の柔軟性の評価·········77
　——の伸張性・柔軟性の改善·········80

L

lateral Meary's angle·········140
leg-heel alignment···········45

M

mechanical instability·········83
medial subtalar glide test·····93
medial tibial stress syndrome·········112
　——と下腿筋活動·········119
metatarsophalangeal joint（MTP関節）·······20, 155

——の屈曲運動·············163
midtarsal joint locking mechanism·········116
Morton病·················158

N

navicular drop test············3

O

open kinetic chain（OKC）·········99

P

perceived instability·········83
plantar flexion break test（PFBT）·········174
proper collateral靱帯·········22
proximal interphalangeal joint（PIP関節）·········23

R

RICE 処置·················29

S

sesamoidalphalangeal靱帯（SP靱帯）·········21
spring ligament···········112
squeeze test···············91
stabilization test············91
star excursion balance test·········98
static stretching（SS）·········80
subtalar sling tape··········101

T

the 'peek-a-boo' heel sign·········141
The Foot Posture Index©·········119
tibiospring ligament·········10
too many toes sign·········124

W

whipping action···········79

足部・足関節理学療法マネジメント
機能障害の原因を探るための臨床思考を紐解く

2018 年 3 月 30 日　第 1 版第 1 刷発行
2024 年 10 月 10 日　　　第 10 刷発行

- ■監　修　片寄正樹　かたよせ　まさき

- ■編　集　小林　匠　こばやし　たくみ
　　　　　三木貴弘　みき　たかひろ

- ■発行者　吉田富生

- ■発行所　株式会社メジカルビュー社
　　　　　〒162-0845 東京都新宿区市谷本村町2-30
　　　　　電話　03(5228)2050(代表)
　　　　　ホームページ　https://www.medicalview.co.jp

　　　　　営業部　FAX　03(5228)2059
　　　　　　　　　E-mail　eigyo@medicalview.co.jp

　　　　　編集部　FAX　03(5228)2062
　　　　　　　　　E-mail　ed@medicalview.co.jp

- ■印刷所　シナノ印刷株式会社

ISBN 978-4-7583-1912-6 C3347

©MEDICAL VIEW, 2018. Printed in Japan

- ・本書に掲載された著作物の複写・複製・転載・翻訳・データベースへの取り込みおよび送信（送信可能化権を含む）・上映・譲渡に関する許諾権は，（株）メジカルビュー社が保有しています．
- ・ JCOPY 〈出版者著作権管理機構　委託出版物〉
　本書の無断複製は著作権法上での例外を除き禁じられています．複製される場合は，そのつど事前に，出版者著作権管理機構（電話 03-5244-5088，FAX 03-5244-5089，e-mail：info@jcopy.or.jp）の許諾を得てください．
- ・本書をコピー，スキャン，デジタルデータ化するなどの複製を無許諾で行う行為は，著作権法上での限られた例外（「私的使用のための複製」など）を除き禁じられています．大学，病院，企業などにおいて，研究活動，診察を含み業務上使用する目的で上記の行為を行うことは私的使用には該当せず違法です．また私的使用のためであっても，代行業者等の第三者に依頼して上記の行為を行うことは違法となります．

**筋や靭帯,関節包による運動制御機構から関節運動の仕組みを解説。
エビデンスに基づいた運動学の新テキスト!**

身体運動学

関節の制御機構と筋機能

編集　市橋 則明 京都大学大学院 医学研究科 人間健康科学系専攻 教授

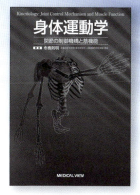

運動機能の改善を目指す理学療法士・作業療法士にとって礎となる「運動学」のテキスト。各関節の構造や動きを700点を超えるイラストでわかりやすく示すとともに,筋や靭帯,関節包,関節構造が関節運動をどのように制御しているかを解説。特に筋の機能について詳細に解説するとともに,研究結果に裏付けられた運動学的知見を豊富に掲載。運動学を深く理解でき,視覚的にも学べる1冊。

定価7,480円
(本体6,800円+税10%)
B5判・464頁・2色刷
イラスト720点
ISBN978-4-7583-1712-2

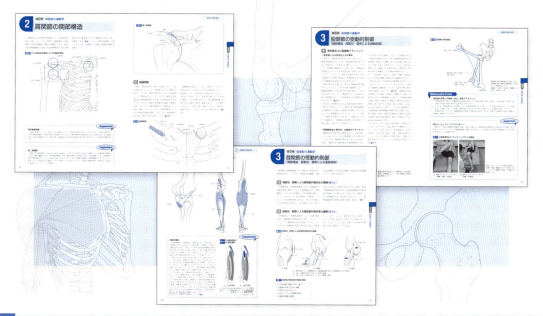

目次

第1章　運動学の基礎知識
　身体運動の基礎
　関節の構造と機能
　筋の構造と機能
第2章　肩関節の運動学
　骨構造／関節構造／受動的制御／能動的制御
　／機能障害と運動学
第3章　肘関節の運動学
　骨構造／関節構造／受動的制御／能動的制御
　／機能障害と運動学
第4章　手関節の運動学
　骨構造／関節構造／受動的制御／能動的制御
　／機能障害と運動学
第5章　指関節の運動学
　骨構造／関節構造／受動的制御／能動的制御

　／機能障害と運動学
第6章　股関節の運動学
　骨構造／関節構造／受動的制御／能動的制御
　／機能障害と運動学
第7章　膝関節の運動学
　骨構造／関節構造／受動的制御／能動的制御
　／機能障害と運動学
第8章　足関節と足部の運動学
　骨構造／関節構造／受動的制御／能動的制御
　／機能障害と運動学
第9章　脊柱の運動学
　骨構造／関節構造／受動的制御／能動的制御
　／機能障害と運動学

第10章　立位姿勢と姿勢制御
　立位姿勢の力学的平衡
　立位姿勢の制御
　姿勢制御における運動器系の役割
　姿勢制御における感覚系の役割
　姿勢制御における中枢神経系の役割
　座位姿勢および姿勢の制御
　立位姿勢および姿勢制御の障害
第11章　歩行
　歩行とは
　歩行の障害
　歩き始めと歩き終わり
　歩き始めと歩き終わりの障害

メジカルビュー社
MEDICAL VIEW
https://www.medicalview.co.jp

※ご注文,お問い合わせは最寄りの医書取扱店または直接弊社営業部まで。
〒162-0845　東京都新宿区市谷本村町2番30号
TEL.03(5228)2050　FAX.03(5228)2059
E-mail（営業部）eigyo@medicalview.co.jp

スマートフォンで
書籍の内容紹介や目次が
ご覧いただけます。

機能障害の原因を探るための臨床思考を紐解く！

理学療法マネジメントシリーズ

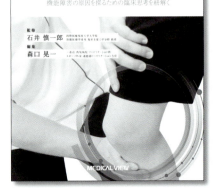

シリーズの特徴

- 理学療法評価とその結果の解釈，そして理学療法プログラムの立案に至る意思決定のプロセスを詳細に解説。

- 多くのエビデンスを提示し，経験則だけではなく科学的根拠に基づいた客観的な記載を重視した内容。

- 各関節で代表的な機能障害を取り上げるとともに，ケーススタディも併せて掲載し，臨床実践するうえでのポイントや判断，実際の理学療法について解説。

- 機能障害を的確に見つめ理解することで，限られた期間でも効果的で計画的なリハビリテーションを実施する「理学療法マネジメント能力」を身に付けられる内容となっている。

■ シリーズ構成

■ 肩関節理学療法マネジメント
- ●監修：村木孝行　●編集：甲斐義浩
- ●B5判・276頁・定価6,050円（本体5,500円＋税10％）

■ 肘関節理学療法マネジメント
- ●編集：坂田 淳
- ●B5判・240頁・定価5,940円（本体5,400円＋税10％）

■ 股関節理学療法マネジメント
- ●編集：永井 聡，対馬栄輝
- ●B5判・368頁・定価6,160円（本体5,600円＋税10％）

■ 膝関節理学療法マネジメント
- ●監修：石井慎一郎　●編集：森口晃一
- ●B5判・336頁・定価6,050円（本体5,500円＋税10％）

■ 足部・足関節理学療法マネジメント
- ●監修：片寄正樹　●編集：小林 匠，三木貴弘
- ●B5判・264頁・定価5,940円（本体5,400円＋税10％）

■ 脊柱理学療法マネジメント
- ●編集：成田崇矢
- ●B5判・356頁・定価6,160円（本体5,600円＋税10％）

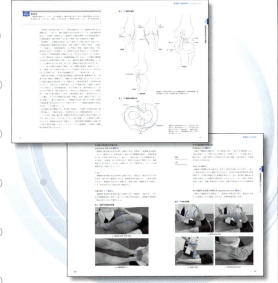

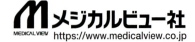
メジカルビュー社
〒162-0845　東京都新宿区市谷本村町2番30号
TEL.03(5228)2050　FAX.03(5228)2059
E-mail（営業部）eigyo@medicalview.co.jp
https://www.medicalview.co.jp

※ご注文，お問い合わせは最寄りの医書取扱店または直接弊社営業部まで。

スマートフォンで書籍の内容紹介や目次がご覧いただけます。